T0210092

Männerschnupfen

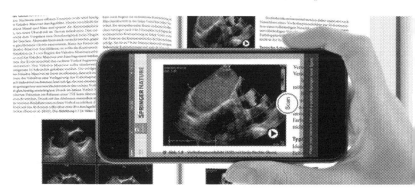

Springer Nature
More Media App

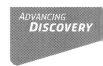

Videos und mehr mit einem „Klick" kostenlos aufs Smartphone und Tablet

- Dieses Buch enthält zusätzliches Onlinematerial, auf welches Sie mit der Springer Nature More Media App zugreifen können.*
- Achten Sie dafür im Buch auf Abbildungen, die mit dem Play Button ⊙ markiert sind.
- Springer Nature More Media App aus einem der App Stores (Apple oder Google) laden und öffnen.
- Mit dem Smartphone die Abbildungen mit dem Play Button ⊙ scannen und los gehts.

Kostenlos
downloaden

Peter Buchenau • Ina Lackerbauer
Urs Peter Janetz • Marina Tinz

Männerschnupfen

Warum Männer immer mehr
leiden als Frauen, wenn sie
krank sind

2. Auflage

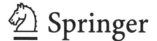 Springer

Peter Buchenau
The Right Way GmbH
Oberterzen, Schweiz

Urs Peter Janetz
Garmisch-Partenkirchen,
Deutschland

Ina Lackerbauer
München, Deutschland

Marina Tinz
Hamburg, Deutschland

Illustrationen von
Simone Ines Lackerbauer
München, Deutschland

Die Online-Version des Buches enthält digitales Zusatzmaterial, das berechtigten Nutzern durch Anklicken der mit einem „Playbutton" versehenen Abbildungen zur Verfügung steht. Alternativ kann dieses Zusatzmaterial von Lesern des gedruckten Buches mittels der kostenlosen Springer Nature „More Media" App angesehen werden. Die App ist in den relevanten App-Stores erhältlich und ermöglicht es, das entsprechend gekennzeichnete Zusatzmaterial mit einem mobilen Endgerät zu öffnen.

ISBN 978-3-658-28637-8   ISBN 978-3-658-28638-5 (eBook)
https://doi.org/10.1007/978-3-658-28638-5

Die Deutsche Nationalbibliothek verzeichnet diese Publikation in der Deutschen Nationalbibliografie; detaillierte bibliografische Daten sind im Internet über http://dnb.d-nb.de abrufbar.

Illustrationen: Simone Ines Lackerbauer (www.simone-ines.de)
Coverdesigner: deblik Berlin unter Verwendung von iStock

Springer ist ein Imprint der eingetragenen Gesellschaft Springer Fachmedien Wiesbaden GmbH und ist ein Teil von Springer Nature.
Die Anschrift der Gesellschaft ist: Abraham-Lincoln-Str. 46, 65189 Wiesbaden, Germany

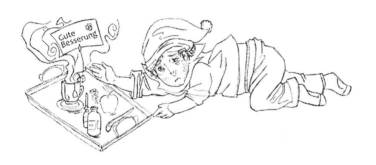

„Ich bin erkältet … oder wie meine Frau frei nach Heinz
Ehrhardt sagen würde: ‚Es geht mit Dir zu Ende‘“.
Zitat: Peter Buchenau
„Da glaubt man, endlich einen Mann gefunden zu haben,
mit dem man alt wird und dann erkältet der sich. Okay, ich
suche dann haltweiter.“
Zitat: Unbekannte Single-Frau

Vorwort zur 2. Auflage von Peter Buchenau

Männerschnupfen, die Zweite. Als wir im Jahr 2016 die Originalausgabe Männerschnupfen veröffentlichten, kamen wir nie auf die Idee, eine 2. Auflage zu produzieren. Männerschnupfen war als Protest gedacht zu „Darm mit Charme" von Giulia Enders. Wir saßen damals zusammen und fragten uns: „Wie kann man über ein tropfendes Organ einen Bestseller schreiben und ja, was Giulia kann, das können wir auch." Kurze Überlegungen in der Anatomie brachten uns auf den Stand, dass es zwei weitere Organe gibt, welche ab und an tropfen, und über das man ein Buch schreiben konnte. Gut, das eine Organ hätte nicht zum Buchportfolio des Verlages gepasst, so entschieden wir uns für das zweite Organ, die Nase.

Heute im Jahr 2020 blicken wir auf großartige Verkaufszahlen zurück, auf ein Hörbuch und was uns besonders freut, auf eine Theaterproduktion. Männerschnupfen wurde bis heute über 400 mal als Comedy Dinner Show oder als Theaterfassung aufgeführt und über 40.000 Gäste haben diese Show bis heute erleben dürfen. Darauf sind wir stolz. Aus anfänglich zwei Darstellern sind mittlerweile 12 Darsteller(innen) geworden. Das ermöglicht uns heute, bis zu 3 Shows parallel zu spielen.

Genug Anlass, um eine zweite Auflage zu produzieren. In der nun vorliegenden Auflage haben wir diverse Erfahrungen als den 400 Shows einfließen lassen. Dialoge wurden verändert und angepasst. Auch haben wir das Autorenteam verstärkt. Neu in dieser Auflage dabei sind Schauspielerin Marina Tinz sowie der Autor und Comedian Urs Peter Janetz. Beiden sei hier nochmals für ihr Mitwirken am Buch ausdrücklich dafür gedankt, aber auch für den Einsatz und der Spielfreude auf der Theaterbühne.

Weiter werden Sie in dieser Auflage Dialoge finden, welche während der Aufführungen entstanden sind. Oft waren es Zwischenrufe des Publikums, dass uns Schauspieler selbst so zum Lachen brachte, dass wir Ihnen diese Erweiterungen nicht vorenthalten wollten. Ebenso ein Auszug aus dem Theaterdrehbuch, welches erkennen lässt, wie es in unseren Shows zugeht. Zudem nutzen wir in diesem Männerschnupfen-Buch die „More Media App". An fünf Stellen dieses Buches werden Sie Bilder finden, die, wenn Sie diese mit Ihrem Smartphone scannen werden, Ihnen fünf „Live-Aufnahmen", aufgenommen am 30. Oktober 2019 im Vinobistro Luckert in Sulzfeld am Main, zeigen werden. Danke hiermit nochmals an die Winzerfamilie Luckert, dass wir in ihren Räumlichkeiten unsere Show mitschneiden und die Filmchen zur Veröffentlichung benutzen dürfen. Bereits zuvor am 21. Oktober 2018 wurde Männerschnupfen eingeladen zu „Wissen schmeckt". Eine Kochshow initiiert von Argang Ghardiri, welche die Idee hat, Wissen schmackhaft zu machen. Danke Argang für diese tolle Initiative. Natürlich haben wir eine typische Männerschnupfen-Hühnersuppe gekocht. Das Rezept dazu und den dazugehörigen Film der Zubereitung finden Sie in diesem Buch im Kapitel Rezepte.

Nun wünschen wir Ihnen viel Spaß bei dieser 2. Auflage. Sollten Sie weitere Ideen haben, wie wir das Leiden der

Männer beziehungsweise das Unverständnis der Frauen zusätzlich umsetzen können, schreiben Sie uns. Sollten wir Ihren Witz in eine der nächsten Shows einbauen, bekommen Sie von uns im Gegenzug zwei Freikarten geschenkt. Wir freuen uns auf Ihre Mails auf anfrage@maennerschnupfen.show.

Herzliche verschnupfte Leidensgrüße,

Ihr Peter Buchenau und das ganze Männerschnupfen-Ensemble

Weitere Infos auf: www.maennerschnupfen.show

Vorwort zur 2. Auflage von Urs Peter Janetz

Männerschnupfen – für etwa die Hälfte der Weltbevölkerung trotz Corona noch immer eine der schlimmsten Erkrankungen, an denen Mann leiden kann. Für die andere Hälfte – nun ja.

Ich spreche hier aus Erfahrung. Ich habe den Männerschnupfen selbst erlebt – und allen Widrigkeiten zum Trotz sogar überlebt!

Nicht nur, dass Schmerzen, Unwohlsein und Leidensdruck auf einer Skala von 1 bis 10 eine gute 13 erreichen. Nein, als wäre das nicht genug, sind mit dem gemeinen Männerschnupfen noch eine Vielzahl von anderen Unsäglichkeiten verbunden.

Allen voran der Verlust jeglicher männlicher Identitäts-Marker. Das fängt an mit dem Geschmackssinn. Bier schmeckt einfach nicht mehr wie Bier. Im schlimmsten Fall serviert die Frau des Hauses das männlichste aller Getränke dann auch noch warm! Erniedrigend ist das. Es geht weiter mit der männlichen Coolness. Fällt es dem fiebrigen Mann schon schwer genug, sich eine männlich-lässigen Spruch zu überlegen, geht dessen Äußerung dann meist auch noch in Husten-, Nies- und Schnupfenattacken unter. Ganz zu schweigen von der krankheitsgebeugten Körperhaltung. Viel John-Wayne-Attitude bleibt da nicht über. Der Ernährer wird zum Ernährten. Die psychosomatischen Folgen dieses Körperzustandes sind gravierend – wenn auch bisher kaum erforscht.

Und dann die Reaktion der Umwelt! Vor allem humanoide Wesen weiblichen Geschlechts lassen einen wertschätzenden Umgang mit dem kranken Mann nahezu vollständig vermissen. „Hab Dich nicht so" oder „Du wirst schon nicht daran sterben" sind dabei noch eher harmlose Vorhaltungen, die sich der kranke Mann machen lassen muss.

Bei praktisch jeder Aufführung unseres Theaterstückes zu diesem ernsten Thema ist es zu beobachten: Frauen machen sich lustig über das Leiden des Mannes. Nahtoderfahrungen des männlichen Protagonisten führen dazu, dass die ein oder andere Dame ihren Prosecco über den Tisch prustet. Männliche Zuschauer, die verschämt-wissend nicken werden angeknufft und mit Hohn und Spott überzogen. Nicht nur einmal habe ich gehört, wie eine Dame skandierte „Ja, meiner ist genauso wehleidig!", während sie ihrem Begleiter ironisch auf die Schulter klopfte.

Bei all dem Spott vergessen die Damen meist, dass sie ihren Männern damit schweren psychischen Schaden zufügen! Ja, auch Männer haben Gefühle! Durst zum Beispiel. Und ja, Männer büßen bei derartiger Behandlung große Teile ihrer Männlichkeit ein! Nehmen sie da nur den Autoritätsverlust bei den gemeinsamen Kindern. Oder das Abschmelzen des kläglichen Restes an Respekt, den die Schwiegermutter besaß.

Und nein, Frauen sind nicht leidensfähiger. Ja, ich kenne die Behauptung, dass Männer im Gegensatz zu Frauen niemals eine Geburt durchleiden könnten. Doch seien wir einmal ehrlich: Bei einer Erstgebärenden zieht sich die Geburt durchschnittlich über 12 bis 14 Stunden hin, während die nächsten Geburten mit durchschnittlich ca. 7 Stunden erheblich kürzer sind. Und ein Männerschnupfen? Dauert 14 Tage, also etwa 336 Stunden! Und das trifft auf jeden Männerschnupfen zu. Egal ob es der erste, zweite, dritte oder hundertste ist.

Aber auch die teils beißend sarkastische Behandlung des ernsten Themas „Männerschnupfen" in den Medien tut das ihre dazu, die männliche Weltbevölkerung zu diffamieren. Da wird der sterbenskranke Mann in einer Werbung für Erkältungssirup als leidender Jammerlappen dargestellt, der seine Frau anfleht, seine Mama anzurufen. Die Frau wirft ihm daraufhin mit genervter Miene einen nutzlosen Chemiecocktail zu. Ein Radiosender produziert ein Musikvideo auf Basis eines deutschen Jammerliedes und macht sich über den glaubhaft dahinsiechenden Mann lustig. Ganz zu schweigen von diversen Comedy-Einlagen, welche das Thema auch nicht ansatzweise mit der gebotenen Ernsthaftigkeit beleuchten.

Von daher ehrt es Sie, geneigte Leser dieses Buches, dass Sie sich – gleich welchen Geschlechts Sie sind – ernsthaft mit der Materie auseinandersetzen wollen. Ein wichtiger Schritt in Richtung einer humanitären, ethischen und von gegenseitiger Wertschätzung geprägten Gesellschaft.

In diesem Sinne: Viel Spaß und Erleuchtung!

Herzlichst

Ihr Urs Peter Janetz

Geleitwort zur 1. Auflage von Susan Weigelt

Ich weiß nicht mehr genau wann und wo es war, als ich neben Peter saß, kann mich nur erinnern, dass wir uns noch nicht lange kannten und plötzlich das Wort „Männerschnupfen" fiel. Ich musste schmunzeln, das hatte Peter wohl bemerkt. Ich kam gerade aus der Sprechstunde und hatte einen ganz schweren Fall miterleben und behandeln müssen. Was ich aus meinem, noch gar nicht so lange dauernden Berufsleben darüber erzählen kann. Man könnte schon ein Buch darüber schreiben, dachte ich so. In diesem Moment wandte sich Peter zu mir und sagte: Mein nächstes Buch wird den Titel „Männerschnupfen" haben. Wir mussten lachen.

Nun habe ich das große Vergnügen Sie mit ein paar persönlichen Eindrücken und fachlich fundierten Worten ohne zu viel Fachsprache auf ein interessantes, spannendes und unterhaltsames Buch einzustimmen.

Ich bin Fachärztin für Allgemeinmedizin. Da arbeitet es sich deutlich leichter, wenn man zwar einiges von saisonaler Prävalenz, Inzidenz, Epidemiologie, Inkubationszeit und gezielter Diagnostik nach kurzer symptomorientierter Anamnese weiß. Nur sprechen sollte ich nicht so viel von Rhinitis, Katarrh, oder von Sinusitis maxillares. Das führt nur zu akutem Unverständnis. Besonders Männer können sich natürlich nicht die Blöße geben, nachzufragen. Sie kontaktieren direkt ihren besten Freund oder, fast noch schlimmer, Dr. Google. Das hat, bei den zu findenden möglichen gesundheitlichen Folgen der genannten medizinischen Fachbegriffe, unvorhersehbare Folgen. Deshalb möchte ich auf allzu viele Fachbegriffe verzichten und die Gelegenheit nutzen, einen kleinen Vorgeschmack zu einem oft zu (Un)recht belächten Thema geben.

Ärztin wollte ich werden, nachdem ich vom ersten Berufswunsch Straßenbahnfahrer während der Zeit als Aushilfe beim Tierarzt mit 14 Jahren zur Überzeugung gelangt bin, dass Menschen zu behandeln doch einfacher sein müsste. Denn sie können sprechen und ihre Beschwerden klar äußern. Dachte ich, nun, das ist nicht immer der Fall, aber an der Vorstellung, dass gerade Hausarztsein auch ein spannender und herausfordernder Beruf ist, hat sich deshalb nichts geändert. Kranken Menschen helfen, wieder gesund zu werden, für sie da zu sein, einfach Gutes zu tun, das war und ist mein Antrieb. Nun ist noch eine Besonderheit hinzugekommen, die mich quasi zum Experten auf dem Gebiet des Männerschnupfens macht.

Meine Patienten sind nämlich überzufällig häufig männlich. Als Ärztin bei der Bundeswehr nicht ganz ungewöhnlich. Allerdings hat es mir in den ersten Berufsjahren den Blick auf die geschlechterbezogene unterschiedliche Wahrnehmung und Verarbeitung im Besonderen bei Erkältungskrankheiten verstellt. Ich habe fast nur Männer behandelt und konnte aus Sicht einer Frau nur meinen eigenen Umgang, den von weiblichen Verwandten und Bekannten und Mitarbeiterinnen mit Husten und Schnupfen dagegen stellen. Da der nun aber in den meisten Fällen, zumindest einfach der Tatsache geschuldet, dass sie mich kennen, von etwas Fachwissen geprägt ist, habe ich mir nicht erlaubt, allgemeingültige Rückschlüsse auf die meist kindlich hilflose wirkende Art des Umgangs der Männer mit einer Erkältungserkrankung zu ziehen.

In den letzten 3 Jahren habe ich nun aber nicht mehr in der truppenärztlichen Sprechstunde, sondern in allgemeinmedizinischen Praxen, also beim Hausarzt, gearbeitet. Da hat sich die Gelegenheit ergeben, wirklich zu vergleichen. Gibt es wirklich Unterschiede? Ganz klar ja.

Nun bin ich auch aus rein beruflichen Gründen an dem Warum interessiert.

Aus persönlicher Erfahrung kann ich sagen, dass Frauen und Männer sich deutlich unterscheiden. Frauen, besonderes jenseits der 60–70 Jahre kommen sehr regelmäßig in die Sprechstunde, Männer sind hier in der Anzahl der Praxisbesuche deutlich unterlegen. Zudem kommen Frauen, egal welchen Alters, auch deutlich regelmäßiger zu den empfohlenen Vorsorgeuntersuchungen als die unwilligen und untätigen Männer. Sie erweisen sich als regelrechte Vorsorgemuffel. Wohl auch gemäß dem Motto „Was ich nicht weiß, macht mich nicht heiß!" vermeintlich besser leben zu können. Doch da möchte ich Zahlen sprechen lassen.

Die durchschnittliche Lebenserwartung eines heute geboren Jungen liegt, laut Statistischem Bundesamt, bei 77,7 Lebensjahren, die eines Mädchen dagegen bei 82,8 Lebensjahren. Damit liegen die Frauen ja wohl deutlich vorn. Natürlich muss man zu bedenken geben, dass hier natürlich nur die Lebensdauer, nicht die Lebensqualität erfasst wird. Sicher ist daneben auch, dass Vorsorgen mit deutlich weniger Aufwand (finanziell/personell/zeitlich) verbunden ist als die Behandlung (Operation/Chemotherapie/Bestrahlungen).

Es gibt zahlreiche wissenschaftliche Untersuchungen zu geschlechterspezifischen Unterschieden. Das wissenschaft-

liche Interesse an Husten und Schnupfen, also Erkältungskrankheiten, hält sich natürlich in Grenzen.

Andere Themen, die sich medizinisch auch klarer definieren lassen, zum Beispiel Schmerzen, sind bereits vor vielen Jahren Gegenstand von wissenschaftlichen Arbeiten gewesen. Hier sollte auch gezielt der Unterschied zwischen
Frauen und Männern nachgewiesen werden.

Wie der Volksmund schon warnt: Wenn Männer Kinder
kriegen müssten, dann wäre die Menschheit schon lange
ausgestorben. Das glaube ich auch und verschiedene Untersuchungen haben das bestätigt. Männer haben ein stärkeres
Schmerzempfinden als Frauen.

Diese Ergebnisse konnte man(n), die meisten Forscher
sind ja schließlich Männer, so natürlich nicht einfach stehen lassen. Es wurde intensiv nach Ursachen gesucht und
viele Unterschiede wurden gefunden. Der Hormonschub,
der nach der Geburt die erlittenen Schmerzen direkt vergessen lässt. Schmerzrezeptoren, die häufiger bei Männern
als bei Frauen vorkommen. Ganz neue Ergebnisse engli-
scher Forscher konnten, dem bei Männern in großen Mengen vorkommenden Hormon, Testosteron eine große Rolle
bei der Schmerzwahrnehmung zuordnen.

Aber nicht nur Hormone spielen eine entscheidende
Rolle bei der Entwicklung und Ausprägung des gemeinen
Männerschnupfens. Man muss sich nur das schmerzver-
zerrte Gesicht eines Fußballers ins Gedächtnis rufen, wenn
sie sich nacheiner Berührung vom Gegner vor Schmerzen
am Boden wälzen und nach nur 2 Minuten intensivster
Kühlung und Ansprache vom Mannschaftsarzt wieder fit
auf den Platz rennen. Wunderheilung in Windeseile. Das
hat Vorbildfunktion für die kleinen Nachwuchsfußballer.
Natürlich haben auch Erziehung und das gesellschaftliche
Bild großen Einfluss auf den Umgang mit Krankheitswahr-
nehmung, Strategien zur Krankheitsbewältigung, aber auch
der Vorstellung von Gesundheit.

Männer weinen nicht. Das ist immer noch ein tief verankerter Grundgedanke.

Insgesamt wird dann natürlich schnell klar, dass unter diesen Vorzeichen die Ursachen einer Einschränkung der körperlichen Leistungsfähigkeit, die ein Schnupfen oder eine Erkältung zweifelsfrei mit sich bringen, natürlich nur in einer sehr schweren und bedrohlichen Erkrankung liegen können.

Auf einen klassischen Männerschnupfen, das lehren mich acht Jahre Berufserfahrung, deutet schon, entgegen des allgemeinem männlicher Vermeidungsverhalten, was Arztbesuche angeht, die Vorstellung in der Sprechstunde hin. Aber spätestens, wenn ich bei der üblichen Eröffnungsfrage nach dem Grund der Vorstellung einen vorwurfsvoll, zumindest leichtaggressiv angehaucht, fragenden Blick ernte, der sagen will: „Wie kann es sein, dass Sie mir meine schwere Erkrankung nicht gleich ansehen und erst so komisch nachfragen müssen", ist die Diagnose fast sicher.

Ich gehe mal davon aus, dass Frauen, die bereits über Erfahrungen mit an Männerschnupfen erkrankten Partnern oder Ehemänner haben, diesen Blick kennen.

Vor dem Gang zum Arzt beginnt der Männerschnupfen üblicherweise viel früher (bis zu einem ganzen Tag) mit ersten unverkennbaren Symptomen. Kratzen im Hals, laufender Nase, vielleicht sogar ein Anflug von Kopfschmerzen. Dann nimmt die Katastrophe ihren Lauf und führt, nach dem völligen Versagen der Wirkung einer Tablette Ibuprofen oder Paracetamol bei nicht unerwartbarer Zunahme der Intensität der Symptome dann doch in die Praxis. Die Plagen stehen ihm nun eben schon ins Gesicht geschrieben und drücken sich in Haltung und Gang, besonders bei dem vom Wartezimmer ins Sprechzimmer, aus. Die Halsschmerzen sind unerträglich, die Augen brennen wie Feuer, der Kopf droht vor Schmerzen zu platzen und die Lunge zerreißt es schier beim Husten. Nicht ganz selten folgt nach der ausführlichen Beschreibung der Symptome auch die Präsentation eines Taschentuchs mit gerade frisch produziertem Nasensekret. Was ich übrigens, nur weil ich Mediziner bin, nicht wirklich appetitlich finde und mich in der Diagnosefindung auch nicht wirklich weiterbringt. Die Schilderung des nur unter Ausschöpfen der letzten Kraftreserven zu bewältigenden Wegs in die Praxis schließt häufig die Ausführungen.

Eine Erkältung, oh Entschuldigung, natürlich ein Männerschnupfen, ist nicht zu unterschätzen. Er erfordert intensive Pflege und Ruhe.

Denn, und das ist nun mal wirklich Fakt, Hochleistungen lassen sich damit nicht erbringen. Das ist nicht selten der Anspruch eines Mannes an sich selbst oder zumindest der von ihm gefühlte Anspruch an seine Leistungsfähigkeit.

Jetzt viel Spaß beim Weiterlesen.

Susan Weigelt

Fachärztin für Allgemeinmedizin

Vorwort zur 1. Auflage von Peter Buchenau

Vielleicht ist dies das letzte Buch, das Sie von mir lesen werden. Ich, Peter Buchenau, bin krank, schwer krank, ich habe einen schweren grippalen Infekt. Meine liebe Lebensgefährtin, die aus dem medizinischen Bereich kommt, sagt lapidar dazu „Männerschnupfen". Für mich aber ist es eine nahezu „lebensbedrohliche" Erkrankung, bei der ich als Mann nur hoffen kann, dass ich die nächsten Tage überstehe. Gut, ich gebe unter massivem Protest in meinem geschwächten Zustand zu, dass ich zu der Gattung Mann gehöre, die bei einem ordinären Männerschnupfen außergewöhnlich leiden kann. Aber bin ich deshalb dann gleich wehleidig?

Bei uns Männern, also beim eigentlich starken Geschlecht, ist in solchen Fällen der Husten eben viel gereizter, das Fieber extrem höher, die Nase noch röter und die Kopfschmerzen unerträglicher, schlimmer als bei Frauen.

Das einzige weibliche weltweit verfügbare Wesen, das mich bereits von Geburt in solchen Situationen versteht, ist meine Mutter. Die macht sich sowieso um alles, was mich betrifft, Sorgen und würde mich jederzeit umsorgen. Wenn sie denn nur dürfte.

Ich ziehe es nämlich vor, mich bei dieser schlimmen und ansteckenden Krankheit möglichst von der Außenwelt abzuschotten. Meine liebe Lebensgefährtin, welche vom medizinischen Fach ist, weiß das natürlich und legt mir vorsorglich, oder präventiv, wie sie sich ausdrückt, bevor sie arbeiten geht, immer ein paar Nahrungsmittel und Medikamente vor die Tür. Immerhin hat sie mir diesmal auch einen heißen Erkältungstee gebrüht. Während ich also einsam in meinem wahrscheinlichen Sterbebett liege, schaue ich mit geschwollenen und tränenden Augen in den Laptop und versuche im Netz unter www.wie-krank-bin-ich-denn.de Wundermittel zu finden, die mich hoffentlich diesem Sterbebett entfliehen lassen und eine Heilung schnellstens versprechen.

So findet man unter anderem auch bei „Dr. Google" für Influenza so ziemlich 43 Millionen Einträge, für Grippe ungefähr 17 Millionen Einträge und für Erkältung zirka 5 Millionen Einträge. Für den gefährlichen und lebensbedrohlichen Männerschnupfen aber nur gerade 20 Tausend Einträge. Hallo „Dr. Google", habt Ihr den Ernst der Lage denn nicht erkannt? Wer waren die Pioniere des Internets? Laut Max Adler alles natürlich Männer: Tim Berners-Lee, Sergej Brin, Larry Page, Bill Gates, Steve Jobs, Jimmy Wales, Mark Zuckerberg, Eric Schmidt, Jeff Bezos, Pierre Omidyar und Matt Cutts (Adler 2011).

Und hier gibt es nur 20.000 Einträge für Männerschnupfen? Damit kann ich mich nicht in meiner schweren Not und Verzweiflung zufrieden geben. So suche und forsche ich weiter und werde auf der Internetseite eines befreundeten Arztes fündig.

Dort ist ein kleines Filmchen zu sehen, das in der Notaufnahme eines Krankenhauses spielt. Eine ziemlich hysterische und attraktive Dame sorgt für Aufruhr, weil sie das dramatische Krankheitsbild eines Schnupfens schildert. Schwestern und Pfleger versuchen vergeblich, die Frau zu beruhigen und stufen die Schnupfendiagnose geduldig lächelnd als doch eher medizinischen Bagatell-Fall ein.

Die Situation ändert sich jedoch schlagartig, als die aufgeregte Frau erklärt, dass nicht sie, sondern der im Wartezimmer kauernde Ehemann Schnupfen hat. Nun gibt es für das eingespielte Ärzteteam buchstäblich kein Halten mehr. Das ganze verfügbare Krankenhauspersonal läuft wie ein aufgescheuchter Hühnerhaufen durcheinander. Panik bricht aus. Schon sind höchst besorgte Ärzte und eine Trage im Einsatz, gilt es doch, angesichts des akuten Männerschnupfens offenbar keine Sekunde zu verlieren. Der Oberarzt und ja sogar der Chefarzt werden alarmiert. Ein Einzelfall, nein, jeden Tag Routine in jedem Krankenhaus der Welt.

Ich kann mit dem Ehemann mitfühlen. Mich hat der Männerschnupfen am und im eigenen Leib ja auch eingeholt. Und ich kann Ihnen versichern, der vermeintlich witzige Film liegt ziemlich dicht an der Wirklichkeit, meiner Wirklichkeit. Tatsächlich ist der Männerschnupfen eine nicht zu unterschätzende Krankheit, die das bis dahin normal-gesunde Mannesleben mit geradezu brachialer Gewalt aus der Bahn wirft.

Auf einmal entpuppen sich einfachste Denkprozesse als komplexe Vorgänge im kognitiven Grenzbereich. Zudem zeigt sich der Bewegungsapparat überaus erschreckend eingeschränkt. Der gesamte Körper scheint sich nur noch auf die Nasen-Befindlichkeit zu konzentrieren und die wiederum zeigt sich in einem wahrlich erbarmungswürdigen Zustand. Vor lauter Mitleid mit dem Ehemann im Film tränen mir die Augen, meine Stimme gerät außer Kontrolle. Arme und Beine sind von einer bleiernen Müdigkeit befallen, und die Papiertaschentücher werden zur alles beherrschenden Überlebens-Währung. Während ich diese Zeilen zu Papier, beziehungsweise zu Computer bringe, verweist mich auch noch ein wohlwollender Arbeitskollege, der sich per Telefon nach meinem Krankheitszustand erkundigt hat, warnend auf die gerade in der Firma grassierende „TMS"-Gefahr. „TMS, frage ich?" – „Ja, natürlich!", antwortet er, „Tödlicher Männerschnupfen. Sollte man nicht auf die leichte Schulter nehmen!" (WAZ 2015).

Und ich denke: wie wahr, wie wahr und suchte im Internet weiter und fand:

Erschreckende Studie: 0,000015 % aller Männer sterben jährlich an handelsüblicher Erkältung

Bonn (EZ) | 26. Februar 2015 | Viele haben es bereits befürchtet, nun wurde es offiziell bestätigt: Wie eine Studie ergab, sterben jedes Jahr rund 0,000015 % der deutschen Männer an einer gewöhnlichen Grippe. Innenminister Thomas de Maizière spricht von erschreckenden Zahlen, die Grund zur Sorge geben.

Vor allem Frauen machen sich seit Jahrzehnten über den sogenannten „Männerschnupfen" lustig und nehmen diesen alles andere als Ernst. Doch nun wird vielen das Lachen vergehen, denn wie eine Studie der Universität Bonn unter Leitung von Professor Arno Gabowski ergab, endet eine gewöhnliche Erkältung, bestehend aus Schnupfen, Husten, Hals- und Kopfweh, für 0,000015 % aller Männer tödlich.

„Das ist nicht witzig!", so Gabowski bei der Vorstellung seiner Ergebnisse am 26. März 2015 „Wir appellieren seit Jahren an die Pharmaindustrie, wirksamere Medikamente zu entwickeln. Es darf doch nicht angehen, dass Männer heutzutage nicht einmal mehr krank werden können, ohne befürchten zu müssen, den nächsten Tag nicht mehr zu erleben!"

Zwar weiß der Professor, dass die Angst vor einer Erkältung bei vielen Männern nun vermutlich noch größer werden wird, doch hofft er darauf, dass sie die Studienergebnisse zum Anlass nehmen, sich zukünftig noch besser gegen die Ansteckung einer so gefährlichen Erkrankung zu schützen.

Auch Bundesinnenminister de Maizière reagiert besorgt auf die Ergebnisse und richtet sich mit einem dringlichen Appell an alle Männer: „Vermeiden Sie öffentliche Plätze mit vielen Menschenansammlungen, waschen Sie sich regelmäßig die Hände, setzen Sie einen Mundschutz auf und geben Sie bloß niemandem die Hand", so der Minister in einer offiziellen Fernsehansprache kurz nach Bekanntgabe der Studie (Eine Zeitung 2015).

Quelle: Eine Zeitung/Philipp Feldhusen

Da steht es schwarz auf weiß. Wenn schon eine Erkältung für Männer lebensbedrohlich ist, was ist dann, wenn der Mann vom heimtückischen und noch gefährlicheren Männerschnupfen heimgesucht wird? Fragen, auf die die Wissenschaft bis heute noch keine Antwort gefunden hat. Und wenn doch, dann wissen wir Männer nichts davon. Wir, das starke Geschlecht, benötigen unbedingt das Anti-Männerschnupfen-Medikament, alleine schon darum, um der weiblichen Bevölkerung nicht auf den Nerv zugehen.

Dieses Buch, verehrte Leserinnen und verehrte Leser, versteht sich als unterhaltsames Sach- und zugleich auch ein bisschen Fachbuch. Anfänglich wird erklärt, was ein Schnupfen ist, woher dieser kommt. Also eine medizinische Abhandlung zum Thema Schnupfen, Grippe und Viren. Auch erklären wir, warum Männer und Frauen bei gleicher Erkrankung unterschiedlich leiden und genesen. Wir führen Sie auch durch die Leidenswelt eines an Männerschnupfen erkrankten Patienten, geben weiter Essen- und Getränketipps für Männer und Frauen. Sie erfahren, wie Sie mit einem Männerschnupfen umgehen können, egal ob als Patient oder als betreuende Lebensgefährtin. Teilweise wird in diesem Buch auch eine Dialog- oder Interviewform gewählt. Als gemeinsames Autorenteam haben wir unterschiedliche Schwerpunkte gewählt. Darum finden Sie auch Passagen in der Ich-Form. Dies kennzeichnen wir durch unterschiedliche Formatierungen.

Und bitte nehmen Sie nicht alles in diesem Buch für wahre Münze. Humor ist die beste Medizin, auch und vor allem bei Männerschnupfen.

> Und schon ist der Tag auch schon wieder um. Meine Lebensgefährtin kommt nach Hause und zieht die Nase hoch. Ich glaube, sie hat sich bei mir nun doch angesteckt. Und das, obwohl sie die vergangenen Tage aus dem Ehebett geflüchtet ist. Aber sie soll sich jetzt ja nicht anstellen. So ein bisschen Frauenschnupfen …

Ihr Peter Buchenau

Vorwort zur 1. Auflage von Ina Lackerbauer

Wie jede Frau hielt ich den Männerschnupfen lange Zeit für einen Mythos, so wie das Ungeheuer von Loch Ness oder den Yeti oder leckere Gerichte mit Blumenkohl. Ich hielt ihn für eine Einhornkrankheit. Doch gerade das macht doch den Reiz eines Mythos aus: die Möglichkeit, dass er wirklich wahr sein könnte.

Für dieses Buch habe ich mich also auf die Suche nach ihm gemacht. Jeden Abend zog ich mit Fernglas und Kamera los, um ihn zu erwischen und für dieses Buch zu studieren. Und kehrte jeden Abend mit leeren Händen zurück. Mein Freund, der meine Enttäuschung spürte, fasste sich schließlich und endlich ein Herz: „Schatz, lass mich mal versuchen."

An diesem Abend kehrte er triumphierend heim. Er hatte den Männerschnupfen nicht nur gesehen, nein, er hatte ihn gleich mit nach Hause gebracht. Seit dem Tag wohnte der Männerschnupfen bei uns und ich konnte ihn eingehend studieren. Erfreulicherweise stellte sich heraus, dass es für alle Erscheinungen dieser mysteriösen Krankheit, von der Rotznase über die Gliederschmerzen bis hin zum unerträglichen Gejammere meines Freundes, zum Teil auch ganz nachvollziehbare Gründe gibt.

Ich bin stolz darauf, dass ich dem Geheimnis des Männerschnupfens ein klein wenig auf die Schliche gekommen bin. Ich sehe die Männer in meinem Umfeld – die Kollegen, die Freunde und Familienmitglieder – zur Schnupfenzeit und darüber hinaus jetzt mit ganz anderen Augen.

Trotzdem war ich sehr froh, als mein Freund den eingefangenen Männerschnupfen wieder losgeworden ist. Ich gebe zu, wir waren nicht die allerbesten Gastgeber. Zu meiner Verteidigung: Das Zusammenleben mit dem Männerschnupfen ist nämlich gar nicht so einfach, er bringt einfach alles durcheinander und geht einem schon nach wenigen Stunden ganz ordentlich auf den Keks.

Mithilfe einiger chemischer Abwehrstoffe aus der Apotheke und mit diversen dampfenden Flüssigkeiten konnten wir den Hausbesetzer nach ein paar Tagen endlich hinauskomplimentieren. Hoffentlich hat es ihm bei uns nicht zu gut gefallen – nicht, dass er eines Tages noch wiederkommt …

Bei diesem Projekt haben mich sehr viele Menschen unterstützt. Mein Dank gilt zunächst vor allem Peter Buchenau, der mit seiner Idee zu diesem Buch an mich herangetreten ist. Im vergangenen Jahr haben wir das Buchkonzept mehrmals umgekrempelt und an vielen Ecken nachgefeilt – die Zusammenarbeit hat mir sehr viel Spaß gemacht!

Für die Unterstützung bei der bildlichen Gestaltung des Buches möchte ich mich bei meiner Schwester Simone bedanken, die die Bilder aus meinem Kopf ins Buch gebracht hat.

Ein weiterer Dank geht an meine Eltern für zahllose gute Ratschläge und Fahrdienste sowie geschätzte fünfhundert Pfund Fischstäbchen, die mich zu so einem intelligenten Menschen gemacht haben.

Zu guter Letzt danke ich meinem Freund Leo, der mir mit seiner verschnupften Nase eine gute Vorlage für manche Textpassagen geliefert hat und der mir mit viel Humor und konstruktiver Kritik jederzeit zur Seite stand.

Ihre Ina Lackerbauer

Inhaltsverzeichnis

Die Autoren und die Grafikerin

Peter Buchenau „Mr. Chefsache" und Experte für den privaten und beruflichen Neuanfang im deutschsprachigen Raum, ist ein Mann von der Praxis für die Praxis. Er gibt Tipps vom Profi für den Profi – unabhängig ob Selbstständiger, Freiberufler oder Angestellter. Früher war er selbst Manager und Geschäftsführer in namhaften Unternehmen wie Ciba-Geigy, MANOR, Unisys oder eibe. Heute ist er Fach- und Führungskräftekünstler (Trainer, Berater, Coach, Redner), mehrfacher Autor und Herausgeber, Comedian und Dozent an zwei Hochschulen.

Peter Buchenau macht heute, was sein Herz ihm sagt. In seinen über 30 Büchern und unzähligen Keynote-Vorträgen verblüfft er die Teilnehmer mit seinen einfachen und schnell nachvollziehbaren Praxisbeispielen. Er versteht es vorbildlich, ernste und kritische Sachverhalte so unterhaltsam und kabarettistisch zu präsentieren, dass die emotionalen Highlights und Pointen zum Erlebnis werden.

Als Autoren-Scout und Literaturagent hat er schon über 200 Autoren zum eigenen Buch verholfen. Zudem steht er über 150 Mal pro Jahr mit seiner Comedy-Kabarett Show „Männerschnupfen" auf der Theaterbühne. Das bedeutet: Präsenz, Wirkung und Sichtbarkeit vom Feinsten!

Weitere Infos unter www.peterbuchenau.de

Waldbrunn, Deutschland

Ina Lackerbauer hat von 2009 bis 2014 an der LMU in München Biologie studiert. Zu ihren Schwerpunkten zählten dabei die Fachbereiche Human- und Zellbiologie sowie Mikrobiologie. Gerade für die medizinische Mikrobiologie, in der es um die Ursache, Verbreitung und den Verlauf von Krankheiten geht, hat sie sich schon früh im Studium begeistern können. Um eine ganzheitliche Perspektive auf die Entstehung von Krankheiten bekommen zu können, begann sie 2013 zusätzlich beim Berufsverband der Präventologen e.V. eine Ausbildung zur Präventologin, wo sie sich mit dem Thema der Vorbeugung von Krankheiten intensiv beschäftigte. Gerade die Volkskrankheit „Männerschnupfen", die ihr im Kontakt mit männlichen Kommilitonen, Kollegen und Familienmitgliedern immer wieder begegnete, übte eine besondere Faszination auf sie aus. Im Rahmen ihrer Präventologen-Ausbildung lernte sie dann Peter Buchenau kennen – und gemeinsam erdachten sie das Konzept für das hier vorliegende Buch.

München, Deutschland

Urs Peter Janetz Autor, Comedian, Referent, Anwalt.

Humor gehört schon seit über 20 Jahren zu seinem Leben. „Ein gelungener Mix aus Information und Comedy", bescheinigte ihm nicht nur einer der Teilnehmer seiner arbeitsrechtlichen Seminare. Jedenfalls hat er es geschafft – bei gefühlt etwa 500 solcher Veranstaltungen – niemanden in den Tiefschlaf zu befördern und auch nennenswerte Teilnehmerverluste sind nicht dokumentiert. Literarisch tummelt er sich unter dem Namen Max Cooper eher im Krimi- und Horrorgenre (z. B. Sühnegeld – Rachefieber in Garmisch). Aber selten ohne Humor und Ironie. Welche übrigens auch in seinen Fachbüchern nicht fehlen dürfen. Den echten Männerschnupfen musste er schon am eigenen Leib erfahren – er hat ihn überlebt – und spielt ihn auf der Bühne.

Marina Tinz ist ausgebildete Bühnendarstellerin und spielte in den Jahren 2018–2020 die weibliche Hauptrolle in der Comedy Show Männerschupfen.

Weitere Infos unter www.marina-artist.com
http://www.marina-artist.com

Simone Ines Lackerbauer promoviert in Soziologie; in ihrer Dissertation beschäftigt sie sich mit dem Internet-Hacken. Die Liebe zum schöpferischen Gestalten und die ständige Suche nach kreativen Herausforderungen wurden ihr bereits in die Wiege gelegt. Nach zwei Masterabschlüssen und mehreren inspirierenden Auslandsaufenthalten in Frankreich sowie den USA, arbeitet sie aktuell nebenbei freiberuflich als Übersetzerin, Beraterin, Autorin und Illustratorin in der Kreativwirtschaft. Das Ergebnis ihrer Erfahrungen aus der Wissenschaft, der freien Wirtschaft und den verschiedenen kulturellen Umfeldern ist ein stetig sprudelnder Quell an Ideen, die sie in zahlreichen Projekten zielgerichtet umsetzt. Dank der lehrreichen Lektionen in Sachen „Männerschnupfen" konnte sie sich auch als Frau in die Rolle des leidenden Mannes hineinversetzen – und die Illustrationen zu diesem Buch beisteuern. Besonderer Dank gilt ihrer Schwester Ina Lackerbauer, die sie als Schnupfenzeichnerin mit ins Boot holte.

Weitere Infos unter www.simone-ines.de
http://www.simone-ines.de

1

Einleitung

Zum Start *Wir haben das Buch gemeinsam geschrieben. Trotzdem finden Sie einige Einschübe jeweils in der Ich-Perspektive. Diese sind durch unterschiedliche Formatierungen hoffentlich transparent für Sie gestaltet.*

Wir Menschen sind schon bemerkenswert seltsam. Bemerkenswert zum einen, seltsam zum anderen. Für den Fall, dass Sie, geneigter Leser, vielleicht kein Mensch sind, werde ich das hier etwas genauer erläutern: Menschen gibt es in zwei unterschiedlichen Ausführungen, in der Regel als Männlein und Weiblein. Das war schon immer so, seit es Menschen gibt, also schon seit mehr als 400.000 Jahren. Und trotzdem haben wir es in dieser ausreichend langen Zeit nicht geschafft, das jeweils andere Geschlecht auch nur ansatzweise zu verstehen. Nein, stattdessen erfinden wir lieber täglich neue Geschlechter dazu – als würde es die Problematik vereinfachen.

Ich meine, das hätte man sich doch mal als Zwischenziel stecken können. Nach fast einer halben Million Jahren – mein Gegenüber verstehen. Aber wir waren dann doch mehr darauf fokussiert, Länder zu erobern, Weltwunder zu

© Springer Fachmedien Wiesbaden GmbH, ein Teil von
Springer Nature 2020
P. Buchenau et al., *Männerschnupfen*,
https://doi.org/10.1007/978-3-658-28638-5_1

erbauen, zum Mond zu fliegen und Shopping Queen zu schauen. Und jetzt haben wir den Salat: Es gibt zahllose Bücher über das Thema, wie Frauen ticken und warum Männer nicht zuhören können, und wir können uns jeden Tag aufs Neue darüber amüsieren, dass wir zwar von der gleichen Art abstammen, aber scheinbar von unterschiedlichen Planeten kommen.

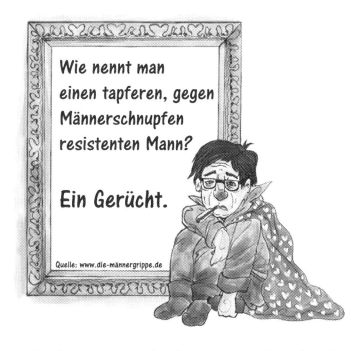

Wie nennt man einen tapferen, gegen Männerschnupfen resistenten Mann?

Ein Gerücht.

Quelle: www.die-männergrippe.de

Gerade, wenn es um das Thema Männerschnupfen geht, wird die unterschiedliche Sichtweise von Männern und Frauen besonders deutlich: Von den einen gefürchtet, von den anderen verspottet, ist der Männerschnupfen eine polarisierende Krankheit und bezeichnend für die kleinen Alltagsreibereien zwischen Venus und Mars: Warum müssen sich Männer bei einem Schnupfen so unglaublich anstellen? Warum sind sie mit der Einnahme von Medikamenten so wahnsinnig überfordert? Warum sind sie bei Wehweh-chen immer so unglaublich besorgt, dass keine Frau sie wirklich ernst nehmen kann? Wie kann es sein, dass für den Mann die gesamte Welt zusammenbricht und die erkältete Frau ihre laufende Nase im Vorbeigehen zwischen Rinder-gulasch, Kindergeburtstag und Ladenschluss auskuriert?

Kurz: Warum ist der Männerschnupfen so ein Parade-beispiel für das gegenseitige Unverständnis zwischen Mann und Frau? Diese kleine Abhandlung von dem unliebsa-men, winterlichen Gast in unserer Nase soll ein paar An-satzpunkte aufzeigen, wo in der zwischengeschlechtlichen Kommunikation noch gehobelt und gefeilt werden kann.

Studie des Waldecker Tagblatt

Männerschnupfen derzeit schlimmste Krankheit in Waldeck-Frankenberg. Geschrieben von Seudo Nühm am Mittwoch, 25 Februar 2015

WALDECK-FRANKENBERG. (wat) Waldeck-Frankenberg versinkt in benutzten Papiertaschentüchern. Mülltonnen, Aschenbecher und Hosentaschen quellen derzeit über. Die Ärzte schlagen Alarm.

Besonders hart hat es mal wieder die Männer erwischt. Rund 326 gelbe Scheine haben die Hausärzte in Waldeck-Frankenberg in der letzten Woche verschrieben, davon al-lein 321 Arbeitsunfähigkeitsbescheinigungen an Männer, die sich mit dem hochansteckenden Rhino-Virus, auch be-kannt unter dem Fachbegriff „Männerschnupfen", infiziert haben. Vier Arbeitsunfähigkeitsbescheinigungen wurden da-gegen für Frauen ausgestellt, darunter drei für Brüche an den Gliedmaßen und eine AU, für einen Verdacht auf ent-zündeten Blinddarm, der jedoch nicht sofort operiert wer-den muss, wie ein behandelnder Arzt im Korbacher Kran-kenhaus auf Nachfrage von waldecker-tagblatt.de mitteilte. „Das hat noch Zeit bis nächste Woche, erst mal sind die Leute mit Männerschnupfen dran", so der Chirurg, der selbst erkältet ist und bereits jetzt weiß, dass er nicht mehr lange auf den Beinen stehen wird.

Während die Notärzte mit Martinshorn und Blaulicht von einem Notfall zum nächsten fahren um dem starken Geschlecht mit Nasenspray, Sinopret und Grippostad die schlimmsten Schmerzen zu nehmen, haben die Hausärzte alle Hände voll zu tun, ihre Praxen vor Überfüllung zu schützen. Eine Arzthelferin bestätigt: „Wir nehmen derzeit nur noch Patienten mit Männerschnupfen an, Frauen müssen sich noch ein paar Tage gedulden bis sie behandelt werden", so die 34 Jährige, die auf Anordnung ihres Chefs Schwerpunkte setzen muss.

Prioritäten setzt auch Dr. Chemal Sinusitis aus Diemelstadt. Der Allgemeinmediziner kennt als Mann selbst die schrecklichen Krankheitssymptome die ein Männerschnupfen mit sich bringt: „Diese Krankheit ist schlimmer als Pocken, Ebola und die Pest zusammen. Im Anfangsstadium läuft einem die Nase, daraufhin bekommt man einen Druck auf die Schleimhäute und wenn's ganz schlimm kommt, tränen einem auch noch die Augen", beschreibt Dr. Sinusitis den schrecklichen Krankheitsverlauf bei Männern, die an Nasenschnupfen erkrankt sind.

Auch für die Hausfrauen, Mütter und Geliebte, der an Schnupfen erkrankten Männer, beginnt eine harte Zeit. Der tägliche Lauf zur Apotheke um dem Liebsten das richtige Medikament zu besorgen, heißen Tee zu brauen, die Tabletten zu reichen, den sonst so harten Hund zu bedauern und zu bemitleiden, das Dinkelkissen aufzuwärmen, Papiertaschentücher vom Tisch räumen und abends die Brust mit Wick Vaporub einzuschmieren, sind nur einige wenige Dinge die anstehen um die fast scheintoten Männer ins Leben zurückzubringen. Typisch für Männer vor dem Schlafengehen ist übrigens der Satz, der mit weinerlicher- und fast erstickender Stimme gesprochen wird: „Häschen, glaubst du, dass ich wieder ganz gesund werde?", und die Ehefrau antwortet ebenso typisch mit liebevoller Stimme: „Du wirst sehen, morgen geht's dir schon viel besser mein Schatz".

Das Waldecker Tagblatt befragte 500 gesunde Männer und 500 Frauen zum Thema Männerschnupfen und dessen Auswirkungen. Überraschend erklärten 99 % der Männer, dass sie so leicht nichts von den Beinen stoßen kann, während 41 % der Frauen den Männerschnupfen als schlimm empfinden. Als sehr schlimm oder katastrophal bezeichnen sogar 51 % der Frauen den sogenannten Männerschnupfen und ganze 7 % des weiblichen Geschlechts gaben an, dass die Krankheit mit Fukushima gleichzusetzen sei. Ein Prozent der Frauen wollte sich zu dem Thema gar nicht äußern.

Quelle: Waldecker-Tagblatt/Waldecker-Satire/KlausRohde

2

Männer und Schnupfen

Männerschnupfen ist anders. Ich denke, das können wir zu Beginn gleich einmal so festhalten. Ein Mann, der Schnupfen hat, ist anders als ein Mann ohne Schnupfen, und anders als eine Frau, die Schnupfen hat. Denn – mal Hand aufs Herz – Männer trifft ein Schnupfen meist um ein Vielfaches härter als Frauen. Während Frauen ihn in der Regel als Lappalie abtun, scheint für Männer oft eine ganze Welt zusammenzubrechen, sobald es beim Männerschnupfen in der Nase kitzelt.

Elektronisches Zusatzmaterial Die elektronische Version dieses Kapitels enthält Zusatzmaterial, das berechtigten Benutzern zur Verfügung steht https://doi.org/10.1007/978-3-658-28638-5_2. Die Videos lassen sich mit Hilfe der SN More Media App abspielen, wenn Sie die gekennzeichneten Abbildungen mit der App scannen.

© Springer Fachmedien Wiesbaden GmbH, ein Teil von Springer Nature 2020
P. Buchenau et al., *Männerschnupfen*,
https://doi.org/10.1007/978-3-658-28638-5_2

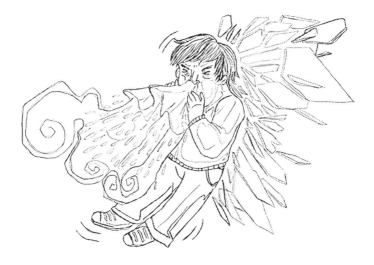

Ein Schnupfen kann Männer völlig aus dem Konzept bringen und ihr ganzes Wesen beeinflussen. Für einen Mann ist ein Schnupfen mehr als nur die Summe aller Symptome, wie die laufende oder verstopfte Nase, der raue Hals, der Husten und die Gliederschmerzen. Diese körperlichen Beschwerden scheinen sie zum einen viel schwerer zu treffen als Frauen. Zum anderen gesellen sich dann noch emotional motivierte Symptome dazu, die einen starken und furchtlosen Mann in ein kleines Häuflein Elend verwandeln können. Für die Dauer eines Männerschnupfens herrscht in seinem Kopf Endzeitstimmung und selbstverständlich kann keine Frau auch nur ansatzweise nachvollziehen, was er gerade in dieser Zeit durchmacht. Der Husten ist stärker, die Nase voller, die Kopfschmerzen schlimmer. Für die Damenwelt ist der verschnupfte Mann ein ewiges Rätsel und auch dazu geeignet, Frau mit seinem anstrengenden Getue in den Wahnsinn zu treiben.

Das klingt beim ersten Lesen bestimmt ziemlich klischeehaft, aber vielleicht steckt hinter all diesen vermeintlichen Vorurteilen auch irgendwo ein wahrer Kern? Dieses

Kapitel soll nun ein paar Grundlagen für die Beantwortung dieser Frage bieten und dem Phänomen Männerschnupfen einmal auf den Zahn fühlen.

2.1 Auf der Suche nach Antworten

Bevor man sich aber auf Spurensuche begeben und sich der Frage widmen kann, warum Schnupfen bei Männern so anders ist als bei Frauen, müssen wir zunächst einmal klären, was denn ganz allgemein gesprochen die Unterschiede zwischen Männern und Frauen sind. Dabei ist es nicht nur notwendig, die biologischen Voraussetzungen für die Existenz der beiden Geschlechter Mann und Frau zu klären, sondern auch jenseits von Daten und Fakten die grundlegenden Einstellungen und Verhaltensmuster des Durchschnittmannes in die Überlegungen einzubeziehen. Die Unterschiede im Gesundheitsbewusstsein könnten uns hier einen ersten entscheidenden Hinweis liefern, warum Männer so anders leiden als Frauen.

2.1.1 Die biologischen Unterschiede

Einmal abgesehen vom männlichen und weiblichen Umgang mit Krankheiten, sind Männer und Frauen in viel grundlegenderer Hinsicht verschieden. Fangen wir einfach mit etwas ganz naheliegendem, dem äußeren Erscheinungsbild an: Wenn wir uns auf den Straßen oder auf der Arbeit umsehen, dann meldet unser Gehirn recht zuverlässig, ob es sich bei unserem Gegenüber um einen Mann oder eine Frau handelt. Das macht es unterbewusst an gängigen Merkmalen fest, die wir als „maskulin" oder „feminin" abgespeichert haben. Wir werden alle im Laufe unseres Lebens durch unsere Erziehung, Kultur und Umwelt auf solche gängigen Merkmale geprägt – deswegen reißen wir auch ungläubig die Augen auf, wenn wir einem Mann in einem Kleid begegnen, weil es unserem erlernten und bewährten Bild nicht entspricht. Tatsächlich tun wir uns schon schwer damit, wenn wir Männer mit Rock erblicken. Selbst wenn es sich um den klassischen „Kilt" handelt. Ein bei schottischen Männern und männlichen Rock-Fans – vor allem auf Festivals – sehr beliebtes Kleidungsstück. Unabhängig von der – meist weiblichen – Frage, ob der Rock tragende Mann etwas – und falls ja: was – darunter trägt. Merkwürdig mutet es jedenfalls an. Die für uns augenscheinlichen Erkennungsmerkmale eines Mannes sind – ganz abgesehen vom Kleidungsstil – recht vielfältig. Uns fallen spontan vor allem die Neigung zu Gesichtsbehaarung, die tiefere Stimme und die viel größeren Füße ein.

Doch woher kommen eigentlich diese Unterschiede? Wenn wir mit bloßem Auge unseren Körper im Spiegel betrachten, fallen uns schon eine Menge davon auf. Wenn wir aber den Ursprung dieser Unterschiede ergründen wollen, müssen wir mehr sehen als unser bloßes Auge uns zeigen kann. Zoomen wir nur nahe genug heran, bis wir unsere Körperzellen als einzelne, kleine Puzzleteile vor uns sehen, aus denen unser ganzer Körper besteht – dann stellen wir fest, dass wir auf dieser Ebene geschlechterunspezifisch aufgebaut sind. Die Zellen von Männern und Frauen arbeiten erst einmal identisch: Sie verarbeiten alle den Sauerstoff aus der Luft und die Nährstoffe, die wir ihnen zuführen, in Energie um, die wir täglich zum Leben brauchen. Sie kommunizieren alle über Botenstoffe miteinander, tauschen so Informationen über die aktuelle Lage in unserem Organismus aus und können auf veränderte Umweltbedingungen reagieren. So können die Zellen eine Verletzung in der näheren Umgebung wahrnehmen und beispielsweise die Abwehrzellen des Immunsystems auf den Plan rufen oder sofort mit der Produktion neuer Baustoffe zum Verschluss der Wunde beginnen.

Der Vergleich zwischen männlichen und weiblichen Körperzellen wird erst dann interessant, wenn wir uns ein paar der Produkte ansehen, die unser Organismus für den täglichen Bedarf produziert. Hier finden wir schon einige Erklärungsansätze für den Unterschied zwischen Mann und Frau, diesen sogenannten Geschlechterdimorphismus: Die Zusammensetzung der Hormone.

Hormone werden von manchen spezialisierten Zellen in unserem Körper produziert, zum Beispiel in unserer Schilddrüse, unseren Nebennieren und unseren Geschlechtsorganen. Ihr Zusammenspiel ist ganz grundlegend an der Ausprägung verschiedenster Merkmale beteiligt – darunter auch Merkmale, die für uns typisch für das eine oder andere Geschlecht sind, so wie der Bartwuchs bei Männern oder die ausgeprägte Brust bei Frauen. Einige Hormone werden als „geschlechtsspezifisch" bezeichnet, weil sie in unserem allgemeinen Verständnis sinnbildlich für das eine oder andere Geschlecht stehen, wie das Testosteron oder die Östrogene. Dabei kommt es bei geschlechtsspezifischen Hormonen meist auf die produzierte Menge an, die die Ausprägung eines Merkmals mehr oder weniger begünstigen kann.

Ein gutes Beispiel ist das als männliches Geschlechtshormon bekannte Testosteron: Männer produzieren in ihren Hoden große Mengen dieses Hormons, das zu der Familie der Androgene gehört. Testosteron spielt im männlichen Organismus eine wichtige Rolle bei der Entwicklung der Geschlechtsorgane und der Reifung der Samenzellen. Außerdem fördert das Hormon das Haarwachstum auf dem Körper und im Gesicht und sorgt für den vermehrten Aufbau von Muskelmasse. Bei Frauen hingegen spielt Testosteron eine andere Rolle. Zwar wird es sogar von einem typisch weiblichen Organ, den Eierstöcken, produziert – aber mitunter deswegen, weil es ganz wunderbar in weibliche Geschlechtshormone (Östrogene) umgewandelt werden kann. Östrogene beeinflussen bei Frauen den monatlichen

Zyklus und stehen auch mit der Stärkung der Knochen in Zusammenhang. Trotzdem ist eine gewisse Menge Testosteron auch für Frauen für die Entwicklung eines gesunden Körpers wichtig, obwohl es in weitaus niedrigeren Konzentrationen im Blut zirkuliert als bei Männern. Denn auch bei Frauen sorgt es für die Entwicklung der Körperbehaarung und für die Stärkung der Muskulatur. Auf der anderen Seite sind auch Männer auf einen ausreichenden Östrogenspiegel in ihrem Blut angewiesen, der wichtige Körperfunktionen steuert. Wenn wir uns männliche und weibliche körperliche Eigenschaften ansehen ist also nicht entscheidend, ob ein Mensch dieses oder jenes Hormon produziert, sondern welche Hormone das Gleichgewicht dominieren.

Das Zusammenspiel aller Hormone im Körper ist hochkomplex und kann schnell aus dem Gleichgewicht geraten. Verschiedenste Lebensumstände wie beispielsweise die Ernährung, die Menge an Schlaf und die regelmäßige Einnahme von Medikamenten, können den Hormonhaushalt bei beiden Geschlechtern beeinflussen und dadurch zu Störungen und Erkrankungen führen.

Wenn wir jetzt noch etwas genauer hinsehen und das Innenleben unserer Körperzellen betrachten, finden wir auch den Grund für diese Diskrepanz im Hormonhaushalt von Männern und Frauen. Wir blicken auf unsere DNA, unser Erbgut, in dem alle unsere potenziellen Merkmale auf unseren Genen gespeichert sind. Gene sind wie eine Bauanleitung, mit deren Hilfe wir aus den uns zur Verfügung stehenden Einzelteilen unseren ganzen Körper Stück für Stück zusammenbauen. Jede Körperzelle besitzt ein Exemplar dieser Anleitung, kann sie lesen und interpretieren. Je nach Bedarf können dann unterschiedliche Bauteile anhand dieser Vorlage hergestellt werden. So können unsere Zellen unsere Haut erneuern, wenn wir uns in den Finger geschnitten haben, oder Hormone produzieren, die uns einen Bart wachsen lassen. Unsere Gene bestimmen unsere

Augenfarbe, die Anzahl unserer Finger und sogar, ob für uns Koriander nach Seife schmeckt oder nicht.

Die menschlichen Gene sind auf insgesamt 46 unterschiedliche Abschnitte dieser Bauanleitung verteilt, die alle für den reibungslosen Ablauf aller zellulären Prozesse von Bedeutung sind. Diese Abschnitte sind eine ganz individuelle Zusammensetzung der genetischen Merkmale und werden als Chromosomen bezeichnet. Von diesen 46 Chromosomen haben zwei eine spezielle Bedeutung für die Entwicklung eines Menschen. Wir nennen sie die Geschlechtschromosomen, oder auch Gonosomen, bei denen wir endlich fündig werden: während Frauen zwei sogenannte X-Chromosome besitzen, besitzen Männer nur eines. Als zweites Gonosom tragen Männer das sogenannte Y-Chromosom, das fast ausschließlich für die Ausprägung der männlichen Merkmale bei einem Fötus verantwortlich ist. Fehlt das Y-Chromosom, entwickelt sich aus dem Kind im Mutterleib stattdessen ein Mädchen.

Das ist nun also der Ursprung aller Unterschiede: Ein rein männliches Chromosom sorgt in der Entwicklung eines Menschen für die Entstehung maskuliner Merkmale, beispielsweise in der Ausprägung von spezifischen Organen und Geschlechtshormonen. So kommt es zu den sichtbaren Unterschieden zwischen Mann und Frau.

Neben Äußerlichkeiten können durch genetische Faktoren auch charakterliche Eigenschaften beeinflusst werden. Und natürlich, wenn wir uns einen Moment Zeit nehmen, fallen uns schon einige Charakterzüge ein, die wir tendenziell eher dem sogenannten „starken Geschlecht" zuordnen würden. Wir könnten also mit beiden Händen großzügig in die Klischee-Kiste greifen und bei allem, was wir da so herausziehen, behaupten: Das liegt den Männern in den Genen. Aber ganz so einfach sollte man es sich dann doch nicht machen. Schließlich beeinflussen uns Umweltfaktoren wie unsere Erziehung,

❋ „Ja, guter Einwand – Mama ist schuld"

unsere Lebensgewohnheiten und unsere Bildung auf eine ebenso vielfältige Art und Weise wie die Zusammensetzung unserer DNA. Wenn wir uns also der Frage widmen wollen, warum Männerschnupfen eine scheinbar ganz besonders schwere Krankheit ist, können wir uns nicht ausschließlich auf die unterschiedlichen Erbinformationen stützen. Aber wir werden später noch einmal auf manche dieser genetischen Besonderheiten zu sprechen kommen.

Tipp

Halt einen Moment mal? Was heißt hier Charakterzüge des sogenannten starken Geschlechts und vor allem welche Klischee-Kiste? Dies macht mich neugierig und ich überlege mir, wer kann eigentlich besser die Charakterzüge bestimmen als die Partnervermittlungsagenturen? Diese schießen gerade ja wie Pilze aus dem Boden und jede Partnervermittlung beschreibt im Netz: „Wir sind die Größten, die Besten, die Nummer 1, etc."

Für diese Partnervermittlungen ist es doch ein absolutes MUSS-Kriterium, die Charaktereigenschaften von Mann und Frau zu kennen, möchten diese Agenturen doch den richtigen Topf und den richtigen Deckel zusammenbringen. Davon hängt deren unternehmerischer Erfolg ab. So surfe ich wieder im Internet – ihr wisst, ich habe ja Zeit, da ich mit Männerschnupfen nach wie vor ans Bett gefesselt bin – und nehme mir einmal die Webseite von Elite Partner vor:

Am 11.06.2010 stellte ein wahrscheinlich weiblicher Gast im Elite-Partner-Forum folgende Frage:

„Welche männliche Eigenschaften/Verhaltensweisen findet ihr am tollsten? Abgesehen von der sexuellen Anziehungskraft, welche Charaktereigenschaften sind für euch top? Auf welche würdet ihr nie und nimmer verzichten?"

Grundsätzlich finde ich es toll, dass dieses anscheinend weibliche Wesen, die sexuelle Anziehungskraft automatisch als Charaktereigenschaft des Mannes erkannt hat. Doch nun zu den Antworten, die es aus meiner männlichen maskulinen Sicht in sich haben:

So schreibt ein Gast anonym und wieder vermute ich, es ist eine Dame: „Das, was der Mann aus sich heraus an Anstand hat. Er darf nicht vom Zeitgeist abhängig sein, sondern muss einen absolut integren Charakter besitzen. Alles andere törnt mich ab". Wow, welche Aussage. Da ich aber auch annehme, dass nicht nur Akademiker dieses Buch lesen, habe ich mal kurz die Duden-Formulierung von integer eingefügt:

anständig, aufrecht, beständig, charakterfest, charakterstark, charaktervoll, ehrenhaft, ehrenwert, einwandfrei, in Ordnung, korrekt, makellos, ordentlich, redlich, sauber, seriös, solide, unbeirrbar, unbescholten, unbestechlich, unerschütterlich, untadelig, vertrauenswürdig; (schweizerisch) senkrecht; (gehoben) ehrbar; (bildungssprachlich) loyal; (veraltend) rechtschaffen (Duden 2015)

Der Gast führt fort: „Ohne das kann er aussehen, wie er will, Geld haben – für mich dann nur eine hohle Nuss, mit der ich nicht abends allein auf dem Sofa sitzen möchte. Das heißt, diese Eigenschaften muss man erwerben, wenn sie auch keiner beklatscht, sie nicht sofort zu erkennen sind und wie gesagt eine Haltung darstellen, die gelebt und umgesetzt wird und wurde, d. h. im Lebenslauf sichtbar."

Constanze schreibt: „Eine zupackende Art, Probleme und Aufgaben offensiv angehen und nicht jammern. HUMOR. In Großbuchstaben."

Nancy verfasst: „Ehrlichkeit und Aufrichtigkeit sowie Treue und Loyalität, Wortgewandtheit und Intelligenz gemischt mit Humor, Bodenständigkeit, abwechslungsliebend und wissbegierig, Talent zum guten Wirtschaften bzw. gut im Umgang mit Geld, kinderlieb und einfühlsam".

Angela kontert: „Ganz wichtig: Humor! Wenn wir über dieselben Dinge lachen können, dann ist das schon mal die halbe Miete".

Angeline fährt fort: „Alles, was bisher gesagt wurde, gibt auch für mich ein gutes Gesamtbild. Natürlich sind die Gewichte bei jedem Menschen anders verteilt. Mir ist noch wichtig, dass er mich nicht mehr erziehen will, dass er mich wie einen Menschen und nicht wie einen Gegenstand, der ihm gehört, behandelt. Kleinlichkeitskrämer und Pedanten sind mir zuwider. Ich möchte auch nicht 10x am Tag die gleichen Statements zu hören bekommen. Ich bin ziemlich ‚gesprächs-abhängig', was bedeutet, dass ich etwas weniger auf das achte, was ich mit dem Partner unternehmen kann, als auf das, worüber und wie ich mich mit ihm unterhalten kann. Dabei sind mir verschiedene Meinungen durchaus willkommen. Kurz: Ich suche weniger nach den sog. männlichen Eigenschaften, sondern einfach nach einem in sich gefestigten Menschen. Na ja – und wenn er zusätzlich auch noch sehr erotisch auf mich wirkt, würde ich ihn deshalb nicht wegschicken."

Aha, denke ich.

Und zum Schluss noch Frederika: „Humor, Gesprächigkeit, Plauderei, Souveränität und Selbstsicherheit, Natürlichkeit, Realismus, Pragmatismus, Aufrichtigkeit, Treue und Loyalität, Intelligenz, Bildung sowie gesunder Menschenverstand."

Gut, nun weiß ich, welche Charaktereigenschaften Frauen an Männern mögen. Aber hilft das mir bei meinem Männerschnupfen? Erschreckend nehme ich zur Kenntnis, dass keine der Frauen das Thema Gesundheit angesprochen hat. Egal ob jetzt die psychische oder physische Gesundheit gemeint ist. Liebe Frauen, aber mal ehrlich, wenn ich alle die obigen Charaktereigenschaften besitze, aber euch beim ersten Date sage, dass ich an chronischem Männerschnupfen leide, würdet Ihr dann eine Beziehung mit mir eingehen?

Auch die Recherche bei „Deutschlands beliebtester Partnervermittlung" (so zumindest die Aussage auf der Homepage unter Bezug auf das Deutsche Institut für Service Qualität, April 2017) zeigt ähnliche Ergebnisse – obwohl sich alle 11 Minuten ja nur ein Single über Parship verliebt. Eigentlich eine traurige Geschichte, so einsam verliebt zu sein. Wo ist da nur der zweite Single? Doch ich schweife ab. So behaupten Alex (31) und Erich (37) z. B. „Es gibt keinerlei Diskussionen, es läuft alles so „‚g'schmeidig'", wir haben ähnliche Interessen und genießen jede Sekunde miteinander. Selbst eine Runde Minigolf verläuft harmonisch!" (Quelle: https://www.parship.de/erfolgsgeschichten/parship-erfolgsge-schichte-alex-31-und-erich-37-aus-bayern/. Zugegriffen am 19.09.2019). Ach ja? Sogar Minigolf!? Und was ist mit Männerschnupfen? Dazu fehlt natürlich jegliche Aussage.

Oder Laura (38) und Andreas (41): „Wir werden die Zukunft zusammen bestreiten mit allem was dazu gehört, das ist sicher!" (Quelle: https://www.parship.de/erfolgsgeschich-

ten/parship-erfolgsgeschichte-laura-38-und-andre-
as-41-aus-nordrhein-westfalen/. Zugegriffen am 19.09.2019):
Ach ja? Na dann warten wir mal ab, bis Andreas (41) seinen
ersten Männerschnupfen dieser Beziehung bekommt. Mal
sehen, ob der dann auch dazu gehört.

2.1.2 Die amüsanten Unterschiede

Wenn wir über das subjektive Empfinden der Schwere eines
Schnupfens reden wollen, müssen wir aber auch auf ganz
subjektiv wahrgenommene Gegensätze zwischen den Geschlechtern aus dem alltäglichen Leben Bezug nehmen. Jeder hat sicher schon einmal einen Schnupfen durchge-
macht, egal welchem Geschlecht man angehört. Wie sich
ein Schnupfen für uns anfühlt und wie wir ihn bei anderen
erleben, formt unser Bild vom Männerschnupfen. Dazu
trägt aber auch ein Mann selber maßgeblich bei: Studien
zufolge konsultieren häufiger Frauen einen Arzt, wenn sie
Krankheitssymptome bei sich wahrnehmen. Bei Männern
dagegen halten sich die Arztbesuche in der Regel in Grenzen.

Tipp

Ja klar und warum? Wir sind das starke Geschlecht. Wir können in kein Wartezimmer. Erstens sehen uns dort mögliche
weitere männliche Alphatiere und zweitens, was noch
schlimmer ist, die Frauen oder Partnerinnen der anderen Alphatiere. Es gibt nichts Schlimmeres als wenn diese Frau
nach Hause kommt und sagt: „Du Schatz, ich habe den Peter
im Wartezimmer meines Arztes gesehen. Der sah so was von
schlecht aus." Ich höre bis hier meinen Jagdrivalen trium-
phieren. Wenn wir Männer uns zum Arzt begeben, dann
idealerweise unerkannt nur in einem geschlossenen, nicht
von außen einsehbaren Raum. Am besten wie bei Stars ausschließlich durch einen Hinter- oder Seiteneingang erreich-

bar. Wir können nicht der Öffentlichkeit zeigen, dass wir krank sind. Hey, wir sind das sogenannte starke Geschlecht.

„Ein Indianer kennt schließlich keinen Schmerz." Das haben uns schon unsere Mütter beigebracht. Merken Sie etwas? Ja, die Mütter! Wobei ich mich schon als Kind gefragt habe, warum ich als Indianer bezeichnet werde.

Ganz davon abgesehen: Gerade die Indianer waren es, die durch von Spaniern und Portugiesen eingeschleppte (Schnupfen-)Viren zu Tausenden gestorben sind.

Indirekt wissen also bereits Mütter:

Indianer => stirbt an Schnupfen

Mann = Indianer

=> Mann stirbt an Schnupfen!

Mit der Anfälligkeit für Krankheiten hat das aber nicht wirklich etwas zu tun, Frauen haben meist schlichtweg ein größeres Bewusstsein für ihre Gesundheit entwickelt und achten mehr auf ihre Befindlichkeit als Männer. Die handeln oft wenig vorausschauend und machen einen recht sorglosen Eindruck, wenn es um ihre Gesundheit und die Vorbeugung von Krankheiten geht. Wenn ein sonst scheinbar immer-gesunder Mann jetzt auf einmal daniederliegt und sich vor lauter Niesen und Husten keinen Rat mehr weiß, dann ist das befremdlich – zumal ein Mann oftmals vollkommen überfordert wirkt, wie er sich bei dieser Krankheit verhalten soll, die ihn aus heiterem Himmel heraus unfairerweise heimsucht. Man könnte meinen, dass es sich hier um eine komplett andere Erkrankung handelt. Und irgendwie wäre das alles ja ganz niedlich, wenn es nicht so eine Zerreißprobe für alle involvierten Geduldsfäden wäre.

Ein weiterer Punkt, den man beachten sollte: Ein Mann ist stolz darauf, ein Mann zu sein. Seit jeher haben die Männer das Image des Ernährers und Beschützers, sie sind die Helden in den Märchen und die großen Persönlichkeiten der Geschichte. Und obwohl dieses Image in der heutigen Gesellschaft immer mehr an Bedeutung verliert und eine gleichgeschlechtliche Rollenverteilung mehr an Bedeutung gewinnt, wird dieses Rollenbild von Männern oftmals streng verteidigt und gelebt.

Männer pochen auf ihre Männlichkeit, ihre Stärke und ihren Mut und alles das, was uns das Fernsehen seit unserer Kindheit als männliche Attribute verkaufen will. Männer tragen volle Kästen Bier in den zehnten Stock, legen bei gruslige Filmen im Kino schützend den Arm um die zartbesaiteten Damen oder ereifern sich mit ihren Kumpels vor dem Fernseher, wenn es beim Fußball wiedermal um irgendetwas Wichtiges geht. Warum werden dann bei einer Erkältung alle Eigenschaften und Handlungsmuster, die mit Männlichkeit assoziiert werden, in ihrer Gesamtheit in eine Kiste gepackt, gut verschnürt und dann salutierend von Bord geworfen? Ich kann mich zumindest nicht daran erinnern, jemals einen männerverschnupften Mann gesehen zu haben, der einer Dame die Tür aufgehalten und die schweren Einkaufstaschen ins Haus getragen hätte.

> Das kann ich gut verstehen. Männer mit Männerschnupfen zeigen sich nicht in der Öffentlichkeit. Daher können diese Männer auch keine Türen aufhalten und schwere Einkaufstaschen tragen. Das hat wie richtig weiter oben angedeutet, mit unserem Stolz zu tun. Wir Männer sind stolz Mann zu sein.

Krankheit ist also irgendwie unmännlich und ein Schnupfen packt die Herren genau an dieser Männlichkeit. Ist Männerschnupfen deswegen anders?

> Ja.

Weil es um viel mehr geht, als den Aufschwung in der Taschentuchindustrie?

> Ja.

Führt der gemeine Schnupfen bei Männern zu einer Identitätskrise?

> Ja.

Handelt es sich also eigentlich um eine heimtückische Seuche, die auch hartgesottene Männer in die Knie zwingt?

> Ja.

Der man machtlos gegenüber steht und bei der man sich mehrmals täglich die Frage stellen muss, ob man auch diesmal wieder Glück haben und sie einen weiteren Tag überstehen wird?

> Ja.

Beispiel

Das soll nur ein Auszug aus dem Fragenkatalog sein, der mir im Kopf herumspukt, wenn ich meinen Freund beim Leiden beobachte. Der ist nämlich seit gestern erkältet. Und wie immer ist seine Erkältung auch unsere Erkältung.

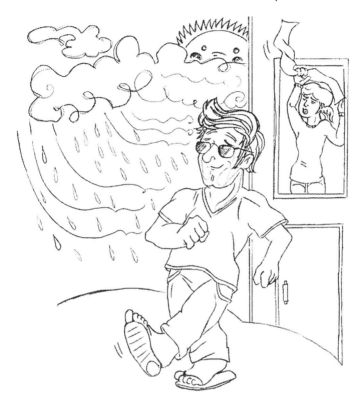

2.1.3 Hart wie Stahl – Floskeln, die uns in den Wahnsinn treiben

Ein Mann muss tun, was ein Mann tun muss – so sagt man doch. Was das nun genau heißen soll, weiß keiner so wirklich, aber ein Mann wird schon irgendwie wissen, was er zu tun hat, wenn er diesen Ausspruch verkündet, die Fäuste in die Hüften gestemmt. Irgendwas wird er dann auch tun, und es wird etwas verdammt männliches sein – wenn er denn Manns genug ist. Und keiner seiner Männerkollegen wird das tun, was ich mir bei solchen hohlen Phrasen nicht verkneifen kann: Mit den Augen rollen. Und im Hintergrund dudelt Herr Grönemeyer, wann ein Mann ein Mann ist.

Solche inhaltslosen Floskeln gibt es viele, doch speziell für die Herren der Schöpfung scheinen sie eine besondere Weltanschauung zu repräsentieren, wie etwas Heiliges oder ein Geheimcode, der höchste Ehrfurcht verlangt, die nur Männer verstehen können. Als wären wir römische Legionäre oder Wikinger, die jeden Tag zum Wohle ihrer Nation männliche Taten vollbringen müssen, um ihre Familien vor bösen Mächten von außerhalb zu beschützen. Auch das ist ziemlich niedlich, aber mindestens ebenso verbohrt. Vor allem dann, wenn diese schlauen Sprüche dem gesunden Menschenverstand ein Bein stellen.

> **Beispiel**
>
> Ein Beispiel: Noch am Tag vor dem Ausbruch seines Schnupfens, als die Welt noch ein freundlicher Ort war, war mein Freund ein waschechter Mann. Kisten tragen, schützender Arm, Fußballfieber – eben ein Bilderbuch-Mann. Und als Bilderbuch-Mann hat man ein gewisses Repertoire an Standardsprüchen auf Lager, die diesen Status untermauern sollen. Wenn man einem Bilderbuch-Mann zum Beispiel sagt „Zieh dir eine Jacke an, wenn du heute noch raus gehst, sonst erkältest du dich noch!", dann bekommt man mit einer sehr hohen Wahrscheinlichkeit auch eine Bilderbuch-Antwort zu hören: „Jacken sind vollkommen überbewertet." – „Dann nimm doch wenigstens einen Schal mit." – „Ach, so kalt ist es doch gar nicht, ich werde schon nicht krank. Du weißt doch – wir Männer sind hart wie Stahl!". Und damit ist das Thema vom Tisch. Wie jedes Mal. Da kann man noch so oft den Wetterbericht in den Nachrichten gesehen haben, in dem von „orkanartigem Regen" die Rede war, und auch noch so oft anmerken, dass man im November in der Regel mit Flip Flops nicht wettertauglich angezogen ist. Am Ende kommen Bilderbuch-Männer selten zur Einsicht. Als mein Freund nasstriefend nach Hause kam, beschlich mich schon diese ganz bestimmte, leise Vorahnung. Und am Tag darauf,

als er schlurfenden Schrittes und leise vor sich hin schniefend mit einer Wolldecke bewaffnet an den Frühstückstisch wankte, wurde aus der Vorahnung Gewissheit: „HAT-SCHIII!!!". Hart wie Stahl – dass ich nicht lache.

„Ich wusste es", schoss es mir als erstes durch den Kopf. Und es fühlte sich ein bisschen gut an, Recht gehabt zu haben. Ich schickte einen „Ich hab's dir doch gesagt"-Blick über den Tisch, bevor mir schlagartig klar wurde, dass von ihm kein „Ja, du hattest ja Recht, das war echt blöd von mir, das mach ich sicher nicht nochmal"-Blick zurückkommen würde. Nein, den würde ich nicht bekommen. Denn an Einsicht war ja gar nicht zu denken, dazu war das Leid gerade offenkundig zu groß. Nach einem langgezogenen Räusperer und einem gehaltvollen Nasehochzieher verkündete er nur: „Ich bin voll verschnupft!" Mal ernsthaft, der Ausgang dieser Demonstration männlicher Unvernunft war nicht schwer vorauszuahnen. Ich konnte mir ein spöttisches „Trag es wie ein Mann!" gerade noch verkneifen, als ich in die Küche ging, um Wasser für den Erkältungstee aufzusetzen.

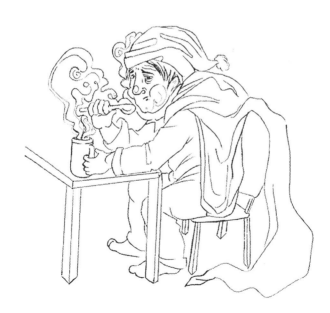

Jetzt, wo das Unheil seinen Lauf genommen hat, sollten wir uns damit auseinandersetzen, was in diesem Moment gerade in einer schnupfengeplagten Nase abläuft – und warum sich die Symptome nicht nur auf die Nasenhöhle beschränken. Vielleicht finden wir im Innenleben unserer Atemwege ja noch mehr Hinweise auf die Eigenheiten des Männerschnupfens.

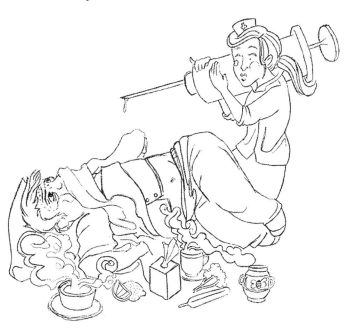

2.2   Die Infektion

Ein Schnupfen ist genau genommen keine Krankheit, sondern ein Symptom, das ein Hinweis auf eine Vielzahl von Krankheiten sein kann. In der Fachsprache nennt man ihn auch Rhinitis, das bedeutet so viel wie „Nasenentzündung".

Das beste Beispiel für eine Krankheit mit ausgeprägtem Schnupfen ist die klassische Erkältung. Die Erkältung, bzw. der grippale Infekt, wird durch eine virale Infektion und Entzündung der Nasenschleimhäute hervorgerufen, man spricht dann von einer akuten Rhinitis. Anzeichen für einen Erkältungsschnupfen sind a) eine gereizte Nase, die zuerst ununterbrochen läuft und dann irgendwann verstopft ist, b) ein allgemeines Unwohlgefühl, Kopf- und Gliederschmerzen und c) die endlos scheinende Dauer der Symptome.

Es können sich aber auch andere Krankheiten, wie eine echte Grippe, Keuchhusten oder eine Erstinfektion mit dem Virus *Herpes simplex* durch eine verschnupfte Nase ankündigen. Außerdem begegnet uns der Begriff im Zusammenhang mit einer allergischen Reaktion der Atemwege als „Heuschnupfen" (allergische Rhinitis) und bei einer Vielzahl weiterer Belastungen der Atemwege, z. B. durch Rauch- oder Staubpartikel, Kälteeinfluss oder durch Medikamente. Ist die Nase häufigen Reizungen ausgesetzt, kann sich ein dauerhafter Schnupfen (chronische Rhinitis) manifestieren.

Handelt es sich um eine banale Erkältung, ist eine verstopfte oder im Dauerlauf laufende Nase aber schnell und gut mit altbewährten Hausmittelchen oder Medikamenten aus der Apotheke zu behandeln. Wer seinen Schnupfen in vollen Zügen genießen möchte, kann ihn alternativ auch einfach aussitzen, solange keine Komplikationen wie Zweitinfektionen oder Entzündungen der Neben- oder Stirnhöhlen auftreten. So oder so ist der Schnupfen nach Abklingen der Erkältung schnell wieder vergessen, was in etwa sieben bis vierzehn Tage dauern kann. Die Anwendung von Haus- oder Arzneimitteln kann diese Dauer allerdings nur geringfügig verkürzen – sprichwörtlich heißt es, dass eine Erkältung ohne Behandlung zwei Wochen, mit Behandlung vierzehn Tage dauert. Eine andere Regel fasst eine Erkältung folgendermaßen zusammen: Drei Tage kommt sie, drei Tage bleibt sie, drei Tage geht sie. Dabei folgt eine Erkältung in diesem Zeitraum einem bestimmten Schema, einem immer ähnlichen Krankheitsverlauf mit ganz facettenreichen Symptomen, die durch die Infektion mit Erkältungsviren ausgelöst werden. Sie infizieren schnell die Atemwege und beißen sich in Neben- und Stirnhöhlen oder dem Rachenraum fest. Die Erstinfektion findet bei einem Schnupfen aber immer in der Nase statt.

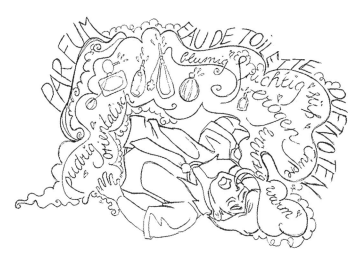

2.2.1 Wie das in der Nase so läuft

Um zu verstehen, wie ein Schnupfen funktioniert und wie unser Immunsystem gegen die unerwünschten Siedler in unserem Riechorgan vorgeht, müssen wir erst einmal einen Blick in unser Naseninneres wagen und sozusagen zur Wurzel des Schnupfens vordringen. Im Allgemeinen schenken wir unserer Nase eher wenig Beachtung. Wir achten höchstens darauf, ob uns auf ihr ein hässlicher Pickel wächst oder

ob sie glänzt, um sie dann schnell mit Puder wieder unauf-
fällig in unserem Gesicht verschwinden zu lassen. Manchmal bohren wir gedankenverloren in ihr herum und finden
zahlreiche Schätze in ihr, aber das wird meist nicht an die
große Glocke gehängt. Dass unsere Nase für uns die Atemluft filtert und erwärmt und den Sauerstoff für unseren gesamten Körper zur Verfügung stellt, wird uns erst dann wieder bewusst, wenn nichts mehr geht, wenn die Nase mit
Schleim verstopft oder komplett zugeschwollen ist. Dann
finden wir auf einmal genügend Möglichkeiten, um uns
über sie zu ärgern. Nehmen wir uns also einen Moment
Zeit und sehen uns den Alltag unseres Riechorgans genauer an.

Anatomisch gesehen zählt unsere Nase zu den sogenannten luftleitenden Atmungsorganen, die sich in die oberen
Atemwege (Nase und Rachen) und die unteren Atemwege
(Kehlkopf und Luftröhre) untergliedern lassen. Als Zen-
trum unseres Gesichts stellt die Nase das Organ für den
Erstkontakt mit der mehr oder minder sauberen Luft in
unserer Umwelt dar.

Die Nase hat, abgesehen von ihrer Stützfunktion für
Brillen, zwei essenzielle Aufgaben. Die eine Aufgabe ist das
Aufnehmen von lebensnotwendiger Atemluft, genauer gesagt von Sauerstoff. Da diese Aufgabe von entscheidender
Dringlichkeit ist, teilt sich die Nase diesen verantwortungs-
vollen Job mit dem Mund. Sofern wir uns gerade nicht körperlich verausgabt haben, schaltet unser Körper intuitiv auf
Nasenatmung. Im Vergleich zur Mundatmung bietet das
viele Vorteile: Zum einen kann die durch die Nase geleitete
Luft vorab von gröberen Schmutzpartikeln und Krankheitserregern gereinigt werden. Hierfür wächst im Nasen-
eingangsbereich ein Kranz aus kräftigen Haaren, in dem
sich Staub und Schmutz verheddert. Diese bei manchen
Menschen vielleicht wenig ästhetischen Haare tragen entscheidend zum Schutz der empfindlichen Lunge bei, die

von diesen großen Partikeln sonst schwer beschädigt werden könnte. Gleichzeitig wird die Atemluft in der Nase vorgewärmt, was die Atmung vor allem in der kalten Jahreszeit viel angenehmer macht. Wer im Winter gerne draußen unterwegs ist weiß, wie sehr kalte Luft in der Lunge schmerzen kann, wenn wir durch den Mund atmen.

Das Atmen an sich ist kein besonders spannender Vorgang. Im Endeffekt saugt unsere Nase beim Einatmen wie ein Staubsauger die Moleküle aus der Luft ein und leitet sie über die Luftröhre zur Lunge weiter, wo der in der Luft enthaltene Sauerstoff ins Blut weitergegeben wird. Sauerstoff ist der Treibstoff, mit dem alle Körperzellen eines Menschen betrieben werden. Dank ihm können wir Energie produzieren, die für sämtliche körperlichen und geistigen Aktivitäten benötigt werden: Joggen, eine Gabel zum Mund führen, lachen, sprechen und auch denken. Ohne Sauerstoff wären wir wie ein liegengebliebenes Auto – prinzipiell schick anzusehen, aber sonst zu nichts zu gebrauchen. Beim Ausatmen wird das Abgas Kohlenstoffdioxid, das wir bei der Verbrennung unseres Treibstoffs erzeugen, wieder aus der Lunge heraus transportiert.

Je nach Körpergewicht, Körpermasse und Aktivität der Person atmet ein Mensch zwischen 168 und 2040 Kilogramm CO_2 pro Jahr aus. Das klingt viel und schon kommen sicher einige auf die Idee, den Menschen zugunsten des Klimawandels abzuschaffen. So charmant diese Idee vielleicht für eine von Männerschnupfen betroffene Angehörige klingen mag, sollte man allerdings bedenken, dass bei der Produktion der Batterie eines Elektroautos schon 17 Tonnen CO_2 in die Luft geblasen werden. Sogar ein sehr schwerer und aktiver Mensch kann also über 8 Jahre atmen, bis er eine E-Auto-Batterie einholt.

Die Nase stellt also sicher, dass ein geregelter Gasaustausch mit unserer Umwelt stattfinden kann und wir die notwendige Energie zum Leben bekommen. Gleichzeitig hat die Nase aber auch eine feinfühligere, tiefsinnigere und ebenso bedeutungsvolle Mission. Diese Aufgabe ist speziell auf unsere Nase zugeschnitten – das Riechen. Über die Nasenschleimhaut nehmen wir feinste Gerüche wahr und senden diese Vielfalt an Informationen aus unserer Umwelt an das Gehirn, das die eingeatmeten Stoffe bewertet und in verschiedene Gruppen unterteilt. Man geht davon aus, dass über den Geruchssinn etwa 10.000 Düfte unterschieden werden können. Und damit nicht genug – In unserem Erbmaterial wurden 350 Gene identifiziert, die für die Wahrnehmung von Gerüchen in der Nasenschleimhaut verantwortlich sind. Und dabei sagt man doch, dass Menschen gar nicht so gut riechen können. Tatsächlich haben Gerüche aber einen großen Einfluss auf unser Verhalten und unseren Körper. „Ich kann ihn gut riechen" oder „das stinkt mir gewaltig" sind geflügelte Worte, die nicht ohne Grund bestimmte Assoziationen in uns hervorrufen.

Gerüche können ganz unterschiedliche Bereiche unseres Gehirns ansprechen. Sei es der Geruch von leckerem Eintopf, der uns gedanklich zurück in glückliche Kindertage in Omas Wohnküche versetzt, oder der Duft eines schweren Parfums, den wir mit einem bestimmten Menschen verbinden, oder der Gestank von durchgeschmorten Kabeln, der uns instinktiv in Alarmbereitschaft versetzt – was wir riechen, beeinflusst unser Verhalten. Auch dann, wenn wir es gar nicht merken.

2.2.2 Schleimige Angelegenheiten

Wie bereits angesprochen, ist unsere Nase innerlich mit einer dicken Schleimhaut ausgekleidet. In dieser Schleimhaut wachsen die Nasenhaare, die unsere Lunge vor schädlichen Stoffen schützen, und sie beherbergt die Geruchszellen, die

die vorbeirauschende Luft nach allen angenehmen und unangenehmen Geruchseindrücken absuchen. Zusätzlich produziert die Nasenschleimhaut gemäß ihrem Namen ein schleimiges Sekret, das wir im Alltag gerne als „Rotz" oder „Schnodder" bezeichnen. Der Nasenschleim hilft dabei, die Nasenschleimhaut feucht und geschmeidig zu halten. Wenn die Schleimhaut gereizt wird, reagiert sie mit einer Überproduktion ihres Sekrets, was bei uns eine triefende Nase zu Folge hat. Denn genau wie unsere Augen mag die Nase beispielsweise keine größere Menge an Staub oder trockene bzw. kalte Luft; das Nasensekret erfüllt also eigentlich dieselbe Aufgabe wie die Tränenflüssigkeit, hat aber einen etwas höher anzusiedelnden Ekelfaktor. Aber Luft besteht nicht nur aus lebenswichtigen Gasen und Dreck, beim Einatmen fliegen uns auch Millionen und Abermillionen (Mikro-)Organismen in die Nase. Dazu zählen nicht nur Bakterien, Pilzsporen oder Viren, sondern auch eine beachtliche Zahl verschiedenster Kleintiere. Viele davon sind für den Menschen eigentlich ungefährlich, aber in der Lunge möchte man sie trotzdem nur ungerne wiederfinden. Ganz zu schweigen von denjenigen Spezies, die uns tatsächlich schaden und Krankheiten auslösen könnten.

Und hier kommt der Schleim zum Einsatz! Durch die permanente Produktion des Nasensekrets, kann unsere Nase vorbeifliegende Eindringlinge in dieser zähflüssigen Suppe festhalten und wortwörtlich ersticken. Eine gesunde Nase leistet also einen Beitrag zur Abwehr von Erregern aller Art, tötet sie ab und macht sie somit unschädlich. In Anbetracht der Tatsache, dass unsere Nasenöffnung im Vergleich zu den blinden Passagieren in unserer Atemluft riesige, weit offenstehende Tore sind, ist es jedoch naheliegend, dass nur ein Teil der eingeatmeten Fremdlinge auf diese Art ausgeschaltet werden können. Bei der Verteidigung unseres Körpers sind wir auf die Mithilfe unseres Immunsystems angewiesen.

2.2.3 Wenn Viren unsere Nase befallen

Normalerweise ist unser Immunsystem gegen Erkältungsviren gut gerüstet: In unserem Blut und im Nasensekret zirkulieren viele verschiedene Immunzellen, die beim Kontakt mit einem Fremdkörper wie einem Virus sofort Alarm schlagen und mit vereinten Kräften dem Eindringling sehr schnell den Garaus machen. Jeder Mensch ist täglich mit einer ganzen Armee von Viren, Bakterien und anderen Schädlingen konfrontiert, die wir in allen Bereichen unseres Lebens unbewusst in uns aufnehmen – zum Beispiel, wenn wir eine Türklinke anfassen und uns danach an der Nase kratzen, oder wenn uns Tante Erna beim Kaffeeklatsch über den Tisch hinweg volle Sahne ins Gesicht niest. Unser Immunsystem geht dann sofort an die Arbeit und versucht die Eindringlinge zu eliminieren, bevor wir davon überhaupt etwas mitbekommen.

Vor allem in der nass-feuchten und kalten Jahreszeit ist unser Immunsystem allerdings nicht immer ganz so leistungsstark. Durch die Kälte verschlechtert sich die Durchblutung unserer Haut, was die Temperatur auf unserer Hautoberfläche herabsetzt. Die Kälte verlangsamt das Reaktionsvermögen unseres Immunsystems. Jetzt können es sich die Viren, die sonst bei ihrer Ankunft von unseren Immunzellen recht unsanft rausgeworfen werden, in unserer Nase bequem machen und bei uns die Krankheiten auslösen, die für die Jahreszeit so typisch sind. Dazu gehört insbesondere die Erkältung mit dem dazugehörigen Schnupfen.

Es gibt mehr als 200 verschiedene Arten von Viren, die einen Erkältungsschnupfen beim Menschen auslösen können. Der Krankheitsverlauf ist im Allgemeinen aber nahezu identisch: Befällt ein Virus die Nasenschleimhäute, ist sein erster Schachzug die Übernahme der Kontrolle über die Arbeitsabläufe in unseren Zellen. Für dieses Manöver injiziert das Virus sein Erbmaterial in die Zellen und zwingt sie, ausschließlich die auf diesem fremden Erbmaterial festgeschriebenen Gene abzulesen und die darin beschriebenen Bauteile zu produzieren. Unsere Zellen werden quasi von den Viren versklavt – sie können ihre normale Tätigkeit nicht mehr ausführen, die täglich anfallenden Aufgaben bleiben unerledigt und der ganze Stoffwechsel der Zellen kommt zum Erliegen.

> Da haben wir es. Über 200 verschiedene Arten von Viren befallen den Menschen. Und bestimmt 199 davon nur den Mann. Kein Wunder, dass ich bei Männerschnupfen so geschwächt bin. Kämpfen Sie doch mal gegen 199 Krieger, die nichts anderes wollen als Ihren Niedergang.

Die Bauteile, die sie für die Erkältungsviren produzieren müssen, dienen wiederum nur einem einzigen Zweck. Aus ihnen entstehen neue Viren, die sich in einer versklavten Zelle zu einer großen Armee formieren, bereit alle benachbarten Zellen zu befallen und ebenfalls zu versklaven. Diese Masse an Viren verlässt unsere Zellen dann mit einem großen Knall, bei dem die Zelle so viel Schaden nimmt, dass sie abstirbt. Die von ihr neu produzierten Heerscharen von Viren vermehren sich dann in anderen Zellen immer weiter.

Unsere Nase reagiert auf diese Invasion zunächst mit einer vermehrten Sekretproduktion, bei einem schweren Schnupfen bis zu 85 Gramm Schleim pro Tag! Einmal abgesehen von dieser beachtlichen Leistung, bekommen wir möglicherweise auch einen kratzigen, schmerzenden Hals und werden von Hustenreiz geplagt, wenn die angrenzenden Schleimhäute des Mund- und Rachenraums ebenfalls infiziert worden sind.

Hinzu kommt, dass die Übermacht an Erregern unsere Nase reizt und den Niesreflex auslöst, um dann mit einem Sprühstoß an feinsten Nasensekret-Tröpfchen aus uns herauskatapultiert zu werden. Ein starker Nieser kann so viel Druck erzeugen, dass er unsere Nase mit bis zu 160 km/h verlassen und etwa eine Million Tröpfchen Nasensekret aus ihr herausschleudern kann, die mehrere Meter weit fliegen können. Jedes dieser Tröpfchen kann je nach Größe bis zu 1000 Viren enthalten, die jeden Nieser zu einer wahren Virenschleuder machen. Wenn wir unseren Nieser ungebremst in die Umwelt entlassen, ist die Wahrscheinlichkeit sehr groß, dass wir Menschen in unserer Nähe die geballte Ladung der in uns herangewachsenen Viren ins Gesicht sprühen und sie mit unserem Schnupfen anstecken.

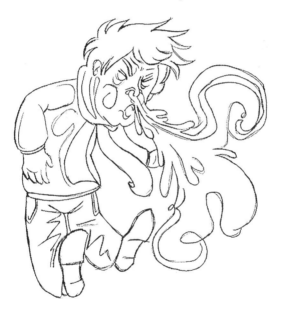

Eine Ansteckungsgefahr besteht auch, wenn wir uns die Hand vor Nase und Mund halten und unsere Virenflotte gegen unsere Handfläche schleudern: Geben wir dann jemandem die Hand, kann ebenfalls eine Übertragung unserer Krankheit erfolgen – und das gilt im Übrigen nicht nur für so harmlose Krankheiten wie eine Erkältung. Erschwerend kommt noch hinzu, dass sich Viren in der Raumluft eine halbe Stunde halten können. „Auf Abstand gehen" bietet wegen der vielfältigen Verbreitungsmöglichkeiten der Viren also keinen Schutz vor einer Infektion: Ein Virusträger kann theoretisch ein ganzes U-Bahn Abteil mit einem einzigen Nieser kontaminieren. Selbst nachdem er schon lange ausgestiegen ist, können seine Viruspartikel neu zusteigende Fahrgäste mit der Erkältung anstecken.

Will man in der Erkältungszeit einer Ansteckung entgegenwirken, ist daher gründliches Händewaschen mit Seife die beste Prophylaxe, da Seife und warmes Wasser die Erkältungsviren zerstören. Und wenn es uns doch erwischt hat, dann ist die beste Methode, um eine Verbreitung des Schnupfens zu unterbinden, in die eigene Ellenbeuge zu niesen – natürlich nur sofern kein Taschentuch zur Hand ist, in dem unser Nasenschleim wahrscheinlich am besten aufgehoben ist. Auf keinen Fall sollte man sich die Nase zuhalten, wenn sich ein Nieser ankündigt. Kann sich der Druck in der Nase nicht nach außen entladen, werden die Erreger stattdessen in die Nebenhöhlen in Richtung Mittelohr gepresst und können dort für Komplikationen im Verlauf der Erkältung sorgen (Abb. 2.1).

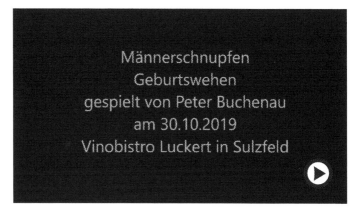

Abb. 2.1 Tatsachenrede Peter, aufgenommen am 30.10.2019 im Weinbistro Luckert in Sulzfeld (https://doi.org/10.1007/000-0cw)

Tipp

Gut, häufiges gründliches Händewaschen schützt also vor Ansteckung. Aber mal ehrlich, ist zu viel Händewaschen nicht etwas übertrieben? Wenn ich heute die von Sagrotan abhängigen Übereltern sehe, wundert es mich nicht, dass es keine echten Männer mehr gibt. Jeder mögliche Keim und Erreger wird schon im Ansatz bekämpft. Wo bleibt da die Abhärtung? In meinem frühen Alter gab es keine Sagrotan-Tücher. Wir gingen im Herbst regelmäßig in die Sauna. Wir schwitzten um die Wette und gingen anschließend nackt raus in den Schnee, sofern welcher lag. Wenn es keinen Schnee gab, auch nicht schlimm. Kalt war es allemal. Ob uns das vor einem Männerschnupfen wirklich bewahrt hat? Ich weiß es nicht. Auf alle Fälle hat es Spaß gemacht und wir Kerle konnten anschließend ruhigen Gewissens ein, zwei Bierchen trinken. Was rausgeschwitzt wurde, musste ja wieder rein. Einfach um schon den Flüssigkeitshaushalt im Körper aufrecht zu halten. Und hatte es uns dann doch erwischt, der fiese Männerschnupfen, dann war Mutter da. Packte uns fest und dick ein. Mit Mütze, Schal und dicken Socken ins Bett. Mutter verordnete uns eine Schwitzkur. Also regelmäßig schwitzen, das war unsere Prävention.

Und heute? Wo ist diese Prävention heute? Kennen Sie diese Fernsehwerbung, in welcher der sterbenskranke Mann mit letzter Kraft aus dem Bett heraus ruft „Schaaaatz – rufst du meine Mama an?" Haben Sie schon einmal das genervte Gesicht der Frau beobachtet, während sie ihrem an der Türe des Todes kratzenden Gatten irgendein angeblich wirksames Kobi-Präparat zuwirft? Erniedrigend ist das. Für den Mann und seine Mutter. Stressig für die Frau. Und gewinneinbringend nur für den Hersteller der vermeintlichen Medizin.

Und doch: Leider spiegelt dieses Werbefilmchen die Realität in deutschen Schlafzimmern wider – mit geradezu erschreckender Authentizität. Vor allem: Von der guten, alten Prävention ist da rein gar nichts mehr übrig. Stattdessen: Nutzlose Chemie und genervte Ehefrauen.

2.2.4 Das Immunsystem schlägt zurück

Stünde der viralen Weltherrschaft und der globalen Verschnupfung nur ein lausiges Taschentuch im Weg, wäre das sicher das Ende der Menschheit. Zum Glück geht unser Immunsystem aber schnell ans Werk, wenn unsere Zellen in Gefahr sind.

Leider hat das Frühwarnsystem diesmal wegen ungünstiger Bedingungen nicht Alarm geschlagen und wir haben uns infiziert. Doch die Zellen unserer Nase rufen jetzt um Hilfe – je mehr Zellen das Virus befällt, desto lauter wird der Ruf nach der Viruspolizei. Die ersten Truppen, die am Ort des Geschehens eintreffen, sind sehr einfache, kleine Teilchen, die alle fremdartigen Zellen angreifen, denen sie auf ihrer Patrouille begegnen. Ist die Infektion noch nicht besonders weit fortgeschritten, kann diese ungerichtete, erste Maßnahme sogar ausreichen, um alle in der Schleimhaut befindlichen Erreger zu zerstören und weitere Symptome abzuwenden.

Diese Form der Immunreaktion läuft leise, still und heimlich fast ununterbrochen in unserem Körper ab, denn wie bereits erwähnt, sind wir jeden Tag mit einer Vielzahl an Krankheitserregern konfrontiert. Gelingt es unserem Immunsystem, die Viren innerhalb der ersten Stunden nach ihrem Eindringen in unserer Nase zu besiegen, bekommen wir von der Infektion überhaupt nichts mit. Das gilt übrigens nicht nur für den Kontakt mit Erkältungsviren, sondern für alle anderen Konfrontationen mit fremden Organismen. Wenn diese Vorhut die Erreger allerdings nicht schnell genug stoppen kann, tritt Plan B in Kraft – unser Immunsystem sendet jetzt ein größeres Aufgebot an Verteidigern in die Nase, beispielsweise weiße Blutkörperchen, die sogenannten Leukozyten.

Um den Leukozyten die Anfahrt zu erleichtern, werden durch chemische Botenstoffe die Gefäße, in denen die Immunzellen schwimmen, in unserer Nase erweitert. Man kann sich das so vorstellen, als würde man eine Landstraße vorübergehend zu einer mehrspurigen Autobahn ausbauen. Dadurch kommen unsere Immunzellen zügig voran und gelangen mit vereinten Kräften am Ort des Geschehens an. Doch genau diese Gefäßerweiterung ist es, die uns eines der typischen Probleme bei einer Erkältung beschert: Unsere Nase schwillt an. Bei einem lang anhaltenden Kampf unseres Körpers gegen die viralen Angreifer kann es außerdem zu Schmerzreaktionen im entzündeten Bereich kommen, die ebenfalls durch die Zellen unseres Immunsystems ausgelöst werden.

Die für uns so lästigen Symptome sind also nichts anderes als ein unschöner Nebeneffekt, wenn unser Immunsystem gerade das Territorium unserer Nase gegen eindringende Mächte verteidigt – Wenn wir uns das nächste Mal über unsere verquollene Nase ärgern, sollten wir also im Hinterkopf behalten, dass unser Immunsystem gerade alles richtig macht.

Die Leukozyten führen den Kampf etwa vier Tage lang an. Wenn sie die feindlichen Viren innerhalb dieser Zeit nicht vertreiben können, zieht unser Immunsystem sein As aus dem Ärmel: Ab jetzt übernimmt die Kavallerie, eine besondere Spezialtruppe, die in den vergangenen Tagen ausschließlich auf die Vernichtung dieses einen Erkältungsvirus getrimmt wurden, das unsere Nase so plagt. Ihre Ausbildung ist nach vier Tagen abgeschlossen. Jetzt sind sie ganz wild darauf, endlich zum Einsatz zu kommen. Diese spezialisierten Mitarbeiter unseres Immunsystems sind unsere Antikörper.

Antikörper werden bei lang anhaltenden Erkrankungen gebildet, die durch Viren, Bakterien, Pilze oder Parasiten jeglicher Art ausgelöst werden. Sie greifen gezielt nur den einen Erreger an, der uns gerade zu schaffen macht. Gegen diese letzte Reaktion des Immunsystems haben die Erkältungsviren nun endgültig verloren. Bei der gezielten und schnellen Vorgehensweise der Antikörper bleibt den Viren nach wenigen Tagen nichts anderes übrig als die Kapitulation. Schließlich brauchen sie unseren Körper ja nicht mehr – durch ein paar unbedachte Nieser in den vergangenen Tagen haben wir bestimmt mehrere andere Menschen angesteckt.

> Ja, so muss es sein. Männerschnupfen geht uns alle an. Jeder sollte ab und an diese Qualen und Schmerzen spüren. Vor allem die Frauen, die sich darüber lustig machen.

Das Immunsystem hat nun also endlich gewonnen und unser Körper kann wieder zur Normalität zurückkehren. Zumindest, wenn wir uns während unseres Schnupfens nicht noch zusätzlich mit anderen Krankheitserregern angesteckt haben. Denn viele der eigentlich harmlosen Bakterien, die in unserer Nase ein friedliches Dasein führen, sehen in den Kämpfen zwischen Leukozyten und Viren ihre einmalige Chance, auch ein Stück vom Kuchen abzubekommen und die Nase, den Hals und die Nebenhöhlen ganz allein für sich zu beanspruchen. Während das Immunsystem versucht, die Auslöser des Schnupfens in Schach zu halten, können solche Trittbrettfahrer eine Zweitinfektion, eine sogenannte Superinfektion, in unserer Nase auslösen.

Die Bakterien können unsere Beschwerden verschlimmern und auch auf andere Bereiche als die Viren übergreifen. Eine bakterielle Superinfektion kann sich beispielsweise darin äußern, dass wir vermehrt grünlich-gelbes Nasensekret produzieren und zusätzlich zum Hustenreiz einen ähnlich gefärbten Schleim abhusten. Hinzu kommen manchmal Fieber und eine Verschlechterung unseres Allgemeinzustands, wenn sich zum Beispiel das Druckgefühl in unserem Kopf verschlimmert. Bis nun auch gegen diese Bakterien wirksame Antikörper gebildet werden, können wiederum einige Tage vergehen und die Erkältung kann sich noch weiter in die Länge ziehen. Aus einer Erkältung können sich dann ohne Behandlung sehr unangenehme Komplikationen entwickeln, wie etwa eine Nebenhöhlen- oder Mittelohrentzündung. Daher i sssst es sinnvoll, mit einem besonders hartnäckigen Schnupfen so bald wie möglich zum Arzt zu gehen.

> Ja, das ist der lebensbedrohliche Männerschnupfen. Endlich schreibt Ina das nieder. „Unangenehme Komplikationen" ist verharmlosend, es geht jetzt um Leben und Tod.

Um derartige Komplikationen zu vermeiden, sollte man am besten schon frühzeitig, sobald sich die ersten Erkältungserscheinungen zeigen, das Immunsystem mit Hausmitteln oder Arzneistoffen unterstützen. Welche verschiedenen Möglichkeiten es dafür gibt, werden wir später noch genauer ansprechen.

> Später, nein nicht später. Jetzt. Ich liege doch jetzt mit Männerschnupfen im Bett.

Doch eine Frage bleibt noch zu klären: Warum hat noch niemand eine Impfung gegen diese lästige Erkältung entwickelt? Die Antwort darauf ist ganz einfach. Eine Impfung beinhaltet abgetötete oder in Einzelteile zerlegte Viren, auf die unser Immunsystem ebenso reagiert wie auf die infektiösen Kollegen. Diese unschädlich gemachten Virusteile provozieren die Produktion von Antikörpern, ohne dass wir die Symptome einer richtigen Erkrankung durchmachen müssen. Nach etwa vier bis fünf Tagen hat unser Körper

Antikörper gebildet, die gezielt nur dieses eine Virus erkennen und zerstören. Für viele Krankheiten ist eine Impfung sinnvoll, die sozusagen den Bauplan für die richtigen Antikörper liefert. Diese Antikörper können dann „ihre" Erreger sofort rauswerfen, die uns sonst schwere Krankheiten bescheren würden. Doch genau diese Spezifität der Antikörper macht eine Impfung gegen Erkältungsschnupfen nahezu unmöglich, denn wie bereits erwähnt gibt es mehr als 200 verschiedene Arten von Viren, die einen Schnupfen bei uns auslösen können. Eine wirksame Impfung gegen alle potenziellen Schnupfenerreger ist daher leider utopisch.

> Mal ehrlich. Mich interessieren die 200 verschiedenen Schnupfenarten nicht. Ich möchte nur eine wirksame Impfung gegen Männerschnupfen. Liebe Pharma-Industrie, Ihr forscht und entwickelt doch sonst gegen jedes Wehwehchen auf der Welt. Warum habt Ihr noch kein wirksames Mittel gegen Männerschnupfen entwickelt? Über 3,6 Milliarden Männer auf der Welt würden euch dankbar sein. Stellt euch einfach mal vor, ihr könntet 3,6 Milliarden Mal dasselbe Medikament verkaufen und das mehrmals jährlich.

Also bleibt uns nichts anderes übrig, als das ganze Jahr über pfleglich mit unserem Immunsystem umzugehen, damit es zu allen Jahreszeiten einen Schnupfen gleich im Keim ersticken kann und wir uns nie krank fühlen müssen. Doch selbst wenn wir uns erkälten, wissen wir jetzt wenigstens, was für eine Schlacht unser Körper gegen die viralen Invasoren kämpft.

2.2.5 Eine Schnupfen-Chronik

An welchen Schauplätzen in unserem Körper gerade gekämpft wird, können wir anhand der aufflammenden Symptome recht gut nachverfolgen. Dabei erleben Betroffene den Verlauf einer Erkältung bzw. eines Schnupfens auf ganz vielfältige Art und Weise. Manche Symptome treten vermindert oder gar nicht auf, während andere für den Betroffenen ganz klar das Allerschlimmste an so einem verflixten Schnupfen sind.

Handelt es sich primär um eine Entzündung der Nasenhöhle, beginnen die Symptome des Schnupfens auch genau dort. Manche Erreger greifen lieber zuerst den Rachenraum an, lösen also zuerst Beschwerden im Hals aus und lassen sich erst danach in der Nase nieder. Meist ist es jedoch egal, wo eine Erkältung beginnt, ob mit Schnupfen oder mit Halsschmerzen – am Ende machen wir die typischen Erkältungssymptome in den folgenden Tagen so oder so alle einmal durch. Wie bereits beschrieben, sind manche der Symptome die Reaktion der befallenen Region auf die Viren, wie beispielsweise die vermehrte Produktion von Sekret. Andere lassen sich auf die Aktivität unseres Immunsystems zurückführen, das die Nase zu schwellen und den Kopf schwer werden lässt.

Tipp

Bei mir, kann ich sagen, beginnt es immer erst mit Halsbeschwerden. Wenn das Bier anfängt, nicht mehr zu schmecken, die Schluckbeschwerden überhand nehmen, dann weiß ich, der fiese Männerschnupfen naht unaufhaltsam. Die nächsten 21 Tage werden hart. Vorsorgemaßnahmen werden getroffen. Bier, Grog, Suppen und weitere flüssige Lebensmittel werden in großen Mengen eingekauft. Der Kühlschrank mit Notrationen von Brot, Butter und Dosenfleisch befüllt. Der Anrufbeantworter wird neu besprochen mit dem Text:

„Verehrter Anrufer. Danke für Ihren Anruf, den ich wohlwollend zur Kenntnis nehme, aber auf Grund meiner schweren Erkrankung nicht persönlich entgegennehmen kann. Ich leide unter dem höchst ansteckenden Männerschnupfen. Eine Ansteckungsgefahr ist auch, so wurde mir von anderen ehemals betroffenen Männern berichtet, per Telefon möglich. Sobald ich wieder ansprechbar bin, die Körpertemperatur wieder Normalmaß erreicht hat, die Nase nicht mehr läuft, der Hustenreiz sich gelegt hat, die Halsschmerzen weg sind und ich mich wieder körperlich erholt habe und bei Kräften bin, dann melde ich mich zuverlässig zurück. Gehen Sie aber bitte davon aus, dass diese Zeit einige Wochen, wenn nicht Monate dauern kann."

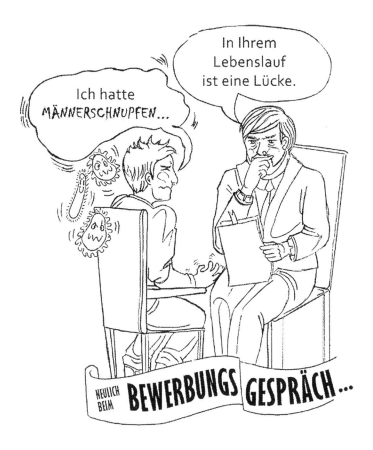

Ein paar dieser Symptome haben wir bereits erwähnt, der Vollständigkeit halber möchten wir sie noch einmal alle aufführen: Triefende Nase, rauer Hals, belegte Zunge, kratziger Hals, Schluckbeschwerden, übermäßiges Kälteempfinden, exzessiver Taschentuchverschleiß, Druckgefühl in Nase, Nebenhöhlen und Stirnhöhlen, Mattigkeit, Husten, starker Husten, verstopfte Nase, starkes Frösteln, noch mehr Husten und schließlich Räumungsverkauf in der Nase.

Beispiel

Die ganze Prozedur kommt mir vor wie eine dieser Fernsehsendungen, die man alle Jahre wieder zu Weihnachten mit der Familie anschaut. Man kennt die Handlung schon in und auswendig, lacht an den immer gleichen Stellen und wenn es vorbei ist, redet man wieder ein ganzes Jahr nicht davon. Bei einer Erkältung weiß man auch schon genau, wie die nächsten Tage ablaufen werden, reagiert jedes Mal mit vergleichbaren Maßnahmen – Erkältungstee, Wollsocken, Krankschreibung, Nasenspray, Hühnersuppe – und kaum ist die Erkältung vorbei, ist sie auch schon wieder vergessen. Dabei kommen einem die sieben bis vierzehn Tage wie eine halbe Ewigkeit vor, die bis zum Abklingen aller Symptome in der Regel vergehen müssen. Noch schlimmer wird es, wenn es sich um einen Männerschnupfen handelt – dann können sich diese Tage für Mann und Frau wirklich quälend in die Länge ziehen.

2.3 Männerschnupfen-Symptome: Ein Schnelltest

Woran erkennt man einen Männerschnupfen und was muss man bei einem Männerschnupfen beachten? Mit der folgenden Check-Liste sind Sie für den Ernstfall gerüstet. Stellen Sie zunächst sicher, dass die vermeintlich verschnupfte Person ein Mann ist und beobachten Sie dann genau seine typischen Verhaltensmuster. Für jede Aussage, hinter der Sie in der folgenden Liste anschließend ein Häkchen setzen können, gibt es einen Punkt – auch, wenn Sie zumindest Tendenzen in diese Richtung bei der verschnupften Person beobachten konnten (Tab. 2.1).

Tab. 2.1 Männerschnupfen – Schnelltest

Checkliste	Ja	Nein
1. Er steht vor dem Badezimmerspiegel und sieht sich minutenlang besorgt den Belag auf seiner Zunge an.		
2. Er lässt keine Gelegenheit aus, nach einem Huster oder Nieser zu seufzen, zu stöhnen oder einen Laut der Verärgerung von sich zu geben.		
3. Er wehrt gut gemeinte Ratschläge und Pflegeversuche mit der Begründung ab, dass das alles „ja sowieso nichts bringt".		
4. Er vermeidet den Gang in die Apotheke bzw. zum Arzt und geht in seinem Leiden völlig auf.		
5. Aufgrund akuter körperlicher Schwäche schafft er es nicht mehr, seine Taschentücher in den Mülleimer zu werfen, sich selbst Tee zu kochen und/oder die Unterwäsche zu wechseln.		
6. Er vertraut darauf, dass sich irgendjemand schon um ihn kümmern wird.		
7. Seine Sätze beginnen mit „Kannst du mir bitte …?" und beziehen sich u. a. auf Medikamente, Lieblingsessen, die Fernbedienung oder Wärmflaschen.		
8. Er kann den Wikipedia-Artikel über Erkältung auswendig aufsagen und kennt alle möglicherweise auftretenden Komplikationen mit lateinischem Fachbegriff.		
9. Seine Körperhaltung, Mimik und verbalen Äußerungen lassen sich mit „Warum immer ich?" gut zusammenfassen.		
10. Das Bett bzw. die Couch wird nur verlassen, wenn der Nutzen vorher sorgfältig gegen die Risiken abgewogen worden ist.		
11. Er wird ungeduldig, wenn ihn die erste eingeworfene Tablette nicht innerhalb von zehn Minuten gesund zaubert.		
12. Er teilt Menschen (ungefragt) am Telefon mit, dass er gerade schwer erkältet ist.		

(Fortsetzung)

Tab. 2.1 (Fortsetzung)

Checkliste	JaNein
13. Eine Erkältung ist für ihn ein absolut triftiger Grund für eine mehrwöchige Krankschreibung.	
14. Er legt Wert darauf, dass seine Mitmenschen aus Rücksicht auf seinen Zustand alle seine Sonderwünsche erfüllen – es könnte ja sein letzter Wunsch.	
15. Er wählt seine Mahlzeiten nach ihrer vermeintlich positiven Auswirkung auf den Verlauf seines Schnupfens aus.	
16. Sein Standardoutfit besteht aus wärmenden Decken, Bademänteln, Pantoffeln und/oder Frottee-Pyjamas.	
17. Er hält seine Mitmenschen über den Verlauf seiner Erkrankung auf dem Laufenden (z. B. „Die Rotze ist jetzt grün!")	
18. Das gesellschaftliche Leben dreht sich ununterbrochen um seinen Schnupfen.	
19. Er informiert seine Mutter über seine Erkältung.	
20. Sobald sich erste Symptome zeigen, bekommt er unterirdisch schlechte Laune.	
Zählen Sie nun die Ja und Nein Häkchen zusammen: Ergebnis →	

Auswertung

1 bis 3 Ja-Häkchen:

Sind Sie sich sicher, dass es sich bei der Person um einen Mann handelt? Sind Sie sicher, dass die Person erkältet ist? – Wenn Sie beide Fragen mit Ja beantworten können, dann haben Sie Glück gehabt und ein rationales Exemplar von Mann bei sich auf der Couch liegen. Oder aber es ist schlimmer als gedacht und der Mann vor Ihnen hat eine weit schlimmere Krankheit als einen Männerschnupfen. Im Zweifelsfall legen Sie den Mann sicherheitshalber in die stabile Seitenlage und fordern Sie ärztliche Unterstützung an.

4 bis 9 Ja-Häkchen:

Herzlichen Glückwunsch, Sie haben erfolgreich einen Männerschnupfen diagnostiziert! Es handelt sich bei Ihrem Exemplar um einen typischen Mann, der bei einer Erkältung diese liebenswürdigen Marotten zeigt. Haben Sie Geduld! Versuchen Sie, es mit Humor zu nehmen und machen Sie sich selbst auch einen Tee zur Beruhigung. Es ist ja bald durchgestanden. Und danach nehmen Sie sich einfach ein paar Tage Urlaub.

10 bis 20 Ja-Häkchen:

Ich bin überrascht, dass Ihre Studien Sie zu diesem Absatz geführt haben. Wow, Ihr Studienobjekt scheint ein Musterbeispiel für männlichsten Männerschnupfen zu sein. Wie halten Sie das eigentlich aus? Bewahren Sie auf jeden Fall Ruhe, auch bei Ihrem Exemplar dauert der Männerschnupfen nicht länger als bei anderen Männern. Informieren Sie den Apotheker Ihres Vertrauens, dass in Ihrer Wohnung ein Männerschnupfen sitzt, vielleicht bekommen Sie dann einen Mengenrabatt. Sie schaffen das!

> Natürlich habe ich diesen Test gleich im Bett gemacht und ich muss gestehen, das Ergebnis hat mich nicht überrascht. Es trifft den Nagel zu 100 % auf den Kopf. Das Testergebnis spiegelt mein gefühltes körperliches und seelisches Empfinden wieder und ich habe sage und schreibe 19 von 20 Punkten erreicht. Eigentlich hätte ich doch dafür einen Applaus verdient. Oder nein, es liegt daran, dass Männerschnupfen nun mal so ist. Einzig die Frage 19 musste ich verneinen. Mutter kommt erst ins Spiel, wenn alle anderen Pflegemaßnahmen versagen.

2.4 Leiden wie ein Mann – Warum der Männerschnupfen so anders ist

Männerschnupfen ist anders. Doch bisher haben wir noch keinen triftigen Grund gefunden, der diese Aussage ganz objektiv stützen könnte. Ein Erkältungsvirus interessiert sich nicht dafür, ob es einen Mann oder eine Frau infiziert.

Bist Du Dir da ganz sicher?

Die Infektion und der Krankheitsverlauf unterscheiden sich zwischen den Geschlechtern nicht. Und doch empfinden Männer ihren Schnupfen als wesentlich dramatischer als Frauen? Ist Männerschnupfen nun also schlimmer als „normaler" Schnupfen? Erstaunlicherweise ist die Antwort darauf ja, oder zumindest jein.

Wissenschaftliche Erkenntnisse zur Empfindung von Erkältungssymptomen aus den 90er-Jahren zeigten, dass Männer bei einer diagnostizierten Erkrankung die auftretenden Symptome als schwerwiegender bewerten als Frauen (MacIntyre 1993). Insbesondere bei der Untersuchung der Selbstwahrnehmung bei Erkältung und Schnupfen empfanden Männer die durch einen Arzt festgestellten Symptome schlimmer als Frauen mit vergleichbaren, klinisch messbaren Beschwerden. Eine mögliche Interpretation dieser Studienergebnisse ist, dass Männer weniger bereit sind, Erkältungssymptome zu tolerieren. Wenn das auch kein Beweis dafür ist, dass Männer unter Schnupfen schlimmer leiden als Frauen, so ist es zumindest ein Hinweis darauf, dass ein Mann die Symptome einer Erkältung stärker gewichtet.

Zwanzig Jahre später sind Forscher einer Begründung schon wesentlich näher gekommen. An der Universität in Stanford wurde die Reaktion des Immunsystems von Männern und Frauen nach einer Grippeimpfung verglichen (Furman et al. 2013). Dabei fand man heraus, dass die Immunantwort bei Männern verzögert einsetzt oder nur schwächer abläuft. Im Januar 2016 festigte sich in einer

Untersuchung an der Johns Hopkins Bloomberg School of Public Health (Peretz et al. 2016) der Verdacht, warum das so ist: Ein naheliegender Grund ist der Einfluss des Geschlechtshormons Testosteron auf bestimmte Gene, die das Immunsystem in seiner Aktivität bremsen. Je höher der Testosterongehalt im Menschen, desto geringer fällt demnach die Reaktion des Immunsystems aus. Das Immunsystem eines Mannes reagiert also bei einer Infektion mit Schnupfenviren weniger effizient im Vergleich zu dem einer Frau, weswegen Männer wahrscheinlich länger unter den durch Viren ausgelösten Unannehmlichkeiten leiden als Frauen.

> Da haben wir den Beweis. Männerschnupfen ist schlimmer.

Also, verehrte Damen – es ist schon etwas dran an dem Phänomen des Männerschnupfens, er ist definitiv irgendwie anders als Frauenschnupfen. Das liegt zum einen an dem unterschiedlichen Verhältnis zum eigenen Körper, liegt uns aber zu einem gewissen Teil auch in den Genen.

Was aber natürlich in keinster Weise eine Erklärung dafür bietet, warum das starke Geschlecht die Behandlung des Schnupfens so auf die leichte Schulter nimmt. Man würde doch meinen, dass Männer ihrem Arzt oder Apotheker die Tür einrennen, um sich mit Allheilmitteln gegen den Schnupfen einzudecken. Die Realität sieht aber meistens eher so aus, dass Männer sich zu Hause einigeln und vor sich hin leiden, die Einnahme jeglicher Medikamente verweigern oder kein Verständnis dafür zeigen, warum eine Einmaldosis keine Besserung bringt.

Eines der größten Mysterien des Männerschnupfens ist und bleibt das ablehnende Verhalten von Männern in Bezug auf Medikamente. Dabei gibt es eine Vielzahl von Mitteln, die bei anhaltenden Beschwerden Abhilfe schaffen und dem Immunsystem Starthilfe leisten können. Man könnte sein Immunsystem bei seiner mühseligen Arbeit unterstützen, indem man beispielsweise schleimlösende oder reizlindernde Medikamente einnimmt. Man könnte auch rein homöopathische Mittel verwenden oder sich auf Hausmittelchen verlassen – Egal, wofür man sich entscheidet und womit man sich wohlfühlt, es kommt auf die Regelmäßigkeit bei der Anwendung an.

Beispiel

Doch der Bilderbuch-Mann auf meiner Couch hält nichts von einer regelmäßigen Einnahme von Substanzen jeglicher Art. Was ihn zu der Annahme verleitet, dass alle diese Maßnahmen überhaupt nichts bringen würden, ist mir schleierhaft. Es wird weiterhin im Elend gebadet, als ob es niemand mit dieser schrecklichen Seuche aufnehmen könnte und es keine Heilung gäbe, während ich mit Tees und Nasensprays um ihn herumtanze und ihm eine Behandlung aufzuzwingen versuche. Therapeutische Weltanschauungen prallen aufeinander. Warum ich nicht bereit bin, eine Erkältung – oder genauer: die Erkältung meines Freundes – einfach auszusitzen?

Meiner Meinung nach sollte niemand seine Beschwerden aussitzen müssen, wenn eine Möglichkeit zur Behandlung besteht. Anstatt sich unnötig zu quälen und sich den Alltag schwer zu machen, können schon ein paar ganz banale Dinge den Verlauf der Erkältung erleichtern und die Stimmung wieder deutlich anheben. Man muss ja nicht gleich mit aggressivsten Medikamenten an die Sache herangehen, sondern kann in der Vorratskammer wahre Schätze finden, von denen viele genauso wirken können wie die Arzneimittel aus der Apotheke.

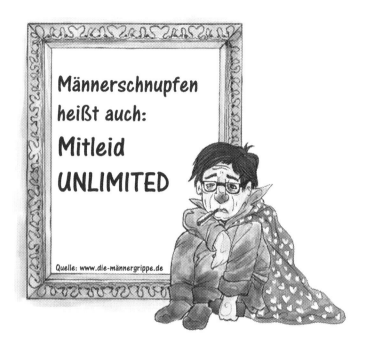

Männerschnupfen
heißt auch:
Mitleid
UNLIMITED

Quelle: www.die-männergrippe.de

2.5 Von Hausmittelchen und Medikamenten

Wie sollte man einen Schnupfen am besten behandeln? Wie bereits beschrieben, muss man einen unkomplizierten Erkältungsschnupfen nicht zwangsläufig behandeln, die Dauer der Erkältung wird durch Hausmittelchen und Arzneistoffe nicht entscheidend verkürzt. Allerdings können manche Wundermittel aus der Küche oder Medikamente aus der Apotheke die lästigen Symptome zumindest lindern und die Schnupfenzeit damit erträglicher machen.

Wer von Beipackzetteln, Nasensprays und Hustentropfen nichts hält, kann seinen Körper bei einem Schnupfen auch ganz gut mit Lebensmitteln aus dem Vorrat unter die Arme greifen. Eine klassische warme Hühnersuppe kann beispielsweise dafür sorgen, dass verquollene Nasen wieder frei durchatmen können und hilft gegen typische Erkältungsschmerzen. Diese allseits von unseren Großmüttern noch bekannten Effekte konnten US-amerikanische Wissenschaftler bestätigen – auch wenn sie nicht herausfinden konnten, welche Bestandteile der Brühe für die Erleichterung sorgten. Die positiven Effekte könnten auf den Gehalt an Gewürzen und Hühnereiweiß zurückzuführen sein, in Kombination mit der Wärme der Flüssigkeit.

Im Allgemeinen ist die Zufuhr von ausreichend Flüssigkeit zu empfehlen, um den Schleim aus Nase und Hals geschmeidig zu halten und einer verstopften Nase entgegenzuwirken. Denn wenn der sonst so hilfreiche Schleim unserer Atemwege auf einmal extrem zähflüssig wird, fühlen wir uns besonders unwohl. Dann gelingt es uns nur noch schwer, Nase und Hals von dem glibberigen Sekret zu befreien. Auch ein wärmender Tee kann sich hier positiv auf die Konsistenz des Schleims auswirken.

Wärmender Tee? Ich vermute böse Hintergedanken! Schließlich weiß doch jede(r), dass die einzige Flüssigkeit, die der Mann in ausreichender Menge zu sich nehmen kann, aus Hopfen und Malz besteht.

Die Flüssigkeitszufuhr über Tee, reines Wasser oder gar Schorlen ist beim Mann evolutionärgenetisch auf maximal 0,92 l/Tag begrenzt. Demgegenüber kann der Mann problemlos 3 bis 4 Liter (manchmal auch mehr) Flüssigkeit in Form von eiskaltem Bier zu sich nehmen!

Bei einem hartnäckigen oder chronischen Schnupfen kann eine Nasenspülung mit Salzwasser auch langfristige Erleichterung schaffen: Das Salz bewirkt eine nachhaltige Verflüssigung des Nasenschleims, bei regelmäßiger Anwendung kann der Betroffene wieder ungestört durchatmen. Am besten verwendet man für die Salzlösung eine Nasendusche, die man nach jeder Behandlung gut reinigen kann. Die Lösung aus seiner hohlen Hand in die Nase zu ziehen ist dagegen keine gute Idee, da man eine erneute Übertragung von Keimen riskiert.

> Das kenne ich allzu gut und hier kann ich meine Lebensgefährtin schlagen, sollte Sie mal einen Frauenschnupfen haben. Sie kann keine Salzlösung durch die Nase ziehen. Ha, hier bin ich der Gewinner.

Genau wie warme Getränke können auch warme Dämpfe die Schleimhäute zum Abschwellen bringen und eine Schleimblockade auflösen. Auch hierfür eignet sich Salzwasser, das in einem Topf erhitzt und zum Dampfen gebracht wird. Eine Inhalation mit heißem Kamillentee soll zusätzlich die gereizte Innenauskleidung unseres Riechorgans pflegen und geschmeidig halten. Auch Pfefferminzöl wird gerne bei der Inhalation und Verbesserung der Erkältungsbeschwerden eingesetzt.

> Wow, kennt man das heute noch? Wie habe ich das gehasst. Kochende Salzlösung mit Kamillenextrakt auf dem Tisch, Kopf drüber und das ganze zugedeckt mit einem schweren Handtuch. Richtig zugedeckt, dass ja kein frischer Luftzug unter das Handtuch kommt. Innerhalb Sekunden ist dein Gesicht nass, du kannst nicht unterscheiden ob dein Gesichtsschweiß oder der gelbe Sabber deiner Nase in den heißen Behälter tropft. Zehn bis fünfzehn Minuten musst du da durch. Ekelhaft. Alle, die das mal mitgemacht haben, wissen, wovon ich rede.

Eine andere Herangehensweise für ein beschwerdefreies Durchatmen ist der Verzehr von scharfem Essen. Zutaten wie Chili oder Meerrettich können die Nase durch ihre Inhaltsstoffe und ätherischen Öle schnell zum Laufen bringen.

> Eine gute Variante, die ich gerne anwende. Ich liebe schar-
> fes Essen.

Wenn sich der Schnupfen in der Nase ganz gut beherrschen lässt und man eher von Husten geplagt wird, sind
Thymian und Honig das Mittel der Wahl. Sie beruhigen
den entzündeten Hals und können nachweislich das Auftreten von Hustenanfällen verringern und für einen ruhige-
ren Schlaf sorgen. Bei Schluckbeschwerden bekam ich von
meiner Oma immer einen Quark- oder Zwiebelwickel verordnet, die mir über Nacht die Schmerzen nehmen konnten.

Mit dieser kleinen Auswahl an Haushaltsarzneimitteln
können Betroffene ihre Erkältungsbeschwerden gut in den
Griff bekommen, sofern man die Disziplin für eine regelmäßige Anwendung aufbringen kann. Diesen einfachen
Mitteln gegenüber steht eine unüberschaubare Vielzahl an
Medikamenten, die uns in der Apotheke angepriesen werden. Von Pillen über Sprays bis hin zu Sirupen und Säften,
von homöopathischen Tropfen bis zu den chemischen Keu-
len, die Regale hinter dem Tresen erinnern an einen bunten
Rummelplatz der Krankheiten. Hier ist eine gute Beratung
Gold wert.

Wenn man mit Tees und Wickeln nicht weiterkommt,
ist der Gang in die Apotheke auf jeden Fall ratsam.

> Besser ist, die Frau oder Partnerin in die Apotheke schicken.
> Erstens sind Sie ja zu schwach und müssen sich erholen.
> Zweitens besteht nach wie vor akute Ansteckungsgefahr.
> Und wir wollen ja alles, nur eines nicht. Den Apotheker oder
> die Apothekerin anstecken. Nicht auszudenken, was pas-
> siert, wenn der Herr Apotheker auch krank wird …

Besonders schleimlösende und abschwellend wirkende Arzneimittel können eine große Erleichterung bringen. Der Einsatz von Nasensprays ist besonders beliebt, da die Wirkung nahezu sofort einsetzt und die Atmung immens erleichtert. Grund hierfür ist, dass sich die durch die Immunreaktion angeschwollenen Gefäße durch die in den Sprays enthaltenen Substanzen wieder zusammenziehen. Manche dieser Sprays enthalten gleichzeitig auch pflegende Inhaltsstoffe, die die Schleimhäute elastisch halten sollen. Allerdings schwellen die Schleimhäute nach Abklingen der Wirkung umso stärker wieder an, weshalb man alle vier bis sechs Stunden einen neuen Sprühstoß in die Nase schicken müsste, um über den ganzen Tagesverlauf einen Nutzen aus dem Medikament zu ziehen.

Nasensprays können vor allem bei einer kompletten Behinderung der Nasenatmung ein wahrer Segen sein. Dennoch ist bei ihrer Anwendung Vorsicht geboten. Gewöhnt sich die Nase an die Flüssigkeit, kann es zu einer Abhängigkeit kommen. Wenn auch gesunde Menschen ohne regelmäßige Verwendung eines Nasensprays nur erschwert durch die Nase atmen können, spricht man von einem durch Medikamente ausgelösten chronischen Schnupfen (medikamentöse Rhinitis). Deshalb sollte man die Anwendung auf wenige Tage beschränken und bei anhaltenden Beschwerden einen Arzt zu Rate ziehen. Auch die Einnahme von schleimlösenden Medikamenten kann die Nase nachhaltig befreien und auch das Abhusten von Schleim aus dem Rachenraum fördern. In Kombination mit hustenlindernden Tropfen oder Säften, sorgen diese Mittel für eine beschwerdefreie Bettruhe.

Generell gilt aber nach wie vor, dass ein einfacher Schnupfen nicht länger als sieben bis vierzehn Tage andauern soll. Wer nach einer Woche noch keine Besserung der Symptome bemerkt, sollte mit einem Arzt darüber sprechen, ob die selbstgewählte Behandlungsmethode auch ausreichend ist oder ob es effektivere Therapieansätze geben könnte.

Ob mit oder ohne Medikamente und Nasenduschen, für den erkälteten Mann ist und bleibt ein Schnupfen die absolute Höchststrafe. Wir wissen jetzt, dass sie tatsächlich stärker unter einer Erkältung leiden als Frauen. Und wenn sie sich über eine verstopfte Nase beschweren, können wir ihnen jetzt mindestens fünf Behandlungsmethoden aufzählen, die man zumindest in Erwägung ziehen könnte. Ganz abgesehen davon, dass man einer Erkältung mit wenig Aufwand gut vorbeugen kann. Dazu gehören eine den Temperaturen angemessene Bekleidung, eine regelmäßige sportliche Betätigung und eine gesunde Ernährung. Außerdem sollte auf eine ausreichende Versorgung mit Nährstoffen gesorgt werden, die das Immunsystem nachweislich stärken können. Vor allem im Winter nehmen wir zu wenig dieser Nährstoffe auf, wie die Vitamine A, C und D, und werden damit anfälliger für Krankheiten. Also, werte Herren – ein Steak ist ja schön und gut, aber es wäre doch sehr sinnvoll, den Speiseplan um Gemüsebeilagen und Salate zu erweitern. Dann müssen sowohl ihr als auch eure Herzdamen in der Erkältungszeit weniger leiden.

Bemerken Sie die Perfidität dieser Aussagen? Bewusst wird der Männerschnupfen dazu missbraucht, den Mann umzuerziehen. Das, obwohl keine der aufgezählten Maßnahmen einen echten Männerschnupfen verhindern kann! Viren können nicht aufgehalten werden. Nicht von Kleidung, von „gesunder Ernährung" (ich sehe schon die im Tofumantel gedünstete Zucchini vor mir) oder von irgendwelchen Nährstoffen oder Vitaminen. Viren sind eben Viren. Da hilft auch kein Sport. Und Salat? Allenfalls ein Wurstsalat. Aber sicher nicht das, was Frauen so üblicherweise als Salat bezeichnen.

3

Männer und Schmerzen

Im Verlauf eines Schnupfens können viele schmerzhafte Unannehmlichkeiten auftreten, die sich als Druckgefühl in den verschleimten Nebenhöhlen oder als Halsschmerzen äußern können. Wie man ihnen entgegenwirken kann, wurde hier bereits angesprochen. Und doch stören sie uns beim jährlich wiederkehrenden Erkältungsmarathon ganz gewaltig. Beim kranken Bilderbuchmann sind die Schmerzen oft der Auslöser für das größte Leid und das Gejammere, die den Männerschnupfen auch für Frauen unerträglich machen.

© Springer Fachmedien Wiesbaden GmbH, ein Teil von
Springer Nature 2020
P. Buchenau et al., *Männerschnupfen*,
https://doi.org/10.1007/978-3-658-28638-5_3

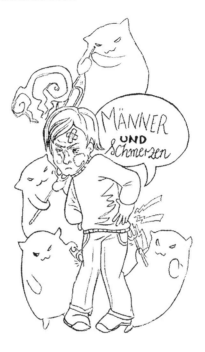

Ohne Schmerzen wären Männer vielleicht nur grummelig und mit der Gesamtsituation unzufrieden, aber nicht wehleidig. Doch sobald der erste Kopfschmerz einsetzt, gesellt sich zu Trotz und Missmut noch diese feine Prise Selbstmitleid, um das Triumvirat der Unleidlichkeit zu vervollständigen.

Doch ist da auch wirklich was dran an diesem Gerücht vom wehleidigen Mann, der beim kleinsten Anzeichen von Schmerzen oder nur bei dem Gedanken daran schon in die Knie geht? Oder ist hier wieder die Biologie des Mannes Schuld? Diesen Fragen wollen wir in diesem Kapitel nachgehen und werfen dafür sogar auch einen Blick zurück in die Steinzeit.

3.1   Die Google-Diagnose

Beispiel

Als ich aus der Apotheke zurückkomme, finde ich meinen Freund auf seinem Krankenbett thronend, den Laptop auf seinem Schoß. „Ich hab grad mal was gegoogelt", sagt er, „weil mein Husten fühlt sich irgendwie so komisch an. Und Kopfweh hab ich auch seit heute Morgen, das wollt ich mal nachschauen, was das sein könnte … Wusstest du, dass man von einer Erkältung eine Herzmuskelentzündung bekommen kann?"

Auf dem Bildschirm ist das Forum der Webseite www.wie-krank-ist-mann.de geöffnet. Dort schrieb dertommi482, dass er mit seinen anhaltenden und schwerwiegenden Halsschmerzen zum Arzt gegangen war. „Der hat mich dann gleich ins Krankenhaus überwiesen, weil ich voll die seltene, schwere Komplikation hatte!!!!Also nehmt sowas nicht auf die leichte Schulter!!!!!!!." Knuddel81 meinte dazu: „Am besten lässt man bei Halsschmerzen gleich ein CT machen, wenn du nach 3 Tagen immer noch Schmerzen hast, dann gehst du so auf Nummer sicher."

Ich frage meinen Freund, ob er sich die Approbation von Knuddel81 hat zeigen lassen, und ernte einen finsteren Blick. „Mein Hals fühlt sich halt komisch an", murrt er und tippt in die Suchmaschine die Begriffe „Halsweh Schmerzen schlimm" ein. Das Internet liefert ungefähr 43.500 Einträge in 0,36 Sekunden, dazu noch eine beachtliche Anzahl an unschönen Nahaufnahmen von entzündeten und eitrigen menschlichen Rachen. Mein Freund klickt auf den Link zur Webseite „schlimmer-schnupfen.at" und es öffnet sich ein seitenlanger Artikel über die unterschätzten Risiken einer Erkältung – allerdings ohne jegliche Quellenangabe oder Referenzen. Der Verfasser der vor Rechtschreibfehlern strotzenden Texte rät zu einem Exorzismus.

Ich rolle mit den Augen. „Wenn du dir Sorgen machst, dann geh doch zu einem Arzt und lass dich untersuchen!" Aber zum Arzt will er dann doch nicht gehen. Er hat doch Google.

Richtig,das liegt an unseren aus der Steinzeit übermittelten Genen. Männer sind halt von Natur aus Jäger und dadurch Fährtenleser. Wir wollen, nein, wir Männer müssen die Lösung alleine finden. Und daher kommt ein Weg zum Arzt und Apotheker schon wieder nicht in Frage. Wenn uns diese Berufszweige sagen, was wir haben, ist das doch ein Eingestehen von Schwäche. Das ist übrigens nicht nur im Umgang mit unserer Gesundheit so. Oder haben Sie schon mal einen Mann getroffen, der im Beisein seiner Partnerin nach dem Weg gefragt hat? Oder noch schlimmer, der im Baumarkt sich nach den gesuchten Waren erkundigt? Was ohnehin kaum von Erfolg gekrönt sein dürfte. Oder haben Sie in einem Baumarkt schon einmal einen Mitarbeiter gefunden? Und falls ja, war dieser für die Abteilung, in der Sie ihn gefunden haben, auch zuständig? Nein, nochmals, wir Männer sind Jäger und das schon seit tausenden von Jahren. Lieber verfahren, verlaufen wir uns oder irren stundenlang im Baumarkt umher, bis wir zufällig über das gesuchte Produkt stolpern. Eine Frau ist da viel zielgerichteter. Sie fragt nach, lässt sich gerne beraten und auch den Weg zeigen. Ich habe, so glaube ich, aber mittlerweile einen guten Zwischenweg gefunden. Sollte ich mich verfahren haben oder finde ich etwas nicht, so frage ich einfach meine Frau. „Du Schatz, kannst du den Herrn da mal fragen, wo es lang geht?"

Beispiel

Und damit wird bekanntlich jeder Laie zum absoluten Spezialisten für alle Seuchen der Welt. Ich frage mich, warum neben Google Maps, Google Shopping und Bilder nicht schon längst Google Diagnose als Suchmaschinenoption angeboten wird. Allein die Männer aus meinem Bekanntenkreis würden diese Zusatzoption schon rentabel machen. Denn nur der allmächtige Google weiß, welche Krankheiten ich wirklich habe und verweist mich auf die Webseiten seiner Propheten, die sich scharenweise in allen Foren dieser Welt tummeln und sämtliche Arztbesuche überflüssig machen. Je nach Suchbegriffkombination wird in den zahllosen Einträgen zu Schnupfen, Halsschmerzen, Erkältung und Co. eifrig über Krankheitsbilder diskutiert, von denen man nie etwas gehört hatte und auch niemals sonst gehört hätte.

Mittlerweile gibt es sogar schon eine beachtliche Zahl an Diagnose-Webdiensten, die angeblich den auftretenden Symptomen zuverlässig eine passende Krankheit zuordnen können. Zu den meistgesuchten Krankheiten zählen u. a. Magenschleimhautentzündung, Hämorrhoiden und Diabetes, auf Platz eins der Suchbegriffe landet bei den Deutschen die Schilddrüsenüberfunktion. In einem aktuellen Test auf die Qualität und Vertrauenswürdigkeit dieser Webseiten konnten sie allerdings nur unzureichende Ergebnisse erzielen, eine richtige Diagnose stellten die meisten Portale jedenfalls nicht.

Beispiel

Ok, Google, dann mal raus mit der Sprache – welche seltene und unheilbare Krankheit hat mein Freund denn nun? Auf der Suche nach Diagnosen für typische Erkältungssymptome wie Halsschmerzen, Gliederschmerzen, Abgeschlagenheit und Husten spuckten mir einige der bekanntesten Diagnosefinder die kuriosesten Krankheiten aus. Von Kehlkopfkrebs über Diphterie bis hin zu psychischen Störungen war in diesem Potpourri an exotischen Diagnosen so ziemlich alles dabei. Eine Webseite konnte zwar mit 95 %iger Übereinstimmung mit der Datenbank eine Nasennebenhöhlenentzündung diagnostizieren – was ja gar nicht so abwegig klingt. Wäre da nicht dieses andere Ergebnis mit einer ebenso hohen Wahrscheinlichkeit gewesen: der Keuchhusten.

Die Diagnose „Erkältung" rangierte auf Platz 5 der Trefferliste, immerhin mit einer Wahrscheinlichkeit von 68 %, dicht gefolgt von „Speiseröhrendivertikel". Kurios. Auch Arthritis und Pocken als Ursache für die eingegebenen Beschwerden konnte das Diagnoseportal nicht ausschließen. Für mich waren diese Ergebnisse zu gleichen Teilen amüsant und unzufrieden stellend. Dabei vertrauen in Deutschland vier von fünf Internetnutzern auf die schnelle Diagnosestellung im Netz – und das sind nicht zwangsweise nur die Herren der Schöpfung!

Besteht der Verdacht für eine Krankheit, vertraut man im Zweifel doch lieber einem Menschen vom Fach, der sich über viele Jahre des Medizinstudiums die Kunst der präzisen Diagnosestellung angeeignet haben sollte – vor allem dann, wenn es um Krankheiten handelt, die eine richtige und zeitnahe Behandlung erforderlich machen.

Denn ja, aus einer harmlosen Erkältung können auch andere Krankheiten entstehen, die weniger leicht zu behandeln sind. Vor allem Menschen mit einem geschwächten Immunsystem, Ältere und kleinere Kinder sollten eine Erkältung gut auskurieren und bei anhaltenden Beschwerden sollte der Rat eines Fachmanns eingeholt werden. Ansonsten sind solche Sorgen in der Regel unbegründet. Auch wenn die Ergebnisse, die die Suchmaschine ausspuckt, diesen Schluss nahelegen: Bloß, weil sich der Hals „so kratzig" anfühlt, muss es nicht gleich eine Mandelentzündung sein. Bloß, weil man seit Tagen gelegentlich husten muss, muss es noch keine Lungenentzündung sein. Und bloß, weil man sich müde und matt fühlt, muss noch lange keine Herzmuskelentzündung vorliegen.

Es sei denn, man ist ein typischer Mann. Dann lauern hinter den scheinbar harmlosen Beschwerden die schrecklichsten Qualen dieser Welt. Oder zumindest sollte man sich doch auf das Eintreten des „Worst Case"-Szenarios vorbereiten, es könnte ja schließlich bald mit einem zu Ende gehen!

Bevor ein Mann das Eingeständnis macht, dass er sich um seine Gesundheit sorgt und einen Arzt aufsucht, sucht er sich lieber Rat im Wirrwarr der panikmachenden Kraft des Internets. Warum ist es für Männer anscheinend oft um so vieles schwieriger, über körperliche Schwäche oder Sorgen über die eigene Gesundheit zu sprechen? Ein Erklärungsansatz könnte die bei Männern stärker verbreitete Auffassung sein, dass Gesundheit mit körperlicher Stärke gleichzusetzen ist und sich in dem Gefühl äußert, allen Anforderungen gewachsen zu sein. Sind Männer mit Krankheit oder Schmerzen konfrontiert, kommt das einem Versagen in der Bewältigung des Alltags gleich.

Und liefert uns das Internet keine zufriedenstellende Diagnose, dann haben wir ja immer noch unsere besten Freunde. Die aus dem Fußballverein, dem Babyschwimmkurs oder dem Männerbeirat der städtischen Kinderkrabbelgruppe. Die haben ja auch alle einmal unter Männerschupfen gelitten und haben diesen überlebt. Wenn diese Freunde also keinen Rat wissen, wer dann?

Unwohlsein und Schmerzen gehören zu den unerwünschten Abweichungen vom normalen Befinden. Und den Männern sagt man ja ein ganz eigenes Benehmen nach, wenn es um die Empfindung von Schmerzen geht: Obwohl auch bei Männern die Erkältung in der Regel vorbeigeht, ohne bleibende Schäden zu hinterlassen, scheinen die Beschwerden bei ihnen irgendwie immer besonders schlimm zu sein. Vielleicht gibt es auch hier wieder biologische Gründe für dieses Phänomen? Sind auch diesmal die Hormone Schuld oder gibt es vielmehr sozio-biologische Gründe dafür, dass Männer sich so anders verhalten, wenn es um ihre Befindlichkeit geht?

3.2 Vom Jagen und Sammeln

Wie war das eigentlich früher? Also nicht früher im Sinne von vor 20 Jahren, sondern vor mehr als 200.000 Jahren, lange bevor die Menschen Grammatikregeln kannten und sesshaft wurden. Damals sahen die Menschen noch ein wenig anders aus als wir heute, vielleicht kleiner, klobiger und haariger – auch die Damen! Wir sprechen von einer Zeit, als es noch keinen Neandertaler und auch wahrscheinlich noch keine Höhlenmalerei gab. Doch schon damals gab es in einer menschlichen Kommune schon die Rollenverteilung, die wir in unserer Gesellschaft auch heute immer noch beobachten können.

Die Menschen ernährten sich schon früh von sogenannter Mischkost. Im Großen und Ganzen bedeutet das, dass sie eben aßen, was bei drei nicht auf dem Baum war. Auch heute gibt es noch viele „Jäger-und-Sammler"-Völkergruppen, die sich noch nach dem gleichen Prinzip ernähren, wie unsere gemeinsamen Vorfahren es taten. Zu dieser Diät gehören neben Wurzeln, Früchten und Beeren auch Fisch und Fleisch, deren Beschaffung allerdings vom Jagdglück und Geschick der Jäger abhängig ist.

Nachdem der Mensch das Feuer entdeckt hatte und es sich vor mehr als 500.000 Jahren schließlich zu Nutze machen konnte, gewann eine fleischreichere Ernährung immer mehr an Bedeutung. Wie jedem von uns spätestens in der Grillsaison wieder bewusst wird, ist gegartes Fleisch in der Tat viel besser zu verdauen als das noch halb lebendige Steak, das uns der ungeübte Grillmeister Heinz mit einem fröhlichen „Ach iwo, das ist schön durch!" auf den Teller legt. Man kann davon ausgehen, dass die Verfügbarkeit des energiereichen tierischen Eiweiß einen wesentlichen Einfluss auf die Entwicklung unseres Gehirns gespielt und damit insgesamt die Entwicklung unserer Spezies vorangetrieben hat.

Müssten wir heute noch, so wie der mit uns nahe verwandte Gorilla, die täglich benötigte Menge an Energie mühsam mit pflanzlicher Nahrung aufnehmen, würden wir dafür fast den ganzen Tag benötigen. Wurzeln und Früchte allein liefern nämlich wesentlich weniger Energie als die wahren Energiebündel Fisch und Fleisch. Eine Umstellung der Ernährungsgewohnheiten auf eine vermehrt tierische Nahrung ermöglichte es uns, die benötigte Energie in viel komprimierterer Form zu uns zu nehmen. Dadurch konnten ein bis zwei Mahlzeiten am Tag unseren Energiebedarf bereits ausreichend abdecken und es blieb unseren Vorfahren mehr Zeit, sich mit anderen Dingen auseinanderzusetzen.

Wer es sich leisten kann, nicht den ganzen Tag mit der Nahrungssuche verbringen zu müssen, kann die gewonnene Zeit für die Weiterentwicklung der eigenen Fähigkeiten nutzen und damit auch die Entwicklung von Kunst und Handwerk der ganzen Gemeinschaft mitgestalten. Die zwar wesentlich risikoreichere Jagd auf die nahrhaften Beutetiere verschaffte uns also genügend Freizeit, um unsere Kultur zu formen.

Da es Fleisch zu Zeiten der ersten Menschen allerdings noch nicht in Plastik eingeschweißt in der Kühltheke zu finden gab, musste ein erheblich größerer Aufwand betrieben werden, um die Familie unserer Vorfahren mit der begehrten, energiereichen Nahrung zu versorgen.

3.2.1 Ein Blick in die Steinzeit

Die Entwicklung einer funktionierenden Fleischbeschaffungs-Strategie sorgte vielleicht für den Durchbruch in der Entstehung der heute noch gängigen Rollenverteilung zwischen Mann und Frau. Die Männer übernahmen aufgrund ihrer Überlegenheit in Hinblick auf Muskelstärke und Größe seit jeher die körperlich anspruchsvolleren Aufgaben in der Gemeinschaft. Sie wurden zu den Jägern, die Beutetieren nachstellten und mit dem erlegten Wildtier als Helden zu ihrer Feuerstelle zurückkehrten – Ihre Rolle war somit die des Versorgers und Ernährers der Familie. Dafür gingen sie auf ihrer Jagd das Risiko ein, von Säbelzahntigern zerrissen oder von Mammuts zertrampelt zu werden. Die Frauen hingegen verlegten sich auf das Sammeln von ergänzenden Nahrungsmitteln wie Wurzeln oder Beeren und bereiteten die Mahlzeiten für die Familie zu.

Die potenziell gefährliche Jagd reizte die Frauen wegen ihrer Verpflichtungen als Mütter weniger als die Männer, was für den Erhalt der Sippe durchaus sinnvoll war. Ihre verhältnismäßig risikoarmen Aufgaben ermöglichten es den Frauen vor allem, den Nachwuchs erfolgreich großzuziehen und damit für den Erhalt der Sippe zu sorgen. Durch die Verteilung der Aufgaben nach den körperlichen Eigenschaften jedes Geschlechts, konnte eine effiziente Teamarbeit entstehen und der Mensch sich immer weiter zu dem entwickeln, was wir heute sind.

Die Männer profitierten von einem organisierten Management der Ressourcen zu Hause, allerdings waren sie den Gefahren außerhalb des Gruppenverbands wesentlich stärker ausgesetzt als ihre Frauen. Es war nicht unwahrscheinlich, dass die Jäger von ihrem Abendessen in spe schwer verletzt werden konnten. Da wir von keiner allzu guten medizinischen Versorgung zu dieser Zeit ausgehen können, war das Beschaffen der Nahrung folglich ein potenziell tödliches Unterfangen. Das gehörte zu ihrem Job, dafür waren die Jäger da. Als Frauenschwarm galten wahrscheinlich schon damals die mutigen und tapferen Kerle, die vor keiner Gefahr zurückschrecken und für die Gefühle wie Angst Fremdwörter waren. Ist das nicht auch heute noch eine ganz gute Beschreibung männliche Hauptdarsteller in unzähligen Kinofilmen?

3.2.2 Das Rollenbild, damals und heute

Was wir von unseren Vorfahren in diesem Fall lernen können ist nun hauptsächlich das: Unsere auch heute noch genauen Vorstellungen von der Männerrolle in unserer Gesellschaft stammen aus einer Zeit, als wir noch mehr Affen als Menschen waren, auch wenn man durchaus noch heute bei manchen Exemplaren des Homo Sapiens die begründete Vermutung hegen könnte, dass da eher ein Affe vor einem sitzt.

Obwohl, wollen wir mal die armen Affen nicht beleidigen. Und doch hält sich diese Wunschvorstellung vom starken Mann – dem Jäger, der sich todesmutig auf einen Ringkampf mit einem Bison einlässt, um für alle der Held zu sein.

Früher war die geschlechterspezifische Aufgabenverteilung überlebensnotwendig. Sie trug dazu bei, dass sich die Menschen organisieren und neue Nahrungsquellen erschließen konnten. Dabei begründete sich diese Verteilung nicht auf den jeweiligen Interessen oder Fähigkeiten der Menschen, sondern vor allem in der körperlichen Überlegenheit der Männer. Diese durch unsere Biologie bestimmte, äußerliche Erscheinung spielte eine wichtige Rolle für die Etablierung des uns heute noch wohlvertrauten Geschlechtersystems. Dieses System war über viele tausend Jahre hinweg so erfolgreich, dass es lange Zeit auch nicht mehr hinterfragt wurde.

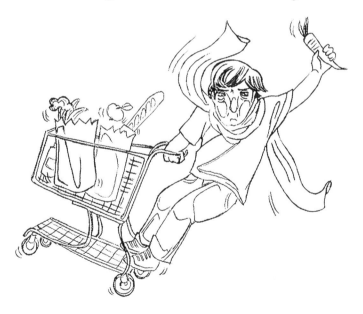

Heute müssen wir bei der täglichen Beschaffung unserer Nahrung nicht mehr unser Leben riskieren, mit Ausnahme von samstagabends kurz vor Ladenschluss oder an Tagen vor Feiertagen wie Weihnachten oder Ostern. Die klar geschlechterspezifische Rollenverteilung ist für uns obsolet, Männer und Frauen haben glücklicherweise in unserer Gesellschaft weitestgehend gleiche Rechte, Pflichten und Chancen. Und doch denken und handeln wir in unserem Alltag nach wie vor – bewusst und unbewusst – noch zu oft nach diesem archaischen System der Jäger und Sammler. Wir projizieren die angeblichen Tatsachen und Erwartungshaltungen unserer eigenen Denkweise so vehement auf unsere Spezies, dass man ganze Bücher über Mann-Frau-Stereotypen schreiben kann. Frauen können nicht Auto fahren, und Männer können einfach nicht zuhören. Frauen sind überemotional, Männer sind zu keinen Emotionen fähig. Frauen wollen immer nur Schuhe kaufen und Soaps anschauen, Männer interessieren sich nur für Fußball und stellen sich immer gleich so an, wenn ihnen was weh tut.

Eigentlich wissen wir nur zu gut, dass man solche pauschalen Aussagen niemals über alle Menschen treffen kann. Denn auch, wenn wir es gerne so darstellen und unsere Ansichten von unserer Gesellschaft und den Medien immer wieder neu befeuert werden: Typisch männliche oder weibliche Neigungen und Eigenschaften gibt es in diesem Sinne nicht – einmal abgesehen von unseren biologischen Anlagen.

Und auch wenn wir es eigentlich besser wissen könnten, müssen und können nur Frauen emotional und empfindsam sein. Dabei ignorieren wir komplett, dass auch Männer durchaus über eine sensible Seite verfügen können – zumindest spricht rein biologisch nichts dagegen. Manchmal freuen wir uns aber auch diebisch, wenn wir beim anderen Geschlecht diese stereotypen Macken feststellen. Man könnte meinen, Frauen würden nur darauf lauern, bei einem Mann die „Weichei"-Seite zu entdecken. Das macht es für Männer in der Regel nicht einfacher, Verletzlichkeit und Schmerzen nach außen zu zeigen.

Dieses Zugeständnis an sich selbst zu machen und damit aus der Rolle zu fallen, wäre eben ein gewagter Schritt, assoziieren wir diese Gefühlsregungen doch schlichtweg mit Weiblichkeit. Also fällt es den Männern tendenziell schwerer, das eigene Befinden zu thematisieren. Sind also die Frauen oder die Steinzeit schuld daran, dass Männer glauben, man müsste Schmerzen erdulden? Lassen sie dann das angestaute Leid ventilartig frei und es entsteht das leierkastenartige Gejammer, das wir von ihnen kennen? Oder ist es einfach ein Fakt, dass Männer bei Schmerzen grundsätzlich mehr jammern als Frauen? Gibt es wirklich Unterschiede zwischen den Geschlechtern im Hinblick auf die Schmerzempfindung?

3.3 Schmerz lass nach!

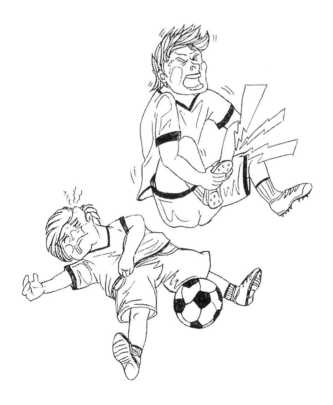

Schmerzen ja. Jeder, der schon mal ein Fußballspiel live oder im Fernseher gegen eine italienische Mannschaft gesehen hat, der weiß, wovon ich rede. Bei der kleinsten gegnerischen Berührung fliegen die Spieler so graziös durch die Luft, schlagen hart auf dem weichen Rasen auf und bleiben erst einmal regungslos liegen. Das Publikum hält den Atem an. Schmerzverzerrt kommt der Überflieger wieder zu sich, fasst sich an die Körperstelle, wo der vermeintliche Körperkontakt stattgefunden hat. Instinktiv setzt beim italienischen Spieler ein schmerzverzerrtes Gesicht ein. Er liegt am Boden und wälzt sich von links nach rechts, dann zurück nach links. Seine Mitspieler trösten ihn und spenden seelischen Trost. Sie könnten ja die Nächsten sein, die voller Schmerzen am Boden liegen. Diese Szenen wiederholen sich oft minutenlang. Am Spielfeldrand gestikuliert der Trainer wild, erste Ersatzspieler machen sich bereit, um eingewechselt zu werden. Die Rettungssanitäter marschieren mit der Trage am Spielfeldrand auf und ab, auf das Signal wartend, dass der unparteiische Schiedsrichter sie auf das Spielfeld winkt. In der Ferne hört man schon die Sirenen des Rettungswagens. Im nächstgelegen Krankenhaus bereiten sich die Notärzte schon auf den Eingriff vor. Doch, wie ein Wunder, steht der gerade noch am Boden liegende Spieler auf einmal auf. Das Spiel läuft weiter. Kaum wieder am Ball dribbelt dieser Spieler, schlägt Pässe und rennt wie ein Hase, der einem Fuchs entkommen will. Ab und an geschehen wirklich Wunder.

Doch zunächst einmal sollten wir uns wieder Gedanken darüber machen, was Schmerz überhaupt ist, wie er entsteht und warum wir generell schmerzhafte Erfahrungen machen können und müssen. Schmerzen können ganz vielfältig sein. Oberflächliche Verletzungen oder tiefe Wunden können Schmerzreaktionen auslösen, genauso wie das „Kopf-anstoßen" an der offenstehenden Schublade oder der verdorbene Fisch im Magen.

Allgemein unterscheidet man zwischen ganz unterschiedlichen Arten von Schmerzen. Es gibt physische

Schmerzen, Eingeweideschmerzen und auch seelische Schmerzen. Man kann Phantomschmerzen in Gliedmaßen haben, die gar nicht da sind und sich Schmerzen sogar einreden.

Beispiel

Als ich wegen meiner Zahnschmerzen neulich zum Zahnarzt ging und mit einem Termin für eine Wurzelbehandlung wieder herauskam, hatten sich in den folgenden Tagen meine Zahnschmerzen verschlimmert. Mein Kauapparat tat auf einmal in alltäglichen Situationen weh, mein Essen war für meine Zähne ständig zu hart, zu heiß, zu kalt. Dann holte ich mir eine zweite Meinung in einer Klinik ein, wo sich der Verdacht auf eine Entzündung an der Zahnwurzel nicht bestätigen konnte – und siehe da, meine Beschwerden verschwanden. Woran liegt es, dass eine fälschlicherweise gestellte Diagnose diese Schmerzreaktion in meinem Körper heraufbeschwören konnte?

Einigen dürfte der sogenannte Placebo-Effekt vielleicht ein Begriff sein: Gibt man Menschen mit Kopfschmerzen eine vollkommen wirkungslose Tablette aus Zucker und behauptet, dass es sich um ein starkes Schmerzmittel handelt, können sich die Beschwerden des Patienten trotzdem bessern. Und das, obwohl keine tatsächliche Behandlung der Schmerzen vorgenommen wurde.

Was hier zu tragen kommt, ist die schier unendlich große Kraft unserer Gedanken. Allein der Glaube an die Wirksamkeit eines Medikaments oder einer Behandlung kann dafür sorgen, dass die Beschwerden verschwinden. Ein anderes Beispiel: Reicht man einem Menschen eine Tasse Kaffee, kann er sich in Erwartung eines Koffein-Kicks nach dem Trinken wacher fühlen. Auch wenn wir ihm verschwiegen haben sollten, dass der Kaffee entkoffeiniert war. Die Erwartungen unseres Gehirns an ein Ereignis können so stark sein, dass die von uns erdachten Folgen tatsächlich wahr werden.

Doch genauso wie der Placebo-Effekt, der einen positiven Einfluss auf unsere Empfindungen haben kann, gibt es auch den gegenteiligen Effekt: Reden wir uns nach einem Zahnarztbesuch ein, dass wir Karies haben, hat das negative Auswirkungen auf unser Schmerzempfinden. Man spricht vom sogenannten Nocebo-Effekt. So wie sich Placebo von dem lateinischen Begriff für „ich werde gefallen" ableitet, bedeutet Nocebo soviel wie „ich werde schaden". Ein schädlicher Gedanke kann also einen negativen Effekt auslösen und auch anhaltende Schmerzen auslösen, obwohl beispielsweise unser Zahn völlig gesund ist. Auch ein überhöhtes Maß an Stress kann psychosomatische Beschwerden heraufbeschwören.

Wenn unsere Gedanken und Gefühle unsere Gesundheit negativ beeinträchtigen, spricht man auch von psychosomatisch bedingten Schmerzen. Diese Schmerzen haben keinen Bezug zu tatsächlich vorliegenden Schäden an unserem Körper, sondern entstehen vorrangig in unserem Kopf.

Solche psychosomatisch bedingten Beschwerden kennen viele Menschen, die sich beispielsweise mit unerklärlichen Rückenschmerzen herumschlagen. Je mehr sie behandelt und von Spezialist zu Spezialist weitergereicht werden, desto schwerwiegender können ihre Symptome werden – und das, obwohl mit ihrem Rücken vielleicht alles in Ordnung ist.

Auch wenn Schmerzarten vollkommen verschieden sein können, gibt es trotzdem für alle diese Arten einen Grund. Sofern der empfundene Schmerz auf einen physisch zugefügten Schaden zurückgeführt werden kann, ist er für uns ein zwar eigenwilliger, aber loyaler Verbündeter. Schmerzen sind ganz unumstritten in höchstem Maße unangenehm. Man kann froh sein, wenn in unserem Körper alles im Lot ist und man nicht unter ihnen leiden muss. Doch auch wenn keiner sie gerne hat, sind Schmerzen doch essenziell wichtig für die Erhaltung unserer Gesundheit.

Schmerzen sind eine Alarmfunktion unseres Körpers, der uns auf diese Weise zeigen will: Hier stimmt was nicht, irgendwas läuft hier falsch! So uncharmant und ruppig uns der Schmerz auch trifft, er hat doch meistens Recht.

Er macht uns auf eine Gefahr aufmerksam und zwingt uns dazu, aus der schädlichen Situation herauszugehen. Doch wie nimmt unser Körper diese Gefahr eigentlich wahr? Anders als viele andere Wahrnehmungen wie Kälte oder eine Berührung auf der Haut, gibt es für die Schmerzwahrnehmung keinen speziellen Reiz. Kälte kann beispielsweise genau wie eine entsprechend grobe Berührung die gleichen Schmerzen auslösen. Dabei kann die Schwelle, ab wann der Druck oder die Temperatur auf der Haut nicht mehr angenehm sind und vielmehr als Schmerz wahrgenommen werden, von Individuum zu Individuum stark variieren.

Auf molekularer Ebene wird die Wahrnehmung von allen Reizen durch sogenannte Rezeptoren vermittelt, die unser Gehirn über die auf uns einströmenden Eindrücke auf dem Laufenden hält. Wir besitzen überall auf unseren Körperzellen verschiedenste Arten Rezeptoren, mit deren Hilfe wir in der Lage sind unsere Umwelt wahrzunehmen und auf sie zu reagieren. Für das Empfinden von schmerzauslösenden Reizen sind bestimmte Vertreter dieser Rezeptoren in unserem Gewebe zuständig, die sogenannten Nozizeptoren. Neben diesen Schmerzrezeptoren gibt es beispielsweise temperatursensitive Rezeptoren und druckempfindliche Rezeptoren, die uns Wärme und Kälte bzw. Berührungen spüren lassen.

Ist der Reiz allerdings zu stark, aktiviert er unsere Schmerzsensoren und wird folglich von uns als „schmerzhaft" wahrgenommen. Besonders dicht gepackt sind diese Rezeptoren in unseren empfindsamsten Körperregionen, wie zum Beispiel unseren Händen. Hier helfen sie uns bei der ertastbaren Bewertung einer Umweltsituation: Ist der Pulli weich oder kratzig, ist das Wasser in der Badewanne zu heiß? Doch nicht jeder Quadratmillimeter unserer Haut kann alle Arten von Reizen wahrnehmen und unterscheiden. In weniger sensiblen Regionen wie dem Rücken nehmen wir einen Nadelpieks vielleicht gar nicht wahr, an unserer Fußsohle kann er allerdings höllisch wehtun.

Gleichzeitig ist es möglich, die Empfindlichkeit unserer Haut gegenüber Schmerzen zu steigern. Halten wir einen Schmerz über einen längeren Zeitraum aus, beispielsweise wenn wir unseren Körper bewusst nicht aus der Gefahrensituation herausbringen oder es nicht können – ich denke hier wieder an den Besuch beim Zahnarzt –, dann kann das Schmerzempfinden auf lange Sicht Folgen für die Verarbeitung von Schmerz in unserem Körper haben.

In unserem Gewebe schlummern nämlich zahlreiche inaktive Schmerzsensoren, die als schlafende Nozizeptoren bezeichnet werden. Diese Rezeptoren werden von aktiven Schmerzrezeptoren wachgerüttelt, die vermehrt Schmerzen an unser Gehirn melden. Je länger eine Körperregion schmerzhafte Erfahrungen machen muss, desto mehr der schlafenden Kollegen können erfolgreich geweckt werden. Die Folge ist, dass erneute Verletzungen in derselben Region eine verstärkte Schmerzreaktion auslösen können, weil plötzlich viel mehr Schmerzmeldezentren in diesem Bereich aktiviert werden können. Es ist also nicht unbedingt sinnvoll, einen Schmerz über längere Zeit einfach auszuhalten.

3.3.1 Warum wir Schmerzen haben

Wenn wir uns die Zehe am Türrahmen stoßen, oder wir uns mit dem Hammer beim Heimwerken auf den Finger hämmern, lösen wir eine systematisch ablaufende Schmerzreaktion aus. Die Schmerzrezeptoren des betroffenen Gewebes werden aktiviert und schlagen Alarm. Sobald ein Schmerzreiz an der betroffenen Stelle ausgelöst wird, setzt ein Reflex ein, der uns zum einen zurückzucken lässt und zum anderen dazu dient, uns möglichst schnell in Sicherheit zu bringen.

Es ist derselbe Reflex, der uns auch vor einem hungrigen Löwen davonlaufen lässt: Der Fluchtreflex. Reflexe laufen autonom ab, ohne dass wir bewusst etwas gegen sie tun können. Der bekannteste Reflex ist wohl der Patellarsehnenreflex, bei dem unser Bein automatisch nach vorne schnellt, sobald man auf die Sehne unterhalb der Kniescheibe klopft. Reflexe laufen deswegen so unmittelbar und unterbewusst ab, weil sie nur über unser Rückenmark und nicht über unser Gehirn ausgelöst werden. Da unser Sachbearbeiter-Gehirn stets ein paar tausendstel Sekunden Zeit braucht, um einen Entschluss zu fassen, werden dringende Entscheidungen manchmal einfach an ihm vorbeigeschleust. Würden wir jedes Mal wenn wir gerade hinfallen erst kurz überlegen, ob wir uns durch ein schnelles Vorstrecken des Beins noch vor dem Sturz auffangen wollen, dann hätten wir ziemlich sicher häufiger eine aufgeschlagene Nase. Dank Patellarsehnenreflex bekommen wir die aber eher nicht so oft.

Unser Fluchtreflex wiederum verhindert im Falle eines Schmerzreizes, dass unser Körper länger als notwendig in der gefährlichen Situation verharrt. Andernfalls hätten wir nach Berühren einer heißen Herdplatte wohl etwas mehr bleibende Erinnerungen als nur eine Brandblase an der Hand.

Über bestimmte Nervenbahnen wird der empfundene Schmerz schließlich auch an das Gehirn gemeldet. Erst wenn die Information über den Schmerz unser Gehirn erreicht hat und wir ihn bewusst wahrnehmen können, setzt das eigentliche Empfinden des Schmerzes ein. Das ist der Augenblick, in dem uns möglicherweise auch ein mehr oder minder schriller Schrei entfährt.

Der schädliche Reiz, den unsere Rezeptoren wahrnehmen, äußert sich als erstes in einem kurzen spitzen oder scharfen Schmerz, der uns blitzschnell und unvorbereitet erfasst. Grund dafür sind Nervenbahnen, die den erlittenen Schmerzimpuls mit einer Geschwindigkeit von bis zu 30 m/s und das sind immerhin knapp 110km/h, an unser Gehirn melden. Bei einem zwei Meter großen Menschen würde das bedeuten, dass der empfundene Schmerz in einem Fünfzehntel einer Sekunde das Denkorgan erreichen kann. Dieser unglaublich schnelle Bote der schlechten Nachricht wird anschließend von seinem etwas trägeren Kollegen abgelöst, der es sich nach dem Abklingen des ersten Erschreckens als dumpfer oder pochender Schmerz eine ganze Weile bei uns gemütlich macht. Er sorgt beispielsweise dafür, dass wir die schmerzende Körperregion schonen, bis eine potenziell verursachte Verletzung ausgeheilt ist, und klingt dann langsam und gemächlich wieder ab.

Schmerz bedeutet also „Mach mal langsam!". Tut uns beispielsweise nach einem Sturz vom Fahrrad das Knie weh, werden wir es entsprechend entlasten, was die Heilung einer möglichen Verletzung wesentlich beschleunigt. Zuvor aber bedeutet Schmerz in erster Linie eines: „Achtung, Gefahr! Mach das nicht nochmal". Warum gibt sich unser Körper nicht damit zufrieden, sich reflexhaft aus der Gefahr zurückzuziehen? Warum müssen wir den Schmerz denn unbedingt mitbekommen? Einen wichtigen Grund liefert uns die Schaltzentrale in unserem Schädel: Unser Gehirn ist unser Leben lang ein wissensdurstiger Begleiter. Es möchte ständig alles mitbekommen und alles lernen. Unser Gehirn sieht Schmerzen als eine Art Lerneinheit und zieht aus dem Ereignis eine Lehre. So lernen wir, welche Begebenheiten wir in Zukunft meiden und bei welchen Tätigkeiten wir mit mehr Vorsicht ans Werk gehen sollten. Folglich sind wir, positiv betrachtet, nach jeder Beule am Kopf zumindest theoretisch ein bisschen schlauer.

Eine gesunde Schmerzreaktion ist immer an einen direkten Auslöser gekoppelt, der unmittelbar mit dem Schmerzempfinden in Verbindung steht. Hammer und Finger, Türrahmen und Zeh, Fußball und Magengrube sind Beispiele für Paare, die eine solche Reaktion auslösen können. Auch, wenn sich das Gemüsemesser unglücklich in die unvorsichtige Hand verirrt oder man bei der morgendlichen Rasur noch etwas verschlafen ein bisschen Haut absäbelt, wird dieselbe Strategie unseres Körpers ausgelöst. Bei unserem Schnupfen können wir die Druckschmerzen in den Nebenhöhlen und die Halsschmerzen den Viren und unserer Immunabwehr zuschreiben, bei deren Kampf viele Zellen verletzt werden. Das Prinzip bleibt immer das gleiche.

Wenn Schmerzen aber nicht in einem direkten Verhältnis zu einem auslösenden Ereignis stehen, also nicht mehr nur akut ablaufen, ist der Sinn dieser Strategie verfehlt. Diese sogenannten chronischen Schmerzen erfüllen nicht mehr ihren ursprünglichen Zweck, unseren Körper vor Schäden zu bewahren. Vielmehr sind sie ein Produkt von schlechten Lebensumständen, die unserem Körper auf lange Sicht schaden können. Zuvor wurde bereits das vielzitierte Problem „Ich hab' Rücken!" angeschnitten. Oftmals kommen anhaltende Rückenschmerzen durch eine nur mangelhaft trainierte Muskulatur und eine primär sitzende Tätigkeit zu Stande. Betroffene neigen fälschlicherweise dazu, sich bei Rückenproblemen besonders zu schonen, was in diesem Fall einen Rattenschwanz nach sich zieht.

Solche Beschwerden, die zum Beispiel durch eine unzureichende sportliche Betätigung ausgelöst werden können, sollten nicht durch Ruhigstellen noch verschlimmert werden, ganz im Gegenteil: Wer pro Tag weniger als 10.000 Schritte zu gehen hat, muss über einen Ausgleich der alltäglichen Bewegungsarmut in seiner Freizeit nachdenken. Mit der Steigerung der körperlichen Aktivität kann zahlreichen chronischen Beschwerden entgegengewirkt werden.

Auch die bereits erwähnten psychosomatisch bedingten Schmerzen können chronisch werden. Ein ungesundes Arbeitsklima, fehlende soziale Kontakte, Prüfungs- und Verlustängste können Stressreaktionen auslösen und weitreichende Folgen für einen Menschen haben. Reagiert ein Körper beispielsweise mit Kopf- oder Magenschmerzen auf Situationen im Alltag, kann dieser regelmäßige Stress die Gesundheit auf Dauer schädigen. Es ist wichtig, sich solcher Symptome bewusst zu werden und selbst aktiv seine Umwelt so zu verändern, dass das negative Stresspensum die seelische und körperliche Gesundheit nicht gefährdet.

Schmerzen sind eine Möglichkeit unseres Körpers, mit unserem Bewusstsein zu kommunizieren. Dabei kann das Schmerzempfinden, wie bereits erwähnt, von Individuum zu Individuum unterschiedlich stark von unserem Gehirn bewertet werden. Doch gibt es auch wirklich Unterschiede zwischen Mann und Frau? Empfinden Männer Schmerzen im Allgemeinen schlimmer oder sind sie wirklich die Jammerlappen, für die wir sie halten?

Beispiel

Anfangs war mir noch nicht klar, wohin die Reise für dieses Kapitel gehen würde. Würde sich das Klischee vom wehleidigen Mann bewahrheiten? Wie es sich herausstellt – ja. Zumindest, wenn man sich auf Meinungsvertreter aus meinem Bekanntenkreis beruft. Auf die Frage, welches Geschlecht sich bei Schmerzen „mehr anstellt", antworteten sogar befragte Ärzte (schmunzelnd) alle gleich: Männer! Das dominante, starke Geschlecht wird bei Schmerzen plötzlich ganz klein und schwach? Aber ist an dieser Einschätzung wirklich etwas dran?

Ja, stimmt. Auch ich, der ja zur Zeit mit einem dicken Männerschnupfen dick eingepackt im Bett liegt, gebe das zu.
Selbst der Gang zur Toilette wird zur Qual. Jeder Schritt dauert gefühlt Stunden.

Gehen wir die Frage einmal von der anderen Seite her
an: Warum scheinen Frauen von Schmerzen denn weniger
beeindruckt zu sein? In wissenschaftlichen Studien wurde
schon vor über zwanzig Jahren eigentlich gezeigt, dass
Frauen Schmerzen schwerwiegender bewerten als Männer.
Gemessen wurde dabei, welche Temperatur von Männern
und Frauen auf der Haut des Unterarms als schmerzhaft
wahrgenommen wurde und wie sehr sie bereit waren,
diesen Schmerz auszuhalten. Während sowohl Männer als
auch Frauen ab einer Temperatur von etwa 50 °C nach eigener Einschätzung Schmerzen empfanden, waren die Männer im Vergleich länger bereit, die Schmerzen zu erdulden.
Außerdem empfanden die Frauen in dieser Studie die
Schmerzen signifikant stärker als die männlichen Testsub-
jekte. Das heißt, dass Frauen sowohl eher Schmerzen wahrnehmen als Männer und gleichzeitig weniger bereit sind,
diese Schmerzen auch auszuhalten.

Uff, das ist hart. Die Frau ist in Hinblick auf das Schmerzempfinden ganz objektiv betrachtet tatsächlich das schwä-
chere Geschlecht. Woran liegt das? Zum einen sind die
Schmerzrezeptoren im Körper von Frauen anders verteilt,
der männliche Körper ist quasi schmerzrobuster gebaut.
Zum anderen sind auch hier wieder unsere Hormone
Schuld. Das Geschlechtshormon Testosteron vermindert
die Fähigkeit, Schmerzen zu empfinden, wohingegen Östrogene, die weiblichen Geschlechtshormone, die Schmerzwahrnehmung sogar verstärken. Ein testosterongeladener
Mann kann also in der Tat stärkere Schmerzen aushalten

und sie länger tolerieren als Frauen, bei denen der Testosteronspiegel im Blut und im Gewebe wesentlich geringer ist. Frauen leiden im Verhältnis häufiger unter Kopfschmerzen oder Migräne, Muskel- und Knochenschmerzen. Gleichzeitig reagieren sie auch sensibler auf diese Schmerzzustände.

Bestätigt werden diese Erkenntnisse von Menschen, die im Zuge einer Geschlechtsumwandlung eine Hormontherapie durchführen. Frauen, die eine Testosteronbehandlung beginnen, berichten von einer Besserung von bestehenden (vielleicht chronischen) Schmerzen, wohingegen Männer bei einer Behandlung mit Östrogenen von schmerzhaften Zuständen sprechen – hauptsächlich Kopfschmerzen, Brustschmerzen und Schmerzen der Muskulatur.

Wie können Frauen dann so schmerzhafte Ereignisse wie die Geburt eines Kindes aushalten, wenn sie Schmerzen doch generell schon um ein Vielfaches intensiver spüren als Männer? Auch hierbei spielen wieder Hormone eine entscheidende Rolle. Diesmal sind es Glückshormone, die den schmerzverstärkenden Östrogenen die Stirn bieten. Das Hormon Serotonin, das bei einer entspannten Frau während der Geburt ausgeschüttet wird, kann beispielsweise das Schmerzempfinden deutlich herabsenken. Gleichzeitig verstärkt das Hormon Oxytocin die positiven Gefühle der werdenden Mutter, wodurch dem Geburtsschmerz von unserem Gehirn eine geringere Bedeutung zugemessen wird.

Trotzdem stehen diese wissenschaftlichen Ergebnisse im Widerspruch zu dem, was wir als Alltagslogik zu wissen glauben. Frauen sollen sich bei Schmerzen mehr anstellen als Männer, wie ist das denn möglich?

Warum sind Frauen weniger bereit, Schmerzen zu ertragen? Vielleicht liefert uns auch hier die Entwicklungsgeschichte des Menschen eine Antwort. Wie wir bereits wissen, ist Schmerz für unser Gehirn ein klarer Indikator für gefährliche Situationen. Eine Frau, die für die Versorgung des Nachwuchses schon seit vielen Jahrtausenden in der menschlichen Gemeinschaft eine entscheidende Rolle einnimmt, sollte rein logisch betrachtet einen risikoärmeren Alltag bevorzugen und Gefahrenquellen meiden. Deshalb hat sich in der Entwicklung des Menschen wahrscheinlich auch keine höhere Schmerztoleranz bei Frauen durchsetzen können. Empfindlichkeit zum Wohle der Menschheit!

Was diese Ergebnisse allerdings nicht erklären: Wenn Männer rein experimentell weniger empfindlich auf Schmerzen reagieren, warum spiegelt sich diese Erkenntnis dann nicht in unserem Alltag wider? Vielleicht hat es etwas damit zu tun, dass schmerzhafte Erfahrungen für Frauen weniger beängstigend sind als für Männer. Da sie häufiger und stärker mit Schmerzen konfrontiert sind, könnte eine Frau körperliche Beschwerden selbstverständlicher annehmen als ein Mann. Schmerz gehört manchmal eben zum Alltag dazu. Und man kann sich sicher sein, dass man auch diesen Schmerz wieder überstehen wird. Bringen Schmerzen die Männer deswegen anscheinend so viel mehr aus dem Konzept, weil sie eine andere Einstellung zum Schmerz haben? Weil sie seltener unter ihnen leiden müssen?

Ein anderer Gedanke hat wiederum etwas mit dem geschlechterspezifischen Rollenbild zu tun, das unsere Sicht auf die Dinge beeinträchtigt: Emotionalität und Verletzlichkeit sind Eigenschaften, die wir intuitiv dem weiblichen Geschlecht zuordnen, während die sozialen Normen dem männlichen Geschlecht die Rolle des stoischen Helden zuteilen. Daraus ergibt sich eine gewisse Erwartungshaltung an das Verhalten der Männer bei Verletzungen und Krankheit: Das muss ein Mann abkönnen, er muss Überlegenheit und Stärke zeigen.

3.3.2 Ein Indianer kennt keinen Schmerz

Es wundert uns, dass der kratzige Hals einerseits so aufgebauscht wird, andererseits aber Schmerzen auch lässig mit einer Handbewegung abgetan werden können. „Ein Indianer kennt keinen Schmerz." Noch so ein sinnfreies Sprichwort, das als Gesetzmäßigkeit für das männliche Geschlecht gelten soll. Oder?

Wenn ein Mann sich den Kopf anstößt, kann der akute Schmerz noch so groß sein – auf Nachfrage wird sich der Bilderbuchmann tendenziell so oder ähnlich äußern: „Es geht schon, ist schon ok." Auch dann, wenn er sich gerade ein paar Tränen verkneifen muss. Eben, weil das weit männlicher ist als zu sagen: „Ja, es tut ziemlich weh!"

Ein Indianer kennt eben keinen Schmerz. Vor allem dann nicht, wenn andere Indianer anwesend sind. Aber auch vor seiner Squaw möchte der Bilderbuchmann schließlich nicht als Weichei dastehen. Auch der Held im Hollywood-Blockbuster winkt nur ab, wenn seine attraktive Begleiterin seine Fleischwunde versorgen will. Zu diesem Typ Mann fühlt sich die Frau wesentlich mehr hingezogen als zu dem verletzlichen Kerl, der seine Wunde mit weinerlichem „Aua aua aua!" kommentiert. Der ist eben kein waschechter Mann.

Doch das scheint eben nur die eine Seite der Männerschmerzen zu sein. Auf der anderen Seite können und wollen Männer sehr wohl Schmerzen äußern. Und wirken dabei meist viel verletzlicher als die hartgesottenen Frauen. Ein Indianer kennt keinen Schmerz und Jungs weinen nicht? Wenn wir ganz objektiv darüber nachdenken, kann das doch gar nicht unser Ernst sein. Und doch ist es das, was wir der männlichen Hälfte unserer Bevölkerung von klein auf vermitteln.

Dieser Drahtseilakt zwischen dem knallharten Macho und dem Jammerlappen gelingt oft nur bedingt, nicht selten werden Männer je nach Bedarf erst in die eine und Tage später in die andere Schublade gesteckt. Aber auch wenn sich Männer in den Augen ihrer Mitmenschen mehr anstellen als Frauen, wenn sie erkältet sind und über Husten klagen: Sie sind nicht zwangsweise sofort Weicheier und Schmerzen sind für sie genauso real wie für Frauen.

Weil das Zugeständnis an die eigene Verletzlichkeit einem wahren Mann nicht in die Tüte kommt, gehen Männer allerdings weniger souverän mit Schmerzen um und werden beim Gedanken daran, dass die Spritze beim Arzt mit Schmerzen verbunden sein könnte, schnell blass um die Nase. Denn hier muss Mann die Kontrolle über den eigenen Körper wissentlich aus der Hand geben und ist dem Gegenüber komplett ausgeliefert. Was ihm dabei für Horrorszenarien durch den Kopf geistern, wenn die Arzthelferin ihm Blut abnehmen will oder mit der kreischenden Gipssäge auf ihn zukommt, möchten wir gar nicht wissen. Die Angst davor, nicht Herr der Lage zu sein und daran erinnert zu werden, dass man eben nicht aus Stahl ist – oft wird diese Angst so groß, dass ein Mann sogar ohnmächtig wird, wenn er zum Fädenziehen zum Arzt geht. Im Gegensatz dazu war er beim Nähen seiner Verletzung vor zwei Wochen noch ganz hart im Nehmen – zumindest dem Anschein nach.

Sich einem anderen Menschen anzuvertrauen, ist für die Herren eben schwierig. Wer keine Ausnahmegenehmigung hat, die männliche Stahl-Barriere zu umgehen, ist suspekt. Kontrollverlust und Handlungsunfähigkeit sind für Männer einfach nicht hinnehmbar!

Was für Schlüsse lassen diese Eindrücke und Erkenntnisse also zu? Bei Erkältungsbeschwerden leiden Männer tatsächlich stärker, weil ihr Testosteron ihr Immunsystem ausbremst. Dafür ist ihre Schmerztoleranzschwelle generell etwas höher angesiedelt als bei den Damen. Abgesehen davon sind ihre Empfindungen ebenso subjektiv wie die der Frauen und schwer wissenschaftlich zu messen. Die Wehleidigkeit, die man im Alltag bei Männern vermeintlich häufiger wahrnimmt, ist sicherlich nicht nur ein Produkt unserer Fantasie – aber zu einem gewissen Teil vielleicht ja doch. Der Hund liegt wahrscheinlich auch dort begraben, wo unsere Erwartungshaltung an unsere Umwelt geprägt wird. Sind Schmerzen als Tabu ein Sinnbild für das überholte Rollenbild des Mannes?

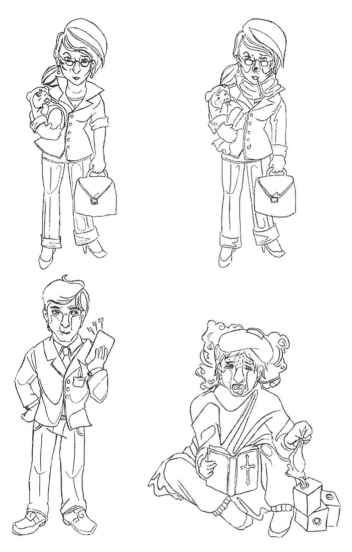

4

Männer und Frauen

Bereits ganz zu Beginn haben wir die biologischen Unterschiede zwischen Mann und Frau angesprochen, die die beiden Geschlechter in gewisser Weise determinieren, und wie unsere Erbinformation und unsere Hormone uns ein Leben lang prägen. Daraus ergeben sich viele weitere, körperliche Unterschiede. Ein besonders gern herangezogenes Beispiel: das männliche Gehirn ist etwas größer als das weibliche Pendant. Außerdem sind die Gehirne der beiden Geschlechter auch unterschiedlich verschaltet, wir „denken" also in gewisser Weise wirklich unterschiedlich. Doch lassen sich aus dieser Erkenntnis Rückschlüsse über geschlechterspezifische Eigenschaften und Fähigkeiten ziehen?

Hormone haben nicht nur bei der Ausbildung der Geschlechtsorgane im Mutterleib einen Einfluss, sondern können darüber bestimmen, ob die charakterlichen Eigenschaften eines Menschen weiblich oder männlich geprägt/ ausgeprägt sind. Der Mensch an sich, ob Mann oder Frau, ist also ein Hormoncocktail, dessen Rezept bereits im Mutterleib geschrieben und gemixt wird.

© Springer Fachmedien Wiesbaden GmbH, ein Teil von
Springer Nature 2020
P. Buchenau et al., *Männerschnupfen*,
https://doi.org/10.1007/978-3-658-28638-5_4

Ob sich ein Mann bei einem Männerschnupfen also typisch weiblich oder typisch männlich verhält, kann auch von der Hormonzufuhr im Mutterleib abhängen, zu welchem Zeitpunkt er einen Überschuss an Testosteron oder Östrogen erhalten hat.

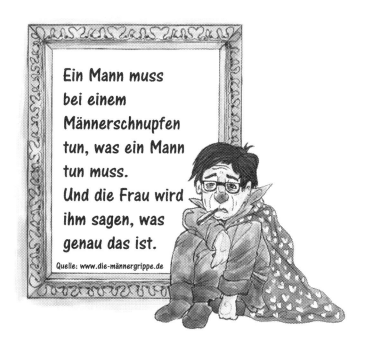

Ein Mann muss bei einem Männerschnupfen tun, was ein Mann tun muss. Und die Frau wird ihm sagen, was genau das ist.

Quelle: www.die-männergrippe.de

Frauen unterstellt man ja gerne, dass sie einen schlechteren Orientierungssinn haben (müssen) als ein Mann. Außerdem werden sie immer als das empathischere und harmoniebedürftigere Geschlecht beschrieben. Doch liegt das tatsächlich an den Unterschieden in unserem Denkorgan? Die verbreitete wissenschaftliche Meinung zu diesem Thema lässt sich folgendermaßen zusammenfassen:

1. Es gibt strukturelle Unterschiede und unterschiedliche Aktivitätsmuster im Gehirn von Männern und Frauen.

2. Eine Auswirkung auf die Ausprägung diverser Fähigkeiten kann man daraus allerdings nicht ableiten.

Tests mit kleinen Kindern zeigten beispielsweise, dass Jungen und Mädchen ein gleichwertiges Einfühlungsvermögen entwickeln. Da unser Nachwuchs aber schon früh mit unseren Geschlechterklischees in Berührung kommt, verstehen sich Mädchen schnell als die Emotionsexpertinnen der Kindergartenbande, während die Jungen schon früh als gefühlslose Steine gelten. Das hat nichts mit den tatsächlichen Fähigkeiten der Kinder zu tun, sondern nur mit den von den Erwachsenen vermittelten Stereotypen.

Es handelt sich um eine sogenannte Self Fulfilling Prophecy, *ei*ne sich selbst bewahrheitende Prophezeiung: Ohne den Einfluss der Eltern und Erzieher, der schon Kindern geschlechterspezifische Eigenschaften zuschreiben, würde das heraufbeschworene Ergebnis gar nicht eintreten.

Ein weiteres Beispiel ist, wie bereits erwähnt, der heraufbeschworene schlechte Orientierungssinn von Frauen. Frauen schätzen ihren Orientierungssinn von vorn herein schlechter ein, während Männer sich von vorn herein sehr selbstsicher zeigen.

In wissenschaftlichen Studien, beispielsweise in der der Arbeitsgruppe von Jürgen Warneken (1999) der Universität Tübingen, konnten jedoch keine erheblichen Unterschiede in der Orientierungskompetenz von Männern und Frauen festgestellt werden.

Die Unterschiede in der Selbsteinschätzung kann aber erhebliche Auswirkungen auf das Verhalten im Alltag haben: „Häufig übernehmen Männer die Führung. […] Frauen überlassen ihnen diese Aufgabe mit größter Selbstverständlichkeit", heißt es beispielsweise in der Studie aus Tübingen.

Die Diskussion um die Auswirkung unserer angeborenen Merkmale einerseits und unserer Erziehung andererseits auf unsere Entwicklung (Nature versus Nurture) ist eine der ältesten der Psychologie. Im Hinblick auf unsere Erwartungshaltung an unsere Mitmenschen möchte ich in diesem Zusammenhang behaupten, dass unsere biologische Ausstattung uns weit weniger bestimmt als das Regelwerk, das wir um diese Unterschiede herum aufgebaut haben.

In unserer Vorstellung müssen sich Männlein und Weiblein diesem Regelwerk anpassen und eben so sein, wie sie sein sollen und machen, was unserem Weltbild entspricht:

Rülpsen? Männlich! Fußball? Männlich! Zigarre rauchen? Männlich! Karriere? Männlich! Aufbrausendes Gemüt? Männlich!

Liebesfilm schauen, Prosecco schlürfen, Spinnenphobie und Shoppingtouren dagegen sind für uns eindeutig: Weiblich! – ebenso wie emotionale Äußerungen, Unsicherheit und ängstliches Verhalten.

Wir sind nicht sonderlich geübt darin, diesen Wahrnehmungsfilter und die damit verbundenen Vorurteile zu hinterfragen. Infolgedessen kommt es immer wieder zu sexistischen Auseinandersetzungen der beiden Geschlechterparteien.

Vor einiger Zeit schaffte es eine solche unglaublich paradoxe Debatte vor Gericht (Manjoo 2015). Ellen Pao klagte gegen ihren ehemaligen Arbeitgeber, der weibliche Geschäftspartner von wichtigen Treffen ausgeschlossen hatte, weil sie die kumpelhafte Atmosphäre hätten stören können. Anfang des Jahres 2015 entschied das Gericht allerdings zu Gunsten des Arbeitgebers. Gleichzeitig warf die Beschäftigung eines männlichen Betreuers in einer deutschen Kindertagesstätte bei Müttern die Frage auf, ob ein Mann die Kinder überhaupt versorgen und wickeln dürfe.

Das Misstrauen gegenüber dem anderen, fremden Geschlecht ist stellenweise so enorm, dass es ziemlich kindische Ausmaße annimmt. Dieses Kapitel soll ein wenig an unserer festgefahrenen Weltanschauung rütteln und auch einmal eine Lanze für den weichen Kern der Männer brechen. Denn nach der Emanzipation der Frau – vom Heimchen zur Karrierefrau – sollte nun auch die Emanzipation des Mannes eine reelle Chance bekommen.

4.1   Von Puppen & Autos – hartnäckige Stereotypen

Der Grundstein dafür, wie wir als Erwachsene die Welt wahrnehmen werden, wird bereits in unserer Kindheit gelegt, höchstwahrscheinlich von unseren Eltern. Während sie uns das Schnitzel auf dem Teller kleinschneiden und unsere aufgeschlagenen Knie verpflastern, übertragen sie bei allen Erziehungsversuchen ihre eigenen Ansichten und Vorurteile auf ihre Sprösslinge. Zum Teil sind es ganz subtile Dinge, zum Beispiel die Auswahl der Sockenfarbe in der Babyabteilung oder die alljährlichen Weihnachtsgeschenke.

Die Wahrscheinlichkeit, dass ein Mädchen von der Verwandtschaft einen Fußball oder ein fernsteuerbares Spielzeugauto geschenkt bekommt, ist nach wie vor wesentlich geringer als bei einem Jungen. „Ja, aber Mädchen mögen solche Sachen ja auch gar nicht!" – So? Tun sie das? Als ich noch ein kleiner Stumpen war, war das Fußballspielen mit meinem Vater immer ein kleines Highlight und ich hätte gerne die eine oder andere Barbie gegen eine Carrera Rennbahn getauscht.

Genauso gibt es Jungs, denen das Spielen mit Autos total auf den Senkel geht und die gerne mit Puppen spielen – sofern man sie mit solchem Mädchenkram spielen lässt. Den Söhnen, die gerne mit Puppen spielen oder schon als Kind Wert auf ihre Kleidung legen, werden viel zu gerne voreilig homosexuelle Züge angedichtet.

Doch durch unsere Wünsche und Ansprüche an unseren Nachwuchs bestärken wir sie in der Annahme, dass sich ihr Verhalten in eine vorgegebene Ordnung einfügen muss. Wir erzeugen schon früh gewisse Blasen um unsere Kinder herum, in denen sie sich nach dem geltenden Klischeerecht bewegen dürfen. Deshalb ist es auch nicht selbstverständlich, dass Mädchen mit den Jungs zusammen Fußball spielen und Jungs haben sich im Gegenzug nicht in der Puppenküche der Mädchen einzumischen.

Dass diese Grenzen der Verfügbarkeit von Spielsachen das Verhältnis zwischen Kindern beeinflussen kann, ist die eine Sache. Eine ganz andere Dimension nimmt diese Geschlechtertrennung im Kinderzimmer aber an, wenn die Kleinen sich später für ihren Traumberuf entscheiden müssen. Inwieweit das Spielen mit Puppen die Präferenz für sozialmotivierte Berufe fördern kann, sei vorerst dahingestellt. Und doch ist es auffällig, dass es beispielsweise mehr weibliches Pflegepersonal und Grundschullehrerinnen gibt.

Auf der anderen Seite sind in bestimmten Studiengängen vorwiegend Männer eingeschrieben – „Im ganzen Hörsaal keine Frau, ich studier' Maschinenbau!" ist ein schönes Beispiel für studentische Poesie, die offenkundig diese Missstände an deutschen Universitäten anprangern möchte. Denn dieses Ungleichgewicht entsteht keineswegs deshalb, weil sich nur Männer für Technik interessieren und begeistern können. Vielleicht liegt es ja mitunter daran, dass vielen Frauen der Bezug zu solchen Disziplinen fehlt – ein Bezug, den sie eventuell schon als Kind mit einem Elektro-Baukasten hätten herstellen können.

Eine Umfrage der Firma LEGO (2009) mit 2000 Personen in England legte den Schluss nahe, dass man bereits anhand des Lieblingsspielzeugs Tendenzen ablesen könne, in welchem Bereich Kinder später ihren Beruf wählen werden. Menschen mit ausgeprägten Fähigkeiten zur Problemlösung, wie sie beispielsweise im Bankensektor oder in der Buchhaltung gefordert sind, bevorzugten laut dieser Umfrage als Kind Brettspiele und Puzzles. Im Marketing beschäftigte Personen favorisierten kreative Spielsachen wie Knete oder Malspiele. Lehrer und Pflegekräfte gaben an, als Kind am liebsten mit Puppen oder Spielfiguren gespielt zu haben.

Kinder lernen ihre Neigungen und Vorlieben nirgends besser kennen als bei der Auseinandersetzung mit ihrer Umwelt. Das Spielen liefert Kindern die notwendige Grundlage, um Erfahrungen zu sammeln und sich Fertigkeiten anzueignen, die sie später in der Schule und bei ihrer Berufswahl benötigen werden. Sie stärken im Spiel mit verschiedenen Spielsachen beispielsweise ihr Selbstbewusstsein, sich mit neuen Dingen und Situationen auseinandersetzen zu können.

Deshalb ist es auch wichtig, ihnen so wertefrei wie möglich eine große Vielfalt an Spielangeboten zur Auswahl zu stellen, damit sie ihre Talente nicht in einer geradlinig vorgegebenen, stereotypen Welt suchen müssen, die hauptsächlich den Vorstellungen ihrer Eltern entsprechen soll.

Natürlich ist die Wahl des Spielzeugs nicht allein ausschlaggebend für die Entwicklung eines modernen Bewusstseins für das Rollenverhältnis zwischen Männern und Frauen. Ob aus dem Sohnemann später ein potenzielles Chauvischwein oder ein Frauenversteher wird, liegt selbstverständlich nicht ausschließlich in den Händen der lieben Eltern. Die Einstellung der Bezugspersonen zu bestimmten Geschlechterklischees ist aber vor allem in den ersten Lebensjahren ein wichtiger Faktor, wenn es um die Entwicklung der Beziehung zu den eigenen Emotionen und der eigenen Männlichkeit geht.

4.1.1 Die Rolle des Vaters

In der klassischen Familienkonstellation ist – aus finanziellen Gründen – die Mutter die erste Bezugs- und Ansprechperson für die Kinder. Sie verzichtet auf ihre berufliche Weiterentwicklung und steckt in der Karriereplanung zurück, um den Kindern nach der Schule das Mittagessen auf den Tisch zu stellen. Wenn Papi abends von seiner besserbezahlten Arbeit nach Hause kommt, ist der Nachwuchs vielleicht schon bettfertig oder sanft entschlummert.

Es herrscht somit ein klares Ungleichgewicht, wenn es um das Erleben väterlicher und mütterlicher Zuneigung geht. In einem solchen Matriarchat bekommen Kinder also deutlich mehr Erziehungs-Input vom weiblichen Elternteil als vom seltenen „väterlichen Gast". Hinzu kommt, dass in KiTas und Grundschulen vorwiegend Betreuerinnen das Zepter in der Hand halten, ein gleichgeschlechtlicher Ansprechpartner fehlt den Jungen meist völlig.

In der kindlichen Entwicklung kann man beobachten, dass schon ab einem Alter von drei Jahren sehr klar zwischen Mann und Frau unterschieden werden kann und wird. Das direkte Vorbild für „typisch weiblich" sind dabei die Mutter oder die KiTa-Betreuerinnen. Sie werden von den Mädchen ganz genau beobachtet: Wie verhält sich ihr Vorbild im Alltag? Was tut oder was tut es nicht? Wie reagiert es in verschiedenen Situationen?

Da der größere Teil der Bezugspersonen weiblich ist, bekommen Mädchen ein sehr facettenreiches Bild von Frauen und verschiedene Entwicklungsmöglichkeiten aufgezeigt. Eine Frau kann Piercings tragen und gerne Kuchen backen, sie kann Bier trinken und Socken stricken, sie kann Fußball mögen und trotzdem gerne Soaps anschauen – Es gibt dabei heutzutage kaum widersprüchliches Verhalten.

Die Mädchen haben ein sehr konkretes Bild von Optionen für weibliche Verhaltensweisen, weil sie ihnen tagtäglich vorgelebt werden – so lautet zumindest die Theorie der US-amerikanischen Psychologen William Betcher und William Pollack (1993). Sie können sich nach Belieben jeden Tag neu orientieren und über ihre Beziehungen zu den weiblichen Bezugspersonen ihre eigene Identität finden.

Für Söhne ist es in diesem Szenario schwerer, einen Bezug zur eigenen „Männlichkeit" herzustellen, weil einerseits der direkte Vergleich zwischen verschiedenen Männern nur selten gegeben ist – wann sind Kinder schon mal mit mehreren Männern gleichzeitig im Raum? Zum anderen sind die Situationen im Alltag der Kinder sehr limitiert, in denen sie sich etwas von einem Mann abschauen können.

Das führt unter Umständen dazu, dass sie einen *indirekten* Vergleich anstellen: „Was eine Frau macht, ist weiblich. Um männlich zu sein, muss ich anders sein als eine Frau." Das ist vom Grundgedanken her erstmal ziemlich clever für so einen kleinen Kerl. Das bedeutet aber auch, dass Söhne sich eines Tages von ihrer frühesten Bezugsperson, ihrer Mutter, abgrenzen müssen. Anstatt wie die Mädchen einen hell leuchtenden Orientierungspunkt zu haben, schließen sie einfach nur die Augen und stehen ratlos in der Dunkelheit. Sie können nicht sagen „so sind Männer", sondern nur „so sind Frauen, also sind Männer so nicht".

Und was weibliche Bezugspersonen vor allem sind, ist emotional präsent. Die Mutter tröstet uns, wenn wir mit dem Gesicht voraus vom Fahrrad gefallen sind, sie nimmt uns in den Arm, wenn wir Zuneigung brauchen. Aber irgendwann wird es für die Söhne schwierig, sich auf diese gefühlsbetonte Beziehung zur Mutter einlassen zu können: Das beißt sich mit den coolen Superhelden aus dem Fernsehen oder mit dem Bild, dass sie vom Vater haben.

Der Vater sieht sich oft entweder nicht in der Lage oder nicht in der Verpflichtung, den Kindern die gleiche Zuneigung zukommen zu lassen wie die Mutter – vielleicht hat er es in seiner Kindheit ja auch genauso erlebt. Dass er am Leben seiner Kinder auf einer „weniger" emotionalen Ebene teilnimmt, macht ihn nicht zu einem schlechten Vater. Doch der Unterschied im Umgang mit den Sprösslingen macht es für den Sohn nicht gerade einfacher, eine Verbindung zu den eigenen Gefühlen aufzubauen.

Gleichzeitig vertreten ironischerweise auch viele Väter die Ansicht, dass ihre Jungs sich emotional gar nicht so stark an sie binden sollten. Nichts ist gefürchteter als das Gespött von anderen Vätern, dass das Muttersöhnchen am Rockzipfel der Mama hängt. Die Erziehung zielt schon frühzeitig darauf ab, dass Söhne Unabhängigkeit und Stärke lernen müssen, wohingegen die Töchter noch sehr lange unter dem bedingungslosen Schutz der Eltern stehen und mehr Zuwendung und Fürsorge erfahren.

Das hört sich weit hergeholt an? Schon im Kindergartenalter weiß unser Nachwuchs ganz genau, dass echte Männer nicht weinen dürfen, schreibt Ursula Nuber in ihrem Buch „Wer bin ich ohne dich?":

„Aggression und Ärger darf ein Mann zeigen, aber ansonsten sind Gefühle etwas für Schwächlinge und Mädchen" – das ist die Quintessenz unserer westlichen Erziehung, die nach nur drei Jahren Früchte getragen hat. Warum wundert es uns also so sehr, dass Männern das Zugeständnis an ihre eigene Verletzlichkeit so schwer fällt, bzw. warum Frauen auf solche emotionalen Momente so herablassend reagieren können?

Für viele Männer werden diese scheinbaren Gesetzmä-
ßigkeiten im Laufe des Lebens zu erdrückend und lösen
nicht selten Sinnkrisen aus. Andere klammern sich an ihre
gefühlsbeschnittene Rolle und versuchen sich selbst mit
Macho-Gehabe zu bestätigen – das Abwerten von Frauen in
Beruf und Alltag ist im Endeffekt doch nichts anderes als
ein seelisches Armutszeugnis für den Mann.

Diese innere Haltung kann natürlich auf viele Bereiche
des Lebens Auswirkungen haben: Die Angst davor, eine Beziehung zu einem anderen Menschen einzugehen, die den
Mann wieder in eine unmännliche, emotionale Abhängigkeit zwingt. Oder die scheinbare Freude daran, seine Arbeitskollegen zu schikanieren, um seine Machtposition zu
demonstrieren. Oder Probleme nicht im Gespräch, sondern
mit Fäusten zu lösen.

Solche „typisch männlichen" Verhaltensweisen können
zum Teil Ausdruck des unverstandenen kleinen Jungen
sein, der zu früh „Nein" zu seiner eigenen Gefühlswelt sagen musste. Und anstatt dass wir es seltsam finden oder uns
wundern, warum Mädchen so anders mit ihren Emotionen
umgehen als Jungs, akzeptieren wir es wie ein Naturgesetz.
Ja mei, Männer halten halt nichts von Gefühlsduselei. Die
kapieren nicht, wie man aus allem so ein Drama machen kann.

Komischerweise fühlen sich aber nicht nur die Frauen
von den Männern unverstanden, wenn es um Gefühle und
Bedürfnisse geht. Auch Frauen können in Bezug auf Männer ein Einfühlungsvermögen haben wie ein Bagger im
Blumenbeet. Wie kommt es, dass das feinfühlige Geschlecht
nicht bemerkt, dass Männer auch andere Gefühle haben
können als Freude und Wut?

4.1.2 Was wir von Männern erwarten

Beispiel

Die Männer zogen meiner Meinung nach eindeutig als Verlierer ins 21. Jahrhundert ein – zumindest, wenn es um die Aufmerksamkeit der Öffentlichkeit geht. Aktuell dreht es sich meist doch nur um das unverstandene und benachteiligte weibliche Geschlecht, das in seiner Selbstverwirklichung von den Männern ausgebremst wird. Zu lange mussten die Frauen in den letzten Jahrtausenden (!) zurückstecken und gegen viele Widerstände in der männerdominierten Geschäftswelt ankämpfen, um mehr als nur Hausfrau und Mutter sein zu können.

Tipp

Noch bis weit hinein ins 20. Jahrhundert hatte der Mann aber auch in Deutschland rechtlich gesehen die Hosen an. Bis 1958 war der Mann in allem der Bestimmter, durfte sogar den Arbeitsvertrag seiner Frau ohne deren Zustimmung kündigen. Erst seit 1962 können Ehefrauen ein eigenes Bankkonto eröffnen. 1969 wurden verheiratete Frauen dann erstmals als geschäftsfähig anerkannt. Ab 1977 dann konnten Frauen auch ohne Zustimmung ihres Mannes arbeiten gehen. Und schon 2004 kam die erste Frau in den Vorstand eines TOP-30-Dax-Unternehmens. Sie sehen also: Die Position des Mannes in der Hierarchie bröckelt unaufhörlich, seit die Frau in Deutschland im Jahre 1918 das Wahlrecht erhalten hat.

So weit zurück müssen wir gar nicht gehen. Es ist der 27. November 1990. Ein kalter Dienstag, 10:00 Uhr, Bundesgericht Bern, großer Saal: sieben Richter beraten. Um 13:20 Uhr fällt die Entscheidung. Einstimmig. Frauen in Appenzell-Innerrhoden dürfen wählen. Ein halbes Jahr vorher hatte die Landsgemeinde noch gegen das Frauenwahlrecht gestimmt. Die letzte offizielle Männerherrschaft in Europa ist gefallen.

Auch heute noch werden sie im Berufsleben benachteiligt und auch gerne mal nicht für voll genommen, die Frauenquote macht sie gerne nur zur „Quotenfrau". Aber nach und nach wendet sich das Blatt, jetzt wird mit den Männern abgerechnet, die ihnen so lange Unrecht getan haben: „Der Mann" ist ihr Gegenspieler in diesem Kampf um Gleichstellung und Gerechtigkeit. Aber wer ist „der Mann" eigentlich? Und warum ist er der Gegenspieler und nicht der Mitspieler?

Was denken wir von Männern, was erwarten wir von ihnen? Und gegen welchen Stereotyp „Mann" kämpfen Frauen eigentlich?

Ein paar Beispiele für das Bild, dass wir von Männern gerne zeichnen:

Beispiel

Männer legen weniger Wert auf eine feste Beziehung als Frauen. Solche Bindungen und Verpflichtungen sind ihnen lästig, sie möchten lieber ihren Freiraum und sich alle Möglichkeiten offen lassen.

Diesem Punkt muss ich widersprechen. „Männer prahlen mit ihrer Potenz, Frauen halten sich da eher bedeckt – in Umfragen zu ihrem Untreueverhalten neigen darum Männer eher zum Übertreiben, Frauen dagegen untertreiben etwas", so Dr. Wolfgang Krüger. Wenn man das berücksichtige, schreibt er in „Das Geheimnis der Treue", dann stehe es fifty-fifty: die Hälfte aller Männer und Frauen sei schon einmal fremdgegangen. Hält die Affäre länger als ein Jahr, dann entscheiden sich 55 % der Frauen für ihren Liebhaber, aber nur 25 % der Männer laufen zu ihrer Geliebten über. Fremdgehen an sich ist also laut Krüger bei beiden Geschlechtern verbreitet, nur Frauen sind in der Regel ein wenig entscheidungsfreudiger. So gehen mittlerweile 60 % aller Trennungen auch von Frauen aus, die wohl eher den Mut haben, die Reißleine zu ziehen (Seitensprung Fibel 2015).

> **Beispiel**
>
> Männern geht es vor allem darum, beruflich erfolgreich zu sein. Ihre Selbstverwirklichung findet auf den Sprossen der Karriereleiter statt.

> **Tipp**
>
> Das stimmt auch nicht immer. Gerade auch in Bezug auf die Frauenquote holen Frauen auf. Es gibt auch immer mehr und mehr Männer, die in Vaterschutzurlaub gehen. Das war vor 10 Jahren undenkbar. Nach dem „Väterreport" des Bundesministeriums für Familie, Senioren, Frauen und Jugend aus dem Jahr 2018 geht inzwischen jeder dritte Vater in Elternzeit!
>
> Ach übrigens: Fällt Ihnen hier etwas auf? Das Ministerium ist nach seinem Namen zwar für Frauen zuständig, aber was ist eigentlich mit den Männern?

> **Beispiel**
>
> Zum Ausgleich nach einem harten Arbeitstag haben sie ihre Leidenschaft für Sport oder Autos oder Bier, die sie mit gleichgesinnten Männern teilen, und die Familie hat nebenbei zu funktionieren. Mit der Frau, die den ganzen Haushalt schmeißt und sich um den Familienkram kümmert, möchte er auf keinen Fall tauschen.

> Auch das hat sich massiv geändert. Schön waren diese alten Zeiten noch, aber heute steht bei den meisten Männern nach Feierabend erst einmal Familie auf der Tagesordnung. Auch hier zeigt der „Väterreport" 2018, dass inzwischen das Modell „Beide arbeiten Vollzeit und teilen sich die Familienarbeit" bei immerhin 44 % der Männer angekommen ist. Bei den 18–34 jährigen schon zu 54 %.

Beispiel

Läuft etwas nicht nach Plan, ist ein Mann nicht verzweifelt oder hilflos, sondern reagiert wütend und gereizt.

Männer haben auch dazugelernt. Wir leben heute in einem Bewusstseinzeitalter. Wir Männer haben gelernt unserer Emotionen und Gefühle zu kontrollieren. Die meisten wenigsten.

Beispiel

Und dass er sich an den Jahrestag erinnert oder weiß, was das Lieblingsfach seines Sohnes in der Schule ist, verlangt ja eh keiner von ihm, er ist eben nur ein Mann.

Das stimmt allerdings und hier muss ich Ina Recht geben. Selbst ich gebe zu, es nach acht Jahren Partnerschaft noch immer nicht auf die Reihe zu bringen, wann jetzt definitiv unser Jahrestag ist.

Beispiel

Für den Mann muss nur der Rubel rollen und das Bier muss gekühlt sein. Und das ist so ziemlich alles, was er vom Leben erwartet – oder?

Nicht ganz, ab und zu darf es auch ein Glas Wein sein. Vielleicht auch mal ein saftiges Steak oder eine Zigarre.

Vermutlich kennt jeder einen Mann, auf den eine oder mehrere dieser Aussagen passen bzw. zu passen scheinen. Ganz oberflächlich betrachtet, scheinen solche Ansichten ja auf unser Männerbild zuzutreffen: Wir gehen oftmals einfach davon aus, dass der Mann die familiären Aufgaben nur zu gerne abgibt oder dass er nicht zwangsweise eine Familie braucht, um glücklich zu sein. Auch echte Freunde, mit denen man über den Stress in der Arbeit oder Kummer sprechen kann, halten Männer für vielfach überbewertet. Wir gehen davon aus, dass Männer all das gar nicht brauchen.

Und das ist unser großer Fehler!

Auf dem 3. wissenschaftlichen Männerkongress an der Heinrich-Heine-Universität in Düsseldorf im September 2014 wurde über die seelische Gesundheit von Männern und Jungen diskutiert: „Die männliche Identitätsentwicklung ist aus psychoanalytischer, entwicklungspsychologischer und psychohistorischer Sicht strukturell komplex und konflikthaft", erklärte der Initiator des Männerkongresses, Prof. Dr. Matthias Franz, „Hieraus resultiert eine Anfälligkeit für identitätsstabilisierende Verhaltensmuster und Rollenstereotype, die häufig dysfunktionale und schwer gesundheitsschädigende Auswirkungen nach sich ziehen" (Meinschäfer 2014).

> Wow, diesen Satz musste ich dreimal lesen.

Mit anderen Worten: Männer haben es nicht leicht. Deswegen sind sie auch anfällig dafür, sich in stereotype Verhaltensweisen zu flüchten. Dabei leiden sie selbst unter den ihnen zugeteilten Aufgaben und Verantwortungen und schämen sich dafür, wenn sie ihre Rolle nicht erfüllen können. Zum Abschluss des Kongresses wurden elf Thesen und Forderungen von den Teilnehmern formuliert, wie die

Männergesundheit, körperlich und psychisch, gesteigert werden könnte (Meinschäfer 2014).

Diese Thesen sprechen vor allem vorurteilsbehaftete Bereiche wie Stresserkrankungen, Aggressivität von Jugendlichen und Depression, aber auch Sexualstörung und Gewalt gegen Männer an und verlangen einen sensibleren Umgang mit diesen Problemen. Die Kongressteilnehmer verlangen zur Lösung dieser Probleme u. a. einen erleichterten Zugang zu präventiven Maßnahmen wie Stresspräventionsgruppen speziell für Männer, geschlechterneutrale Diagnoseverfahren bei Depressionspatienten und AD(H)S, sowie eine bessere emotionale Verfügbarkeit von männlichen Bezugspersonen in Kindheit und Jugend.

Walter Hollstein (2015), Männerforscher und Gutachter des Europarates für Männerfragen – ja, den gibt es tatsächlich –, schildert in der 40. Ausgabe der PSYCHOLOGIE HEUTE compact auch folgende Situationen: Beratungsstellen für Männer schlagen schon seit längerem Alarm, dass Männer unter dem Mangel an Freundschaften und sozialen Kontakten leiden und immer häufiger über emotionale Probleme klagen. Männer leiden ebenso häufig an Depressionen wie Frauen, nur werden die Symptome bei Männern oft nicht oder erst spät erkannt. Das liegt mitunter daran, dass eine hohe Stressbelastung als Herausforderung gesehen wird, der Mann einfach standhalten muss.

Eine solche Stressbelastung kann für Kinder und Jugendliche beispielsweise eine Scheidung der Eltern sein. Eine unzureichende Unterstützung der Jungen kann fatal für die Entwicklung der psychischen Gesundheit sein. Vor allem diese „starken und unabhängigen" Jungs leiden häufiger unter Übergewicht, rauchen vermehrt und haben neben Schlafstörungen auch sogenannte Hyperaktivitätsprobleme. Da diese Entwicklungen zum einen wenig thematisiert werden, zum anderen gerne auch als typisches Verhalten von einem heranwachsenden Halbstarken abgetan werden, bekommen diese Jugendlichen auch im fortgeschrittenen Erwachsenenalter vermehrt Depressionen.

Was sagt uns das alles? Vielleicht, dass Männer gar nicht so simpel gestrickt sind, wie wir ihnen gerne unterstellen? Schließlich denkt man bei dem Begriff „*Midlife Crisis*" zuerst an den Mann Mitte 40, und nicht etwa an eine Frau. Dass Männer in diesem Alter gerne größere oder kleinere Krisen durchlaufen, in denen Sportwagen und weit jüngere Frauen interessant werden, ist für uns schon völlig normal.

Jetzt müssten wir nur noch verstehen, dass sich Krisen nicht von heute auf morgen entwickeln, sondern dass da schon vorher einiges falsch gelaufen sein muss. Warum ist es manchmal so schwierig, das zu verstehen?

Nun, vielleicht hängt es damit zusammen, dass wir manche Aspekte unserer stereotypen Erwartungshaltung an den Mann ganz angenehm finden und uns von ihnen auch gar nicht trennen wollen. Der Mann als Fels in der Brandung, den nichts aus der Ruhe bringt und der wie eine Maschine funktionieren kann, ist eben unglaublich praktisch. Diese Maschine „Traummann", die es Frauen ermöglicht, schwach zu sein und sich trotzdem geborgen zu fühlen. Mit einer Schulter, an die man sich immer anlehnen kann, und dem schützenden Arm, den er um Frauen legen kann – welches Mädchen träumt denn nicht davon, einen solchen Freund zu haben? Ein Mann für alle Fälle eben.

Er ist stark und behält den Überblick, hat immer eine Lösung parat, küsst uns aus dem verwunschenen Schlaf wach und sieht dabei auch immer gut aus – wie der Superheld aus dem Fernsehen, mit dem sich auch die kleinen Jungs schon identifizieren wollen. Dass auch er sich gerne einmal an einer Schulter ausweinen oder seine Ratlosigkeit zugeben möchte, wird mit unserem rosaroten Besen unter den Märchenwaldteppich gekehrt.

Wir wollen diesen Mann, der nie Sorgen hat. Damit wir uns ganz auf unsere eigenen Sorgen konzentrieren können und ganz emotional sein können, wie wir es als Mädchen gelernt haben. Wo kämen wir denn da hin, wenn auf einmal die Frauen, die sich im (beruflichen) Alltag schon behaupten müssen, auch noch für ihre Männer stark sein müssten?

Aber, meine Damen, diese Rechnung wird so aber leider nicht aufgehen. Männer wurden nicht gemacht, um uns zu beschützen und auf Händen zu tragen. Sie wurden nicht gemacht, damit wir uns über ihre männlichen Eigenarten aufregen können. Sie wurden auch nicht gemacht, um uns zu diskriminieren und auch nicht, damit wir gegen sie arbeiten können. Sie erfüllen also keinen frauenbezogenen Zweck. Sie wurden auch nicht gemacht, um ihr festgefahrenes Rollenbild in der Gesellschaft zu verteidigen und von Generation zu Generation weiterzuvererben, oder um Fußball gut zu finden. Sie erfüllen also auch keinen männerbezogenen Zweck.

Die Frage ist: Erfüllen sie einen selbstbezogenen Zweck? Können sie sich in diesem starren Konstrukt, das wir um sie herum aufbauen, selbst verwirklichen? Oder stürzen sie alle nacheinander in eine Identitätskrise?

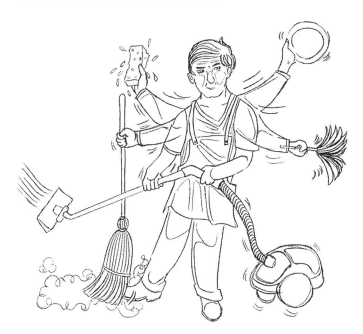

4.2   Der neue Mann

Das Dilemma des Mannes ist uns wahrscheinlich langsam klar geworden. Vor allem in den letzten 20 Jahren haben sich die Anforderungen an ihn weiter gesteigert und der neue Mann gerät in einen Zwiespalt: Einerseits kommen wir von dem Bild des Ernährers, des karriereverliebten Geldverdieners nicht so ganz los. Er soll der knallharte, durchsetzungsstarke Geschäftsmann sein, der beruflich erfolgreich ist und ganz klassisch die Familie ernährt, der sich allen Herausforderungen stellt und seinen Mann steht.

Andererseits hat er neuerdings auch ganz gegensätzliche Anforderungen zu erfüllen. Er soll sich gleichzeitig aktiver im Familiengeschehen einbringen – im Haushalt trauen die Frauen ihren Männern nach und nach auch so anspruchsvolle Tätigkeiten wie Wäsche waschen und Abendessen kochen zu. Wobei: Ist Ihnen eigentlich schon einmal aufgefallen, dass die überwiegende Zahl bekannter (Fernseh-)Köche männlich ist?

Zudem sollen Männer auch einfühlsam und verständnisvoll sein, emotional verfügbar und die Interessen seiner Familie über alles andere stellen."

Dass alle diese Ansprüche an den Mann nicht so leicht in einem 24-Stunden-Tag Platz haben, ist verständlich. Schließlich ist es nicht leicht, nach einem harten Arbeitstag völlig entspannt nach Hause zu kommen und dem ganz normalen Alltagswahnsinn ruhig und gelassen zu begegnen. Und das hat erst einmal nichts mit dem Geschlecht zu tun, sondern betrifft Frauen und Männer gleichermaßen.

Trotzdem wird von Männern vermehrt verlangt, dass sie das alles unter einen Hut bekommen. Ein Mann, der sich nicht am sozialen Leben seiner Familie beteiligt, den Kindern auch mal das Pausenbrot macht und in Elternzeit geht, hat den Trend eindeutig verpasst. Obwohl es ihnen nach wie vor schwer gemacht wird, die ausgetretenen Pfade der Generationen von Männern vor ihnen zu verlassen und den Beruf an zweite Stelle zu schieben.

Matthias Franz (2015), Professor für Psychosomatische Medizin und Initiator des Männerkongresses an der Heinrich-Heine-Universität in Düsseldorf, formulierte es in der PSYCHOLOGIE HEUTE compact sehr treffend: „Bitte schön lächeln, aber nicht schwächeln."

Natürlich soll das nicht heißen, dass Frauen sich nicht in demselben Spannungsfeld zwischen Familie und Beruf befinden. Frauen haben es nach wie vor bei Weitem schwerer, einen Fuß in die Karrieretür zu bekommen und trotz Familienwunsch beruflich erfolgreich zu bleiben. In den letzten Jahrzehnten wurden schon viele Zugeständnisse an Mütter gemacht, die den Anschluss im Beruf nicht verlieren wollen, darunter betriebseigene Kinderbetreuungsstätten und diverse Teilzeitmodelle. Die Wichtigkeit von der Vereinbarkeit von Kind und Karriere für Mütter wird in unserer Gesellschaft zum Glück immer stärker hervorgehoben.

Doch wie sieht es mit der Vereinbarkeit von Kind und Karriere für die Väter aus? Wie kann ein Mann weiterhin als Besserverdiener die Finanzen der Familie sichern und sich trotzdem aktiver am Haushalt und an der Kindererziehung beteiligen?

Ein weiteres Thema, das den neuen Mann und unsere Gesellschaft schon heute beschäftigt und noch viel beschäftigen wird: Wie bereits angesprochen, leiden die meisten Männer unter der emotionalen Gleichgültigkeit, mit der ihnen im Alltag begegnet wird und vor allem im Bereich der gesundheitlichen Fürsorge kommen die Männer zu kurz. Männer haben allgemein eine um bis zu fünf Jahre geringere Lebenserwartung als Frauen. Die Gründe hierfür sind vielfältig und legen alle den Schluss nahe, dass die Herren bei der Gesundheitsvorsorge definitiv zu kurz kommen:

Männer neigen häufiger als Frauen zum Missbrauch von Drogen wie Alkohol und Nikotin, was eine Vielzahl von schweren Krankheiten nach sich ziehen kann. Häufig sind seelische Probleme, wie übermäßiger Stress und Depressionen, die Ursache für diese ungesunde Lebensweise. Da solches „Gefühlszeugs" aber immer noch den Frauen vorbehalten ist, kommt die innere Überforderung des männlichen Geschlechts zu oft gar nicht zur Sprache. Betroffene Männer ziehen es lieber vor, ihre Sorgen zum Beispiel sprichwörtlich in Alkohol zu ertränken – und fügen ihrem Körper dadurch auf Dauer schwerwiegende Schäden zu.

Ein anderer Grund ist, dass Männer oftmals ein allgemein geringeres Bewusstsein für die eigene Gesundheit entwickeln – für manche Kerle ist selbst das welke halbe Salatblatt auf dem fettigen Fast Food Burger ein Zeichen für ihre ausgewogene und gesunde Ernährung. Die Auseinandersetzung mit dem eigenen Körper und seinen Bedürfnissen blocken Männer größtenteils ab – unmännlich! Vor allem in der kalten Jahreszeit fällt mir das immer dann auf, wenn ich die rissige Haut an den Händen meines Freundes anschaue. Andererseits: Gerade im Winter sind auch Frauen nicht unbedingt immer sehr gesundheitsförderlich unterwegs. Denken Sie nur an junge Mädchen, die bei −15° zwar brav Mütze, Handschuhe, Schal und Daunenjacke tragen – dafür aber bauchfrei unterwegs sind. Wie viele Männer kennt man schon, für die die Körperpflege nicht nur aus Zähne putzen besteht? Oder die im Zweifel dem gemischten Salat statt dem saftigen Rindergulasch den Vorzug geben?

Männern fehlt zu oft der Zugang zur eigenen Körperwelt. Vielleicht verstehen sie sich so, dass sie wie eine Maschine zu funktionieren haben und ihr Körper nur ein Mittel zum Zweck ist. Wer aber die Gebrauchsanweisung für die Maschine nicht kennt und sie nicht entsprechend wartet und pflegt, kann auch keine Garantieansprüche erheben, wenn die Einzelteile irgendwann den Geist aufgeben.

Gebrauchsanweisung? Aber bitte, welcher Mann braucht schon eine Bedienungsanleitung! Ein Mann kann das bei technischen Geräten ohne – also auch beim Körper. Da könnte man(n) ja auch auf die Idee kommen, nach dem Weg zu fragen, wenn man(n) sich verfahren hat. Völlig undenkbar und abstrus!

Doch es gibt eine Ausnahme, bei der sich Männer meistens ganz bewusst mit ihrer Ernährung auseinandersetzen: Wenn es um Muskelaufbau geht! Dann wird auf einmal minuziös darauf geachtet, wie viel Liter Proteinshake man pro Tag in sich hineinschütten muss. Mit diesem Körperkult reduziert sich ein Mann viel zu sehr allein auf sein Äußeres, das kraftvolle Muskelwerk, das seine Organe zusammenhält.

Dass die inneren Werte wichtiger sind als alle Äußerlichkeiten, bekommen vor allem junge Mädchen gesagt, die sich von den superschlanken Models im Fernsehen beeindrucken lassen. Doch diese Nachricht muss genauso an die jungen Männer herangetragen werden, die sich ebenso an (zweifelhaften) männlichen Schönheitsidealen messen und gemessen werden.

Deshalb hier eine Botschaft an all die Muskelberge: Auch Frauen sind sich dessen bewusst, dass nicht jeder Mann wie ein Unterwäschemodel aussehen kann. Die inneren Werte sind außerdem nach wie vor ein viel entscheidenderer Faktor in der Partnerschaft als eine dicke Geldbörse und Schönheit – knapp ein Drittel der Frauen in Deutschland geben an, dass Bildung die wichtigste Eigenschaft an einem Partner ist – vor beruflichem Erfolg und äußerlichen Merkmalen. Und es kommt noch besser: Mehr als die Hälfte der befragten Frauen schätzen paradoxerweise an ihrem Partner vor allem die emotionale Intelligenz, mit der sich viele

Männer so gar nicht identifizieren können. Aber könnte mir bitte mal jemand erklären, was dies „emotionale Intelligenz" eigentlich genau ist?

Das heißt also, dass Männer, die sich rein auf ihr Äußerliches und ihre berufliche Leistung fokussieren (oder reduzieren), gar nicht als besonders attraktiv wahrgenommen werden. Denn Frauen möchten vor allem auf einer Ebene mit ihrem Mann kommunizieren und Emotionalität teilen können. Es scheint also an der Zeit zu sein, dass die Männer aufbrechen, um sich von den festgefahrenen Vorstellungen vom Mannsein loszulösen und sich trauen, sich neu zu erfinden. Aber wie kann das gelingen? Wie schaffen wir es, dass Männer sich ihren inneren Qualitäten bewusster werden? Und wie viel Spielraum zur persönlichen Entfaltung haben Männer denn eigentlich?

Komisch: Wenn ich als Mann sage, dass mir die inneren Werte einer Frau wichtiger sind als ihr Äußeres, was bekomme ich da zu hören!? Dinge wie „Das behaupten sie alle!" oder „Wer's glaubt, wird selig!"

Und: Wie sollen wir Männer damit umgehen, wenn die Damen schmachtend am Fernseher festkleben, wenn Typen wie Brad Pitt, Geroge Clooney, Magic Mike oder die Chippendales halbnackt über den Bildschirm flanieren? Entschuldigung, ich vergaß: Es geht ja nur um die inneren Werte.

Tipp

Das kommt auf die Frau an, die den Mann führt. Da fällt mir natürlich ein alter Spruch ein.

Mann: „Ich habe zuhause die Hose an."
Frau: „Aber ich sage, welche Hose du anziehst."

4.2.1 Was Männer heute alles dürfen

Genauso wie Frauen, die sich viele Privilegien mühsam erkämpfen müssen – vom Wahlrecht bis zur Führungsposi-
tion – müssen auch die Männer ihren eigenen Kampf gegen
die Vorschriften des Rollenbildes austragen. Sie möchten
sich nicht nur gesellschaftskonform weiterentwickeln, sondern auch eigene Wege gehen und sich neu erfinden.

Das wird von manchen Seiten zwar mit Skepsis beäugt,
so wie bis vor wenigen Jahren noch der Einzug der Frauen
in die Spitzenpositionen großer Firmen und Verbände. Wie
seltsam war es, als Angela Merkel, Altkanzler Kohls „Mädchen", zu Deutschlands Bundeskanzlerin gewählt wurde?
Doch allmählich werden sogar männliche Skurrilitäten, die
sich aktiv gegen den Aufstieg auf der Karriereleiter entscheiden und lieber Hausmann sein wollen, immer weniger
ungewöhnlich.

Da heben wir es schon wieder: „Männliche Skurilitäten"
wie der Hausmann. So sieht es also auch die Frau!

Männer dürfen und sollten sich viel mehr ausprobieren.
Was ist so seltsam daran, wenn ein Mann beispielsweise
Kindergärtner oder Balletttänzer werden möchte? Wieso
sollte er für diese Aufgabe nicht genauso qualifiziert sein
wie die 99 % der weiblichen Kollegen?

Wie schon gesagt: Allein in Deutschland gibt es etwa
20.000 männliche Erzieher in Kindertagesstätten (Cremers
und Krabel 2015). Für die Kinder ist diese Entwicklung
großartig, weil dadurch eine geschlechterneutrale Erziehung gefördert wird. Für die Männer ist es wiederum gar
nicht leicht, unter dem wachsamen Blick der besorgten
Mütter zu bestehen. Sie müssen sich auf einem ganz anderen Niveau als ihre weiblichen Kollegen bewähren und sind
mitunter Anfeindungen von Frauen und Männern ausgesetzt.

Doch auch wenn die Erfahrungen für Männer, die in dieser Hinsicht aus der Reihe tanzen, im Alltag noch nicht immer positiv sind: Im Allgemeinen wird ein Zuwachs an männlichem Fachpersonal in sozialen Berufen von der Gesellschaft befürwortet. Schon im Jahr 2010 befürworteten 56 % der Eltern die steigende Zahl an männlichen KiTa-Betreuern (Cremers und Krabel 2015). In den letzten Jahren tun sich für Männer jetzt immer mehr Möglichkeiten auf, das Geflecht aus Rollenklischees zu verlassen und ihr Umfeld mit „exotischen" Berufswünschen zu überraschen.

Auch für die Familienväter hat sich in den letzten Jahren einiges verändert. Vor 20 Jahren war es für Männer noch nicht selbstverständlich, dass sie nach der Geburt ihres Kindes einige Zeit zu Hause verbringen können; die Elternzeit wurde früher meist ausschließlich von Frauen bezogen. Heute ist es immer üblicher, dass auch Männer in Elternzeit gehen und damit die Frauen zum Teil entlasten. Doch die Monate in Elternzeit sind zwischen den Geschlechtern immer noch ungleich verteilt.

Laut Statistischen Bundesamt (2015) beziehen acht von zehn Männern, die sich für Elternzeit entscheiden, aber nur zwei Monate lang Elterngeld. Danach nehmen die Väter ihr Beschäftigungsverhältnis wieder uneingeschränkt auf. Dabei wären fast drei Viertel lieber länger bei ihrer Familie zu Hause geblieben, stellten die Väter gGmbH (2015) und die Frankfurter Agentur für Innovation und Forschung in einer Studie für die Commerzbank fest.

Fakt ist aber, dass sich Männer und Frauen bei einer längeren Auszeit Sorgen über die nachteiligen Auswirkungen für ihre Karriere machen. Gerade für die Väter, die in der Regel mit ihrem wesentlich höheren Gehalt einen größeren Beitrag zur Haushaltskasse leisten, bedeutet das eine rein auf wirtschaftlichen Faktoren basierende Entscheidung für oder gegen die Zeit mit der Familie.

Wenn ein Kind als nicht unerheblicher Kostenfaktor zu den monatlichen Ausgaben hinzukommt und man mit etwa zwei Dritteln des Bruttogehalts als Elterngeld auskommen muss, stellt das die junge Familie oft vor ein Problem. Schwingt man nun den Taschenrechner, bleibt manchmal nur die typische Geschlechterverteilung von Ernährer und Hausfrau als Option übrig.

Obwohl die Elternzeit für Männer und Frauen auf dem Papier also eine gleichwertige Vereinbarkeit zwischen Arbeit und Familie zu ermöglichen scheint, sieht es in der Realität schon mal anders aus. Meist entscheiden sich Paare gemeinsam gegen eine längere Auszeit des Vaters, um keine finanziellen Benachteiligungen fürchten zu müssen.

Da wir heutzutage kontinuierlich über die Entwicklung unserer Arbeitswelt auf dem Laufenden bleiben müssen, um beruflich nicht ins Hintertreffen zu geraten, wird die eigentlich schöne Elternzeit so schnell zu einem Spießrutenlauf. Vor allem in unserer kurzlebigen Zeit mit den stetig wechselnden Technologien, kann ein zu langer Rückzug aus dem Job wie eine kleine Säge sein, mit der man an seinem eigenen Ast sägt. Es muss sich also erst einiges an unserer Einstellung zur menschlichen Arbeitskraft ändern, bevor der Gedanke der Elternzeit für beide Elternteile wirklich voll umsetzbar wird.

Doch nicht nur im Hinblick auf die Arbeitswelt, sondern auch ganz allgemein in der Beziehung zwischen Mann und Frau, machen sich einige Veränderungen bemerkbar. Verglichen mit dem Männerbild vor wenigen Jahrzehnten, werden dem Mann heute schon weit mehr emotionale Regungen zugetraut und zugestanden.

Die meisten Frauen halten einen gesunden Bezug zur eigenen Gefühlswelt bei Männern heute für mindestens ebenso attraktiv wie typischere, männliche Attribute, beispielsweise Zielstrebigkeit und beruflicher Erfolg. Anstatt mit ihrem dicken Geldbeutel auftrumpfen zu wollen, sollten die Herren es heute vielleicht einmal mit Sensibilität und Einfühlsamkeit versuchen, wenn sie eine Frau beeindrucken wollen. Die Verschiebung der weiblichen Anspruchshaltung ebnet dem Mann nun auch den Weg zu einem geschlechtsneutraleren Umgang mit unmännlichen Empfindungen, wie Schmerzen oder mit Krankheiten.

Nun ja, dummerweise scheint es aber so zu sein, dass sich das Bild des Mannes im Blickwinkel der Frau nicht geändert hat. Nur die Ansprüche sind gestiegen. Neben dem dicken Geldbeutel und dem Heldentum erwarten viele Frauen eben noch zusätzlich Emotionalität. Von einer „Verschiebung" der weiblichen Anspruchshaltung kann hier wohl kaum gesprochen werden. „Erweiterung" wäre das treffendere Wort.

Wahrscheinlich halten viele Leser dieses Buch deswegen in den Händen, weil sie bei dem Titel „Männerschnupfen" Gefühle wie Belustigung oder Schadenfreude empfunden haben. Denn Männer stellen sich schon ganz schön an, wenn der Schädel wehtut und die Nase läuft. Und dass die Kommunikation zwischen Mann und Frau bei Krankheitsthemen immer etwas schwierig ist, ist ja auch unglaublich amüsant. Hoffentlich sind wir aber dennoch nicht so versteift auf die vermeintlichen Geschlechtsunterschiede, dass wir Männern gegenüber nicht auch empathisch sein und ihre manchmal kindhaften Äußerungen trotzdem ernst nehmen können.

Die Männergesundheit wird in der Debatte um Gesundheitsvorsorge und Prävention auch ein immer präsenteres Thema. Welche Bedürfnisse hat ein Mann, wie kann man ihn bestmöglich gesundheitlich unterstützen? Genauso wie Frauen sollten auch Männer ganz selbstverständlich einen direkten Ansprechpartner haben, wenn es um Fragen rund um ihre Gesundheit geht.

Ein weiterer Fortschritt für den neuen Mann: Wir fangen an, auch ihm das Bedürfnis nach Zugehörigkeit und die Sehnsucht nach einem Partner zuzugestehen. Männer werden zunehmend als fühlende Wesen anerkannt, die nicht für immer damit glücklich sein können, als einsamer Cowboy durchs Leben zu ziehen. Nicht nur bei Frauen tickt die spöttisch zitierte biologische Uhr, auch Männer wünschen sich in ihrem Leben Konstanz in einer Beziehung oder einer eigenen Familie, sie leiden genauso unter Einsamkeit oder unter Liebeskummer und sind genauso auf ein liebendes Umfeld angewiesen wie das „schwache Geschlecht".

Für Männer ist es nach wie vor gar nicht so leicht, sich selbst und anderen gegenüber solche Bedürfnisse einzugestehen. Die Bedeutung des emotionalen Rückhalts aus privaten Beziehungen, wie ernsthaften Freundschaften oder Partnerschaften, wird aber glücklicherweise auch unter Männern ein immer gewichtigeres Thema. Ein Mann, der Trauer und Schwäche offen zeigen kann, muss ebenso selbstverständlich angenommen werden können wie sein weiblicher Gegenpart – und das sowohl von anderen Männern als auch von den Frauen.

Selbst wenn vieles auch noch nicht ganz so einfach läuft, sind wir doch insgesamt auf einem guten Weg, um für beide Geschlechter eine möglichst vorurteilsfreie Entwicklung ermöglichen zu können. Solange wir jetzt nur am Ball bleiben und die verstaubten Rollenbilder immer weiter hinterfragen, kann aus diesen Anfängen eine wirklich gute Bewegung werden, die dem Mann als menschlichem Wesen bei Weitem gerechter werden kann als es unsere bisherige Weltanschauung tut.

Denn nicht nur die „Unabhängigkeitsbewegung" der Frauen war und ist eine absolute Notwendigkeit für ein besseres und harmonischeres Miteinander, sondern auch die (zu) zaghafte Loslösung der Männer von ihrem Geschlechterbild. Aber wohin führt die Reise des neuen Mannes?

4.2.2 Die Emanzipation des Mannes

Wenn man sich die rasante Entwicklung des Verständnisses für Frauen ansieht, kann man schon ins Staunen kommen. Rasant ist in diesem Fall natürlich ein relativer Begriff, denn die Emanzipation der Frauen fand ganz und gar nicht von heute auf morgen statt. Aber blickt man nur ein paar Jahrzehnte zurück, als Frauen noch in etwa die gleichen (untergeordneten) Rechte und Privilegien wie vor vielen tausend Jahren hatten, kann man die Welle der Gleichberechtigung schon genauso bezeichnen.

Die Frauen haben den Begriff „Emanzipation", so wie wir ihn heute verstehen, für sich geprägt. Von der Grundbedeutung her steht die Emanzipation eigentlich für das Freistellen eines untergeordneten Menschen aus der „Herrschaft" eines anderen. Vor einigen hundert Jahren war das im römischen Reich beispielsweise schon Gang und Gäbe, dass sich Sklaven ihre Freiheit erkaufen konnten.

Die Emanzipation der Frau von der Herrschaft ihres Mannes und der Herrschaft der männerdominierten Gesellschaft ist verglichen mit dieser altertümlichen Praxis ein Novum, obwohl auch diese Bewegung schon vor vielen hundert Jahren angestoßen worden ist. Hier nun grob einige Stationen, die diese Bewegung schon durchlaufen hat:

Während der Zeit der französischen Revolution, bei der neben der Enthauptung wichtiger politischer Größen auch die Umstürzung von gängigen Moralvorstellungen zum Alltag dazugehörte, traten auch die Frauen vermehrt für ihre persönlichen Rechte ein. Unter dem Banner der von der Revolution geforderten Gleichheit, wurden ihre Stimmen besonders laut.

Auch während der Debatte um die Abschaffung der Sklaverei in Amerika, wurde Ende des 19. Jahrhunderts über die Gleichstellung von Mann und Frau diskutiert. Ebenso gab es in Deutschland etwa zur gleichen Zeit verschiedenste Wellen der Frauenbewegung – mehr oder minder erfolgreich. Bei dieser Frauenrechtsbewegung ging es um so basale Rechte wie das Recht auf eigenen Besitz und auf das Wahlrecht für Frauen. Wie allgemein bekannt ist, sind selbst diese trivialen Forderungen auch heute noch nicht in allen Ländern der Welt umgesetzt.

Doch auch in den Industrienationen hat es viele Jahre gedauert, bis flächendeckend für alle Frauen der Urnengang möglich war – in der Schweiz war das Frauenstimmrecht beispielsweise sogar bis zum Ende des 20. Jahrhunderts nicht vollständig durchgesetzt.

Die wohl bekannteste Welle der Frauenbewegung fand in den 50er- bis 60er-Jahren des vergangenen Jahrhunderts statt. Nach dieser Zeit fand ein nachhaltiger Wertewandel in der Gesellschaft statt. Die Frauen, die in der Schule damals üblicherweise zur Hausfrau und Mutter ausgebildet worden waren, begehrten gegen die Diskriminierung im Staat und in der Gesellschaft auf.

All diese Aspekte zeigen uns, dass die Frauenbewegung zur Gleichberechtigung beider Geschlechter schon einen langen Weg zurückgelegt und vieles erreicht hat. Die Frauen verteidigten ihre eigenen Vorstellungen von Gleichberechtigung über all diese Jahre so vehement, dass der Begriff „Feministin" unter den Männern schnell zum Schimpfwort wurde. Wahrscheinlich aus purem Neid, weil die Frauenbewegung nachhaltig in den Köpfen der Menschen hängen geblieben ist – ganz im Gegensatz zur Männerbewegung. Oder hätten Sie gewusst, dass sich parallel zur Frauenbewegung in den 60er-Jahren auch eine Männerbewegung entwickelt hat?

Auch die Männer traten für die Gleichberechtigung beider Geschlechter in der Gesellschaft ein. Allerdings bestand diese Bewegung mehr aus vielen unterschiedlichen Männergruppen mit unterschiedlichen Forderungen. Doch schon damals traten einige dieser Gruppen dafür ein, die starren Rollenbilder in unseren Köpfen zu hinterfragen – und waren damit von den Frauenrechtlerinnen gerne gesehen. Doch mehr und mehr wurde der Feminismus zu einem exklusiven Club für Frauen und die Männer wurden aus den teilweise grundlegenden Debatten um Arbeitsrecht und Familie ausgegrenzt.

Das heißt also, dass Männer auch schon lange für die Gleichstellung mit den Frauen eintreten wollen, dabei vom Rest der Welt entweder nicht wahrgenommen oder vielleicht auch nicht ganz für voll genommen werden. Die Identität der Frau hat sich bereits ziemlich stark gewandelt, doch die Männer sind zum großen Teil noch die gleichen geblieben. Das bringt uns zu der Frage: Wohin führt denn eigentlich die Reise des neuen Mannes? Wird er die Forderungen von vor 60 Jahren aufgreifen?

Allein in puncto Aufklärung über männlich-menschliche Gefühle müssen Männer eindeutig noch ihren Mann stehen. Allein die empfindliche Reaktion von Männern bei Krankheiten und Schmerzen mag den Frauen fremdartig, übertrieben oder lachhaft vorkommen, von der sentimentalen Seite ganz zu schweigen. Teilt ein Mann seine Emotionen mit, ist sein Umfeld meist latent überfordert und erstaunt darüber, dass der Mann innen nicht hohl ist. Doch es stellt sich heraus, dass im Mann definitiv auch ganz andere Sachen vorgehen, als es zunächst den Anschein hat – bzw. dass im Mann überhaupt irgendetwas vorgeht.

Blicken wir einmal auf die potenzielle Agenda der neuen Männerbewegung, die die aktuellen Gesprächspunkte des 21. Jahrhunderts aufgreifen kann:

1. Geschlechteridentität und Geschlechterverständigung werden sicherlich einer der großen Themenkomplexe sein. Und wo kann man da besser ansetzen, als im eigenen Zuhause? Ein Mann, der im eigenen Haus nicht nur Gast ist und im Haushalt auch mal selbstbewusst den Wischmopp schwingt, kann sich sicherlich viel mehr heimelig fühlen als der Hausherr, der als Wochenendheimkehrer gar nicht wüsste, wo der Wischmopp eigentlich steht.

   Wir sind der Meinung, dass ein Mann, der aktiv am Haushalt beteiligt ist, mit mehr Gelassenheit in der Berufswelt auftreten kann. Wenn er sich nicht nur über seine Arbeit definieren und verwirklichen muss, sondern auch im privaten Bereich wichtige und wertvolle Aufgaben erledigen kann, fällt es dem Herren wahrscheinlich auch leichter, eine Frau neben sich auf der Karriereleiter zu respektieren. Frauen, lasst eure Männer auch mal an den Herd! Und Männer, lasst euch auch mal zeigen, wie man Fenster putzt! Damit die „eigenen" vier Wände nicht nur die vier Wände eurer Frau sind. Denn was kann zufriedenstellender sein, als im eigenen Zuhause Herr der Lage sein zu können?

   Gute Frage. Wir haben eine Putzfrau. Dennoch fühlen wir beide – also meine Frau und ich – uns in unserem Haus wohl.

2. Der Bezug zur eigenen Gefühlswelt und der Bruch mit gesellschaftlichen Tabus. Dass Männer auch andere Gefühle als Freude oder Wut empfinden können, ist eine Tatsache. Dass es ihnen im Vergleich zu Frauen schwerer fällt bzw. schwerer gemacht wird, ihre Gefühle zu zeigen, ebenso. Dass Männer im Fall eines Männerschnupfens weich werden und herumjammern, hat sich als gängiges Bild ja bereits gut etablieren können.

Zwar ist die pflegeintensive Betreuung von Männern mit Schnupfen vielen Frauen ein Graus, aber auf diese Weise offenbaren Männer ganz natürlich eben die verletzliche Seite, die im Alltag viel zu kurz kommt. Schon 1993 stellte die Arbeitsgruppe um Gillian Bendelow von der Universität in London am Institut für Erziehung fest, dass wir Schmerzempfinden bei Männern sogar abnormal finden. Wir empfinden wir es als Schwäche, wenn Männer Schmerzen emotional äußern wollen, weil sie in unserem Kopf alles mit stoischer Gelassenheit ertragen sollen.

Zumindest in einer Partnerschaft sollte es selbstverständlich sein, dass Männer auch einmal das „schwache" Geschlecht sein wollen. Sogar ein Vorzeigemann wie James Bond darf schließlich heutzutage offenkundig mehr als nur oberflächliche Gefühle für sein „Bond Girl" haben. Ein Mann hat ein ebenso großes Bedürfnis nach Zuneigung und Zuwendung wie eine Frau. Nur zeigen Männer dieses Bedürfnis eher selten, mimen lieber das unerschütterliche Oberhaupt oder geben sich vielleicht als Draufgänger.

Deshalb wird es eine große Herausforderung für den neuen Mann sein, das Recht auf Gefühlsäußerungen für die kommenden Generationen zu erstreiten. Steigt die Toleranz gegenüber menschlichen Männern, wird sich sicherlich auch bei der Krankheitsvorsorge einiges verbessern.

3. Gesundheitsbewusstsein und Vorsorge werden Männer auch immer mehr begleiten. Dass die Lebenserwartung insgesamt geringer, das Risiko für Suchterkrankungen und Suizide bei Männern gleichzeitig höher ist, wurde hier bereits angeschnitten. Auch diese Beobachtungen rühren zum Teil daher, dass das Thema „Gesundheit" mit der Auseinandersetzung mit dem eigenen Befinden

und dem eigenen Körper hat – womit sich Männer aufgrund vieler bereits beschriebener Gründe nicht gerne oder nicht ausreichend auseinandersetzen.

Die klaren Worte von Dr. Matthias Franz auf dem Männerkongress in Düsseldorf zeigen, dass es in diesem Gebiet viel Nachholbedarf gibt und wir schnell aktiv werden müssen, wenn uns etwas an der Gesunderhaltung unserer gesamten Gesellschaft liegt.

Dazu zählt aber nicht nur, die Verfügbarkeit von Gesundheitsangeboten für Männer zu verbessern, sondern auch ganz banale Dinge wie ein intaktes soziales Umfeld. Wenn es Männern mehr gelingt, sich Freunden und Bezugspersonen gegenüber zu öffnen und über Probleme, Sorgen und Ängste zu sprechen, können viele Krankheiten frühzeitig erkannt und rechtzeitig behandelt, wenn nicht sogar komplett abgewendet werden.

Diese drei Punkte sind im Kleinen, im privaten und familiären Umfeld, relativ einfach umsetzbar. Doch wenn daraus eine wirkliche Bewegung werden soll, muss sich auch die ganze Gesellschaft beteiligen. Dabei ist es vor allem wichtig, dass sich in der Männerbewegung auch Frauen bewegen. Sobald die angestrebten Ziele auf Gegenseitigkeit beruhen oder sich gut ergänzen, kann diese Bewegung auch gelingen. Dazu gehört auch, dass sich alle Beteiligten aufeinander einlassen (wollen) und die Andersartigkeit, biologisch bedingt oder sozial motiviert, nicht mit Skepsis betrachten, sondern die Gründe hinterfragen.

Die Identität der Frauen hat sich bereits ziemlich stark gewandelt. Wann fangen nun die Männer an, sich ihrerseits auf den Weg zu machen und sich für ihre Rechte, Wünsche und Visionen einzusetzen? Die Emanzipation des Mannes wird mit der Emanzipation der Frau inhaltlich nicht zu vergleichen sein. Männer müssen sich ihr Platzrecht nicht erkämpfen, wenn es um das öffentliche Leben und den Beruf geht. Ganz im Gegenteil, sie werden eher um das Recht kämpfen, ihren Platz im privaten Leben einnehmen zu dürfen.

Das bringt uns zurück zur Frage: Wohin führt nun eigentlich die Reise des neuen Mannes? Denn zur Gleichberechtigung gehört auch dazu, dass nicht nur eine Partei auf die andere zugeht, sondern dass die andere Partei ihr entgegenkommt und ihr die Hand reicht. Männer und Frauen ergänzen sich in ihren Stärken. Doch gleichzeitig haben wir noch einen langen Weg vor uns, bis sich Männer und Frauen komplett auf Augenhöhe begegnen können.

Diese Gedankenanstöße möchte ich vor allem denjenigen Männern mit auf den Weg geben, die mit Männerschnupfen das Bett hüten und mit ihrer Zeit gerade sowieso nichts anzufangen wissen. Nutzt die Auszeit, die euch eure verschleimten Nasennebenhöhlen aufbrummen, und denkt über eure Wahrnehmung von Frauen und Männern nach. Vielleicht verhelfen euch die Schnupfenviren ja zu einem Sinneswandel?

Und wie es nun mal in unserer Gesellschaft so üblich ist, habe ich als Frau jetzt seitenlang vor mich hin geschwafelt und geschrieben und geschrieben – und der arme verschnupfte Peter kommt kaum zu Wort. Auch, wenn es mir schwer fällt: Hiermit erteile ich nun auch dem leidenden Mann das Wort.

5

Männerschnupfen – Szenario der Leidenschaft

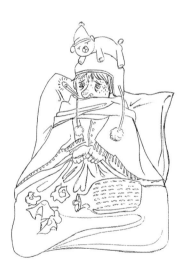

Elektronisches Zusatzmaterial Die elektronische Version dieses Kapitels enthält Zusatzmaterial, das berechtigten Benutzern zur Verfügung steht https://doi.org/10.1007/978-3-658-28638-5_5. Die Videos lassen sich mit Hilfe der SN More Media App abspielen, wenn Sie die gekennzeichneten Abbildungen mit der App scannen.

Tipp

Und was habe ich nun davon? Jetzt weiß ich über alles Bescheid, was einen Schnupfen ausmacht, woher dieser kommt und welche Rolle Nase, Mund und Lungen spielen. Auch weiß ich nun, dass Viren an dem ganzen Schlamassel schuld sind und dass man(n) sich vor Ansteckung kaum schützen kann. Doch ich liege immer noch im Bett und habe Männerschnupfen.

Natürlich ist mir nun auch bewusst, wo ich diesen Männerschnupfen mir eingefangen habe. Es ist keine vierzehn Tage her, es regnete in Strömen! Aber echte Männer wie du und ich benutzen eben keinen Schirm. Echte Männer, wie du und ich, benützen keinen Friesennerz mit Kapuze. Echte Männer, wie du und ich, werden lieber nass und fluchen dabei auf das elende Scheißwetter. Echte Männer, wie du und ich, zeigen keine Schwäche, meistens nicht.

Echte Männer, wie du und ich, erkälten sich lieber und sterben dann leise und qualvoll an einem Männerschnupfen! So empfinden wir es dann wenigstens, wenn uns der Männerschnupfen erwischt hat. Hätten wir doch im Vorfeld sogenannte Präventionsmaßnahmen eingeleitet. Aber Prävention ist für echte Männer langweilig und so uncool.

Nehmen wir ein ganz einfaches Beispiel: Ein Kind fällt in den berühmten Brunnen. Es schreit und sofort eilen echte Männer bei und retten das Kind. Das ist cool. Das ist heldenhaft. Männer sind eben Helden, wir müssen das Tag für Tag beweisen. Hätte allerdings die Gemeinde einen Zaun um den Brunnen gebaut, also Präventivmaßnahmen ergriffen, dann hätten die Männer das Kind nie retten können, denn es wäre ja auch nicht in den Brunnen gefallen. Deshalb finden wir Männer Prävention uncool.

Prävention untergräbt demnach unsere Männlichkeit. Also mal ehrlich, liebe Frauen. Ihr wollt doch Männer, richtige Kerle und keine Beckenrandschwimmer, Handtaschenhinterherträger oder Warmduscher.

Es gibt drei Arten von Prävention, die in die Begriffe primäre, sekundäre und tertiäre Prävention unterteilt wird. Am häufigsten kommt in unseren Breiten die tertiäre Prävention vor. Kurzum, immer muss erst was passieren, bevor präventiv gehandelt wird. Der Klassiker in Deutschland ist nach wie vor die Zone 30 in den Städten. Erst wenn ein Kind in einer verkehrsberuhigten 30er-Zone von einem mit doppelter Geschwindigkeit heranrasenden Auto überfahren wird, werden Präventionsmaßnahmen von Gemeinden und Kommunen ergriffen. Die unzähligen Beschwerdeschreiben an die Gemeinde und auch an das Landratsamt, das Anzeigen der Raser bei der Polizei und selbst die gegründete Bürgerinitiative waren ja bislang wirkungslos. Auf einmal gibt es Radarfallen. Straßenböller oder zusätzliche Parkflächen werden eingebaut, um den Verkehrsfluss zu verlangsamen. Auf keinen Fall darf so ein Unglück noch einmal passieren. Für unseren Männerschnupfen, sollten wir diesen noch einmal überleben, bedeutet das umgesetzt folgendes:

Ein Männerschnupfen fängt bei mir meistens ganz harmlos an. Früherkennungsmerkmale sind in der Regel eine wahrzunehmende erhöhte fremdartige Geräuschkulisse. Diese kommt daher, dass ich schniefe. Ich als Mann nehme das eigentlich gar nicht war. Sobald aber meine Lebensgefährtin mich darauf aufmerksam macht, schnief ich nicht nur, sondern ziehe in immer kürzeren Abständen die Nase hoch. Und zwar richtig hoch! Dazu kommt dann ein Hüsteln, das sich im weiteren Verlauf in die Tiefen der Lunge verlagert und ein stetes leises Seufzen hervorbringt. Die zudem stärker werdenden Schluckbeschwerden erwähnen wir nun nicht. Ab diesem Zeitpunkt kommt meistens jede Hilfe zu spät.

Denn von nun an habe ich mich in ein rotzendes, glühheißes, verstimmtes und hilfloses Wesen verwandelt. Ab sofort brauche ich eine 24-Stunden-Schwesternhilfe, deren Aufgabe sein wird, hingebungsvoll und mit Fingerspitzengefühl mich zu umsorgen. Die mit ihren zarten spitzen Fingern die Berge von gebrauchten Papiertaschentüchern entsorgt, sowie alles an Hilfsmitteln, Medikamenten und Fieberthermometern hervorkramt, was am rezeptfreien Markt verfügbar ist.

Tertiäre Prävention bedeutet demnach vorbereitet zu sein, sollte der gerade erwähnte Schnupfenzustand plötzlich und unerwartet eintreten. Demnach sollten Sie bei der lokalen Arbeitsagentur oder privaten Personalvermittlungsfirma einen fest definierten und zugeordneten Sachbearbeiter(in) haben. Natürlich müssen Sie auch sicherstellen, dass falls dieser Sachbearbeiter in den Ferien abwesend oder möglich auch selbst an Männerschnupfen erkrankt ist, eine kompetente, handlungswillige und ebenfalls verständnisvolle Stellvertretung anwesend ist. Sollte der unwahrscheinliche Fall eines Männerschnupfens auftreten, haben diese Organisationen eine Männerschnupfen erprobte persönliche Krankenschwester innerhalb von 60 Minuten zu senden.

In der benachbarten Apotheke haben Sie vorsorglich alle nur erdenklichen Schnupfen-, Husten- und Grippepräparate eingekauft, die nun ordnungsgemäß bei Ihnen zu Hause in einem trockenen, gut durchlüfteten, aber nicht zu warmen Raum gelagert sind. Streng überprüfen Sie zweimal täglich das aufgedruckte Verfallsdatum der Medikamente. Sicherheitshalber haben Sie sich auch die angrenzenden homöopathischen Mittel besorgt. Sollte Sie das immer noch nicht beruhigen, können Sie die Arzneimittel der Tropenapotheke sowie unzählige Schüsslersalze mitlagern. Selbstverständlich kennen Sie von allen gelagerten Medikamenten die Gebrauchsdosierung und sämtliche Nebenwirkungen. Auch die Medikamente, die gegen die Nebenwirkungen helfen, bunkern Sie im trockenen Raum.

Empfohlen wird zusätzlich das Anlegen einer Notfallbevorratung. Angefangen von reichlich Vitaminen und Nahrungsergänzungsmittel in Pillenform, über Dosenhühnersuppe und Dosenbrot, bis hin zu Getränken wie Bier, Rum und Tee sollte alles an Lager sein. Hoffentlich haben Sie auch Ersatzbatterien für die Fernbedienung Ihres Heimkino-Studio-Systems auf Lager. Zu guter Letzt: Haben Sie rechtzeitig Ihr laufendes Sky-Abo verlängert?

Ach fast hätte ich es vergessen. Für all das benötigen Sie einen zusätzlichen Raum im Haus oder in Ihrer Wohnung. Auf der einen Seite müssen die Lebensmittel, Getränke und Medikamente trocken, in einem wohltemperierten Raum gelagert werden und Ihre gerade eben vom Arbeitsamt vermittelte, sehr gut aussehende blonde Krankenschwester muss auch noch irgendwo übernachten. Sie hat ja einen rund um die Uhr Job zu tun. 7*24 Service nennt man das, glaube ich, heute. Das ist gelebte tertiäre Prävention.

Bei der sekundären Prävention, um wieder auf unser Tempo-30-Beispiel zurückzukommen, bedeutet das, dass vor einem tragischen Unfall regelmäßig in der Zone 30 Geschwindigkeitskontrollen durchführt werden. Dass der Straßenverlauf verengt wird und Böller, Parkflächen oder auch Bäume zur Verkehrsberuhigung eingesetzt werden. Der ein-

zige Unterschied zwischen tertiärer und sekundärer Prävention ist also nur der, dass noch kein Kind überfahren worden
ist. Man denkt mit und vor und beugt einer möglichen Gefahr vor. Doch leider wird diese Art der Prävention in deutschen Städten und Gemeinden sehr selten angewendet. Die
tertiäre Prävention ist an der Tagesordnung.

Bezogen auf den männlichen Männerschnupfen bedeutet
sekundäre Prävention, dass all die Maßnahmen die auf den
beiden Vorderseiten als Handlungsempfehlung erwähnt
wurden, mit der tertiären Prävention identisch sind und
ebenfalls durchzuführen sind. Leider kommt die sekundäre
Prävention bei Männerschnupfen so gut wie gar nicht vor.
Oder kennen Sie einen Mann, der noch nie von einem Männerschnupfen befallen wurde?

Bei der schlussendlich primären Prävention im Zone-30-Bei-
spiel würde das bedeuten, sämtliche Unfallrisiken auszu-
schließen. Konkret würde das bedeuten, erst gar nicht die
Straße zu bauen. Denn nur wenn keine Straße gebaut ist,
kann auf der Straße kein Kind an- oder überfahren werden.

Auf Männerschnupfen bezogen bedeutet primäre Prävention – du bist eine Frau.

Ja, nun bin ich einmal mehr schlauer. Hätte ich doch vorher nur Männerschnupfen-Präventionsmaßnahmen ergriffen. Es ist mittlerweile Abend und ich höre schon meine Lebensgefährtin mit mir ins Gericht gehen, sobald Sie von der
Arbeit nach Hause kommt. Sie ist seit über 20 Jahren Arzthelferin in einer großen Allgemeinarztpraxis. Zuvor hat sie
zusätzlich als Krankenschwester im Krankenhaus gearbeitet.

Natürlich wird sie mir wieder Vorschläge zu möglichen
Therapien machen. Das ist nichts Neues. Sie weiß auch, dass,
obwohl sie es gut meint und ich auch gewillt bin ihr zuzu-
hören, ihre Vorschläge zu 90 Prozent bei mir kein Gehör finden werden. Nicht, dass ich nicht Gehör finden möchte.
Nein, ich bin einfach zu schwach für die Umsetzung der
Vorschläge.

Natürlich wird sie heute Nacht, wie bereits die beiden
Tage zuvor, erneut ins Gästezimmer auswandern, weil ich
auf Grund verstopfter Nasennebenhöhlen, trockenem Hals
und Gliederschmerzen unser Schlafzimmer mit über 110 De-
zibel schnarchend beschalle. Sie wird mich in meinem Kampf
ums Überleben alleine lassen. „Selbst Schuld" wird sie dann
nur in den Raum werfen, aber da sie vom Fach ist und fast

täglich von Männerschnupfenviren umlagert wird, kann man sagen, dass Sie eine Art Männerschnupfenspezialistin über all die Jahre geworden ist. Ich habe von ihr keine Gnade und Milde zu erwarten.

Stattdessen wird kommen: „Geh zum Hausarzt und lass dir dort einen ganzen Einkaufskorb voller Medikamente verschreiben und lass dir auch eine Krankmeldung über 14 Tagen ausstellen." Ja, ich merke immer wieder, sie hat wirklich Erfahrung mit Männerschnupfen.

Aber ich zum Arzt? Das wäre so, als wenn der Knochen zum Hund kommt. Wir hatten schon früher hier im Buch dieses Thema, liebe Leserin und lieber Leser. Das geht aus den schon bekannten Gründen nicht. Sie erinnern sich: „Wir sind Männer, sind Jäger, Helden, etc. ..." Daher favorisiere ich ganz klar das Modell „Häusliche Pflege".

Schlussendlich komme ich aber als Mann bei beiden Varianten schlecht bei meiner Frau weg. Egal welchen Genesungsansatz ich wähle. Beide Varianten, Arzt oder „häusliche Pflege", kommen auf dasselbe raus. Bei einem Schnupfen helfen eigentlich nur Ruhe und ein paar erprobte Hausmittelchen. Aber ich will nicht heute Abend weiter im Bett liegen. Ich liege und leide schon den ganzen Tag im Bett. Ich bevorzuge es lieber so lang wie möglich, eingehüllt in einer dicken Wolldecke, mit Wollsocken und Schal, natürlich mit hohem Kaschmiranteil, sonst kratzt das und ich bekomme Ausschlag, auf dem Sofa zu liegen, um ihr Mitleid zu erwecken. Selbstverständlich bin ich in dieser Situation auch Herr über die Fernbedienung.

Nun mittlerweile kenne ich ja meine Lebensgefährtin schon einige Jahre. Sie sorgt sich wirklich immer gut um mich, außer in einer Situation, bei Männerschnupfen. Ich darf nicht, unter keinen Umständen, auf gar keinen Fall, nie und nimmer sagen: „Schatz, ich habe so fürchterlichen Schnupfen, ich bin krank."

Dieser Satz hat nämlich Geschichte. Diese Geschichte ist zwar schon einige Jahre her, aber dieser Satz reicht immer noch aus, um meiner Lebensgefährtin den Schweiß aus allen Poren treten zu lassen, ihren Pulsschlag und ihren Blutdruck zu erhöhen, Herzrhythmusstörungen auszulösen und eine überaus empfindliche Gereiztheit hervorzurufen. Was war geschehen?

Vor gut acht Jahren, ich werde diesen Tag nie vergessen, war es wieder mal so weit. Sie sah mich durchs Wohnzimmerfenster gesenkten Hauptes und gemäßigten Schrittes nach Hause kommen. Gedanklich berichtete sie mir später, stellte sie sich schon im Geiste sämtliche unausweichlichen Katastrophen vor.

Eine Steuerprüfung in der Firma?

Der Tod seiner über alles geliebten Mutter?

Ein Kratzer in seinem neuen Auto?

Eine Schwangerschaft seiner Assistentin?

Wieder mal ein Auftritt ohne Applaus?

Die Kündigung seines besten Mitarbeiters?

Sicherlich fallen Ihnen noch weitere Katastrophen ein …

Nein, ihre allerschlimmsten Befürchtungen wurden durch meinen leise hingehauchten Begrüßungssatz „Schatz, ich habe so fürchterlichen Schnupfen, ich bin krank" in den Schatten gestellt. Das ist hart.

Nun ist meine tropfende Männernase, wie sie aus ihrer Praxiserfahrung weiß, ja nicht nur ein Schnupfen, es ist der gefährlichste aller Schnupfenarten, es ist der Männerschnupfen ihres Lebensgefährten. Damit ist nicht zu spaßen. Vor allem dann nicht, wenn anscheinend keine erhöhte Körpertemperatur einhergeht. Bei jedem „normalen" grippalen Infekt zeigt das Fieberthermometer irgendeine Gradzahl jenseits von 38 Grad. Bei mir natürlich nicht. Das gab mir natürlich Anlass zu höchster Sorge und Alarmbereitschaft.

Ich fragte sie:

„Hast Du im Radio oder im Fernsehen irgendwas von einer besonders heimtückischen, bisher unerforschten Grippeepidemie gehört?

Wenn ja, habt Ihr in der Praxis vom Gesundheitsamt schon Maßnahmen verordnet bekommen, um dieser Epidemie Herr zu werden?

Haben sich Kollegen und Freunde bei dir gemeldet, um uns zu warnen?"

Meine Lebensgefährtin schüttelte nur den Kopf und richtete mir, wie es sich für eine sehr gute Krankenschwester gehört, im Wohnzimmer mein Krankenlager für die nächsten Wochen her. Sie glättete die Laken und schüttelte die Kissen auf und bettete mich mitsamt meiner angeschlagenen Psyche vorsichtig zur letzten Ruhe. Selbstverständlich kochte sie mir auch eine heiße Hühnersuppe, denn auf Grund der stechenden Halsschmerzen und kürzlich eingetretenen Schluckbeschwerden, konnte ich keine feste Nahrung mehr zu mir nehmen. So nahm ich heftig leidend, aber dennoch stillschweigend, ihre Fürsorge liebevoll und dankend an.

Fortan war sie nun rund um die Uhr, und an dieser Stelle möchte ich unserem Schöpfer auf Knien betend dafür danken, dass der Tag 24 Stunden zählt, damit beschäftigt, meine benutzten Taschentücher zu entsorgen, mir mitfühlend über die kranke Stirn zu streichen, mich im 5-Minuten-Rhythmus abwechselnd mit Kamillen- und Bronchialtee zu versorgen, meine Wärmflasche auf einer konstanten Temperatur zu halten, mir halbstündlich die nassgeschwitzte Unterwäsche zu wechseln und mir in regelmäßigen Abständen das Fieber zu messen, nur um dann festzustellen, dass ich immer noch keins habe.

Auf die leisesten Töne meiner inzwischen in Mitleidenschaft gezogenen Stimme, kam sie aus den entferntesten Ecken unseres Hauses herbeigeeilt, um mir meine jeweils letzten Wünsche von den glasigen dunkelbraunen Augen abzulesen. Unsere Kinder durften sich nur noch in der Garage oder auf dem Dachboden, und auch da nur flüsternd, unterhalten. Radio und Fernseher waren absolut tabu für den Rest der Familie.

Sie folgte auch brav meinen Anweisungen wie:

„Schiebst du mich bitte zum Fenster, ich möchte noch einmal die Sonne sehen!"

oder:

„Bringe bitte die Kinder zum Schweigen, auf welche Art auch immer!"

Meine Lebensgefährtin ist einfach eine klasse Frau. Nachdem sie mich zwei Wochen lang als Krankenschwester unermüdlich im Dienste der Gesundheit gepflegt und betreut hatte, bat ich sie um einen letzten Gefallen:

„Hol mir doch bitte aus dem Keller ein Hefeweizen und wärme es auf eine angenehme Trinktemperatur von 35 Grad."

Auch dieser Wunsch war ihr natürlich Befehl, und so machte sie sich auf den Weg. Leider kam ihr auf der Treppe unser Kater entgegen und sie stolperte. Eigentlich hörte sich der daraufhin folgende Sturz für mich, nach wie vor im Wohnzimmer auf dem Sofa liegend, gar nicht so schlimm an. Jedenfalls ist sie gut zwei Meter in die Tiefe gestürzt. Anscheinend tat ihr Bein höllisch weh und war so verdreht, dass selbst sie als Arzthelferin nicht mehr erkennen konnte, wo vorne und wo hinten war. In ihrer Verzweiflung schrie sie zu mir ins Wohnzimmer hinauf:

> „Ruf bitte einen Krankenwagen, ich hab mir das Bein gebrochen."

> „Das Telefon liegt in der Küche Schatz, ich komm nicht dran", konterte ich. „Du bist doch medizinische Fachangestellte, kannst du dir das Bein denn nicht selber schienen?"

Das, nein das kam gar nicht gut. Ich glaube, Sie können nun verstehen, warum ich zu meiner Lebensgefährtin heute nicht mehr sagen kann: „Schatz, ich habe so fürchterlich Schnupfen. Ich bin krank."

Wie verhalte ich mich also am besten wenn sie nach Hause kommt? Notgedrungen, da die Zeit bis zu ihrem Erscheinen naht, und ich immer noch keine Antwort gefunden habe, werde ich wieder mal Dr. Google befragen. So surfe ich los.

So fand ich unter anderem bei Yahoo Clever folgende Konversation auf die Frage: „Ist Männergrippe die häufigste Todesursache bei Männern, weil sie während dieser von ihren Frauen erschlagen werden?"

Die Antworten:

> „Ja, und dann wird aus einer Männergrippe ein Männergerippe. Ich habe schon genug Leichen im Keller. Kannst mich ja mal besuchen. Auf eine mehr oder weniger kommt es nun auch nicht mehr an."

> „Nein, Frauen sind die häufigste Todesursache bei Männern."

> „Interessanterweise trotz häufig anders empfundener Wahrheiten, leben verheiratete Männer länger als Unverheiratete. Das mag an der guten Pflege im Ernstfall, nämlich dem Eintritt der oben genannten männlichen Grippe liegen."

„Ja, denn das Gejammer macht sehr, sehr nervös und konfus. Da kann Frau (bei geschwächtem Nervenkostüm) den Hustensaft schon mal mit Blausäure verwechseln."
„Besonders gefährlich wird das, wenn noch starkes faules Fieber dazu kommt" (Yahoo Clever 2015).

Nun diese Antworten bauten mich in meiner jetzigen, mit Männerschnupfen ans Bett gefesselten Lage nicht wirklich auf: So surfte ich mit geschwollenen Augen weiter und wurde wieder fündig und dieses Mal stellte mich der Post wirklich auf, denn ich las folgenden Eintrag:

Wichtig

Männerschnupfen erstmals bei einer Frau festgestellt
15.11.2011
Ruhrgebiet. Männerschnupfen ist erstmals bei einer Frau nachgewiesen worden. Am heutigen Dienstag wurde die Erkrankung einer 33-Jährigen aus dem Ruhrgebiet bekannt.
Die Bloggerin ist am Morgen mit starken Kopf- und Halsschmerzen erwacht. „Meine Augen brennen wie Zunder", berichtet sie seitdem jeder ihrer Kontaktpersonen. „Der ganze Kopf sitzt zu! Und dieser Drehschwindel!"
Männerschnupfen zeichnet sich dadurch aus, dass die typischen Erkältungssymptome in besonders starkem Ausmaß auftreten. Die Erkrankung geht darüber hinaus mit Befindlichkeitsstörungen und depressiven Verstimmungen einher. Nicht selten äußern die Patienten den Wunsch, sterben zu wollen. Männerschnupfen selbst ist jedoch nicht tödlich.
Wissenschaftler waren bislang von einer genetischen Veranlagung ausgegangen, die auf dem Y-Chromosom beheimatet ist. Die Erkrankung der 33-Jährigen Bloggerin zwingt die Forscher nun, ihre Erkenntnisse neu zu überdenken (Giese 2011).

Dazu kamen dann insgesamt 91 Kommentare als Antwort, das zeigt wiederum, das Männerschnupfen eine absolute Internetpräsenz und Fangruppe hat. Aus Platzmangel habe ich aber anschließend nur einen Teil der Antworten auszugsweise veröffentlicht (Giese 2011):

Wichtig

So schrieb eine **miss carrie**:

„Endlich weiß ich, was ich habe! Würde es allerdings ergänzen durch: überdurchschnittlich ausgeprägtes Bedürfnis, Umfeld über Verlauf und Ausprägung der Krankheit zu informieren".

Und Frau Prof. Dr. Dr. med. **Ansku** erwiderte:

„Eine sehr bedauernswerte und auch besorgniserregende Entwicklung. Es bleibt zu hoffen und zu wünschen, dass die arme Bloggerin genügend Teevorräte im Haus hat sowie eine kuschelige Decke und ein spannendes Buch."

Das brachte **trilusion** zum Antworten:

„Ich hab die Markierungen vermisst, bei denen wir als Leser ‚bedauerseufzen' müssen … Ich mach das auch mal ohne für Sie, und umso ernsthafter: Ooooooooooooooooooooooooohhhh."

Anschließend meinte **Frau Klugscheisser**:

„Poor little bunny!"

Und **Jörg Plewe**, oh anscheinend ein Mann sagte:

„Ich kenne das Phänomen sehr gut, jedoch warne ich eindringlich vor einer Verharmlosung! Eine Verharmlosung kann böse Folgen haben!!
Lieber die große Kiste rausholen, alles allen anderen und sich selbst vor die Füße schmeißen, darauf herumtrampeln, besonders hübsche, aber leider zerbrochene Dinge noch einmal genaustens betrachten und dann aufräumen. Der Verzehr von wahlweise Schokolade oder gar nix kann hilfreich sein, eine Desensibilisie-

rungstherapie in Form von Liebesfilmen ist in diesem Fall allerdings kontraproduktiv."

FrauVau schrieb:

„Ich fühl mich auch schon ganz komisch. Ist das ansteckend?"

„Hochinfektiös", antwortete **jpr**. „Ach. dafür sind die Virenscanner, die man immer installieren soll. Gegen Schnupfen aus dem Internet. Mich beunruhigen ja auch die vielen weiteren Positivmeldungen hier in den Kommentaren (‚kenn ich'). Wenn das mal nicht die nächste anstehende Pandemie ist. Haben Sie neben der Presse auch die WHO informiert?"

Blogolade konterte:

„Ich hab auch schon Hals und Nase, hoffe aber noch auf die milde verlaufene Müttervariante."

Ponder meinte:

„Auch Mütter bekommen Erkältungen. Allerdings nur die Variante, die in einem hochwirksamen und extrem infektiösen Bioreaktor (auch als ‚Kindergarten' bekannt) erzeugt wird. Kriegen allerdings dann auch Väter (Verwechslungen mit dem erwähnten Männerschnupfen sind möglich, die Symptome sind sehr ähnlich)."

Littlemissbad sagt:

„Ich wäre dann auch noch ein Forschungsobjekt: ich bin der festen Überzeugung, dass es mir tatsächlich schlechter geht als anderen, wenn ich Schnupfen, Husten, etc. habe. Leider glaubt mir das seltenst jemand. Deshalb hätte ich beinahe einmal eine Seitenstrangangina verschleppt. Alle haben gesagt: ‚Du übertreibst.'

Aber wenn ich jetzt krank bin, kann ich immer sagen: ‚Erinnert euch an das eine Mal, als ich dann plötzlich ...' Manchmal hilft es sogar."

Ellala sagt:

„Vielleicht sind es nicht die Forscher, die ihre Theorie überdenken müssen. [...]
Vielleicht ist denen der allgegenwärtige Genderdiskurs zu Kopf gestiegen."

SusiP dazu:

„Au Backe, der Hazwei-Ohtu-Virus? Die forschen bestimmt schon nach einem Impfstoff."

Sehr amüsant fand ich auch **flyhigher**:

„Nein, das ist kein Männerschnupfen, das ist ein ganz normaler grippaler Infekt, mit all seinen Gemeinheiten (selbst grad letzte Woche ausgebrütet). Denn wenn es ein wirklicher Männerschnupfen ist, wäre die Bloggerin dem Tode geweiht."

Friederich sagt:
„Da sollte man dann überlegen ob man einen Arzt ruft oder einen Notar."
EinMopskamindieKüche sagt:

„Frauen können nun auch Männerschnupfen bekommen??!! Das ist ja schrecklich!!! Ich habe diese grausame Krankheit schon öfters bei meinem Partner erlebt ... es war schrecklich .... habe erst vor kurzem darüber gebloggt ... nun kann nur noch Gott helfen ...."

sven dietrich sagt:

„An Männerschnupfen sterbe ich bereits seit Wochen. Die Bloggerin soll sich nicht so anstecken"

kreadiv antwortete abschließend:

„Eine Frau kann sich in Bayern keinen Männerschnupfen holen, da ist schon die Katholische Kirche. Sollte sie sich doch damit infizieren, müsste sie sofort zur Beichte gehen. So ist das bei uns geregelt. Ein Segen, dass mir so ein Schicksalsschlag bisher erspart blieb. In ganz schweren Fällen muss man übrigens den Exorzisten rufen. Bei Bedarf könnte ich auch eine virtuelle Portion Weihrauch rüberreichen" (Giese 2011).

Der Haustürschlüssel dreht sich in der Tür. Meine Lebensgefährtin kommt nach Hause. Schnell klappe ich den Laptop zu und lege diesen auf den Nachtisch. Ich krieche weiter unter die Bettdecke und ziehe die Decke bis tief unters Kinn.

5.1   Fieber

Tipp

Sie kommt hoch ins Schlafzimmer und bevor sie etwas sagt, frage ich; „Schatz, was meinst du? Ich glaube, ich habe extremes Fieber und im Internet (www.wie-krank-ist-mann.de) nachgelesen und alle Symptome lassen nur diese eine Diagnose extremes Fieber zu. Vor allem ist es das schmerzende Gefühl, ich bin dauermüde, schlapp und habe extreme Gliederschmerzen."

Bevor ich weiter etwas sagen kann, habe ich schon eine fachmännische Erklärung über Fieber.

Die typischen Fieber Symptome, mein Lieber, sind:

- heiße Stirn, glänzende Augen,
- schlapp, müde, Abgeschlagenheit,
- Gelenkschmerzen oder Gliederschmerzen,
- Kältegefühl, Schüttelfrost,
- Appetitlosigkeit, Durstgefühl, Übelkeit,
- belegte Zunge,
- Schweißausbrüche,
- Licht- und Geräuschempfindlichkeit
- und/oder Unruhe.

„Mein Schatz", scherzt sie weiter: „Fieber wird medizinisch auch Pyrexie genannt und bedeutet eine Erhöhung der Körpertemperatur von dem normalen Wert, also von ca. 37 °C, auf eine höhere Temperatur. Fieber ist weiter eine Allgemeinreaktion des Körpers und kann als Auslöser diverse Infektionskrankheiten, eine Autoimmunerkrankungen oder auch Neoplasien haben. Neoplasien sind Wucherungen, Geschwülste oder Schwellungen oder im weiteren Sinn, jede Zunahme des Volumens eines Gewebes, nur damit du das auch weißt.

Aber auch endokrine Störungen, diese äußern sich durch ein Überangebot von Hormonen z. B. Schilddrüsenüberfunktion oder auch durch einen Mangel an Hormonen z. B. Schilddrüsenunterfunktion oder durch eine Vergrößerung einer endokrinen Drüse, wie zum Beispiel eine Schilddrüsenvergrößerung. Nicht vergessen wollen wir die metabolischen Störungen. Dies ist eine Sammelbezeichnung für verschiedene Krankheiten und Risikofaktoren für Herz-/ Kreislauferkrankungen. Der griechische Begriff ‚metabolisch' bedeutet so viel wie stoffwechselbedingt. Folgende Krankheitsbilder wie starkes Übergewicht mit meist bauchbetonter Fetteinlagerung (Adipositas), Bluthochdruck, erhöhter Blutzuckerspiegel sind charakteristisch dafür.

Drogen und Medikamente oder physikalische Ursachen können ebenfalls in Betracht kommen. Die erhöhte Körperkerntemperatur dient daher der Verbesserung der Immunantwort. Deshalb sollte immer bedacht werden, dass eine Senkung des Fiebers eventuell negative Auswirkungen auf den Krankheitsverlauf haben kann. Eine medikamentöse Behandlung findet beispielsweise durch ein Nichtsteroidales Antirheumatikum statt. Merke dir das sind entzündungshemmende Medikamente, die das Fieber senken. Das Gegenstück zu Pyrexie ist die Anapyrexie. Unter Anapyrexie versteht man eine Sollwert-Verstellung der Körperkerntemperatur nach unten oder vereinfach gesagt, das Fieber lässt nach.

Bei Fieber-Temperaturen unterscheidet man wie folgt: Eine Temperatur zwischen 37 bis 37,9 °C ist eine subfebrile Temperatur, also eine leicht erhöhte Temperatur. Zwischen 38 und 38,4 °C bezeichnet der Mediziner die Temperatur als mäßiges Fieber. Eine Temperatur von 38,5 bis 40,4 °C ist hohes Fieber und erst ab 40,5 °C nennt man es extremes Fieber. Also mein Schatz, wenn du über extremes Fieber klagst, dann muss deine Körpertemperatur über 40,5 °C sein. Da wollen wir doch gleich mal dein Fieber messen."

Mit meiner Aussage habe ich mich dann wohl offensichtlich ins Aus katapultiert. 30 Jahre Berufserfahrung mit so wehleidigen, jammernden Typen wie mich, da hatte ich keine Chance. Gut, ihre neunmal Besserwisserei geht mir zwar nun gegen den Strich, aber ich muss mich nun beherrschen. Schlussendlich bin ich ja in dieser geschwächten Situation ihr hilflos ausgeliefert.

Fieber messen

Die Messung der Körpertemperatur findet an verschiedenen Orten mit Hilfe eines Thermometers statt, wobei sie rektal am genauesten ist.

Ich entscheide mich, dank neuster Technik, für das Ohr. Das Ergebnis ist erschreckend. Das Thermometer zeigt 38 Grad an, also nur ganz knapp unter der Bezeichnung extremes Fieber.

Da ich den ganzen Tag schon im Internet gegoogelt habe, weiß ich, was zu tun ist.

Mit Fieber, egal ob leicht erhöht, mäßig, hoch oder extrem, sollte man sich unbedingt schonen und ausruhen. Fieber ist eine sinnvolle Reaktion des Körpers auf eine Störung. Das Immunsystem wehrt sich. Unterstützend ist vor allem viel trinken, wobei auch bei Dr. Google nicht genau definiert ist, was zu trinken ist. Trinken ist daher wichtig, da der Flüssigkeitsverlust durch das Schwitzen muss ausgeglichen werden.

Viel Bettruhe und viele Vitamine sind nach wie vor die Mittel der Wahl. Mit Medikamenten, wie Paracetamol, Ibuprofen oder Acetylsalicylsäure (ASS) kann das Fieber gesenkt werden. Aber auch Wadenwickel sind ein wirksames Hausmittel, um die Körperkerntemperatur zu senken (socko 2015).

Bettina sieht mein Leiden ein und bringt mir nach kurzer Zeit eine warme Hühnersuppe und einen Erkältungstee ans Bett. Sie setzt sich neben mich, ihre Aussagen sind kurz, knapp und direkt. „Iss, trink, ruhe." Mürrisch leiste ich ihr Folge. Irgendwie gelingt es mir trotz stechender Halsschmerzen die Suppe auszulöffeln und den Tee zu trinken. Unter der Bettdecke wird mir ganz warm. Irgendwie schlafe ich dann ein.

5.2 Der Kampf mit dem Tod

Tipp

Mitten in der Nacht wache ich schweißgebadet auf. Die Kopf- und Gliederschmerzen, die mich schon seit ein paar Tagen begleiten, sind immer noch nicht verschwunden. Ich messe wiederholt Fieber. 40,5°, extremes Fieber also doch. Als ich das Thermometer mit schwacher Hand und unter brachialem Kraftaufwand auf den Nachtisch zurücklege, zucke ich erschreckt zusammen. Neben dem Bett steht eine hagere große Gestalt in modriger schwarzer Kutte mit einer großen Sense in der Hand. Nein, nicht das noch. Schon seit sechs Tagen, die ich nun schon mit dem Männerschnupfen ans Bett gefesselt bin, sage ich meiner Lebensgefährtin immer und immer wieder, dass mich diese fürchterliche Männergrippe noch umbringen wird. Und sie hat jedes Mal nur lächelnd abgewinkt. Sie hat mich in dieser schweren Not einfach nicht ernst genommen.

Nun bin ich endlich im Recht, kann es ihr aber wahrscheinlich nicht mehr sagen. Ein Triumph, der mir vergönnt bleibt und den ich leider nicht mehr feiern kann. Das Ganze ist irgendwie unbefriedigend.

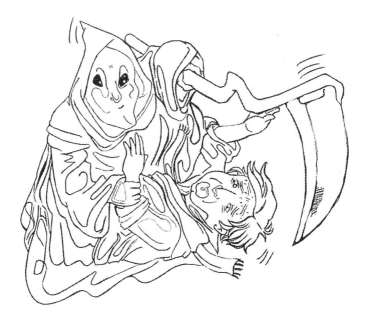

Tipp

Allerdings bin ich mehr als etwas verwirrt. Denn kürzlich hatte ich beobachtet, wie der Tod bei einem Flugzeugabsturz, herbeigeführt durch einen Engel, ums Leben kam. Ich richte daher vorsichtig das Wort an die Gestalt neben dem Bett und frage: „Entschuldigung, sind Sie nicht der Tod?"

„Und Sie sind jetzt nur wegen mir hier? Hätte ich das gewusst, dass ich Sie so schnell wiedersehe, dann hätte ich die Steuererklärung vorletzte Woche auf keinen Fall rechtzeitig ausgefüllt."

„Beruhigen Sie sich und keine Sorge." Der Tod hebt beschwichtigend die Hand. „Ich hatte wieder Mal in der Gegend zu tun."

„Das ist aber extrem nett von Ihnen und mir fällt ein Stein vom Herzen. Sie sind selbstverständlich ein gern gesehener Gast. Zumindest so lange Sie nur auf ein Schwätzchen vorbeikommen."

„Nun, ich bin schon etwas in Sorge, weil Sie schon seit einer Woche an einem Männerschnupfen leiden. Bei einem

Männerschnupfen weiß man ja nie, ob nicht rein zufällig noch ein neuer Auftrag nebenher abfällt", erkläre mir der Tod. „Deswegen dachte ich, ich komme einfach mal vorbei, um mich zu erkundigen, auch der Tod muss ja vorbereitet sein."

Doch dann zieht der Tod skeptisch die rechte Augenbraue hoch. „An diesem Männerschnupfen werden Sie noch nicht sterben", fuhr er fort. „Sie sollten da Ihrer Freundin vertrauen. Die ist vom Fach und weiß Bescheid."

Missmutig schaue ich den Tod an. Er beugt er sich nach vorne und legt seine rechte Hand auf meine Schulter. Ein kalter Schauer durchläuft meinen verschwitzten Körper. Mir scheint es so, dass sich wenigstens das Fieber dadurch ein wenig senken. Wer den Tod im Haus hat, braucht anscheinend keine Wadenwickel mehr. Eigentlich ganz praktisch.

„Kommen Sie, ich mache Ihnen ein heißes Zitronenwasser mit Ingwer", bietet der Tod mir an. Habe ich da richtig gehört? „Das bewirkt Wunder und weckt sogar Tote auf." Der Tod lacht sehr laut, aber wenig ansteckend über seinen mäßig lustigen Witz. Mir ist gar nicht zum Lachen.

Irgendwie aberwitzig und folgsam begleite den Tod in die Küche. „Zitronen und Ingwer sind im Kühlschrank, unterstes Fach und scharfe Messer finden Sie rechts in der Schublade neben dem Herd", erkläre ich und setze mich schwerfällig an die Küchentheke.

„Ich brauche kein Messer", sagt der Tod fast beleidigt und deutet vielsagend auf seine Sense.

„Das ist aber nicht besonders hygienisch, wenn Sie mit der Sense Obst schneiden, die Sie vorher dazu verwendet haben, um den Meier ins Jenseits zu befördern", spotte ich.

Der Tod sieht mich mit strengem Blick an und schüttelt nur den Kopf. „Sie haben keine Ahnung vom Tod. Die Sense kommt beim Überbringen der Todesnachricht gar nicht zum Einsatz. Diese ist lediglich Teil meiner Corporate Identity und erhöht meinen Wiedererkennungswert. Dann gibt es keine Missverständnisse. Alles reines Marketing!" Oh, denke ich. Woher soll ich das wissen? Ich sterbe ja nicht jeden Tag, aber dass ich vom Tod auch noch was lernen kann, das ist mir wahrlich neu.

Kurze Zeit später stellt mir der Tod eine dampfende heiße Tasse hin. Der Inhalt riecht fürchterlich und schmeckt noch schlimmer. Meine Geschmacksnerven scheinen zu streiken. „Zu viel Zitrone und zu viel Ingwer", meckere ich.

Der Tod schaut mich an: „Es soll ja auch nicht schmecken, sondern Ihnen helfen, wieder auf die Beine zu kommen."

Da fällt sein Blick auf seine Uhr: „Oh, ich muss los. Habe noch eine weitere Verabredung in der Nachbarschaft. Ich kann den nächsten Kunden nicht warten lassen." Ich bringe den Tod zur Tür. „Beehren Sie mich bald wieder", rufe ich ihm hinterher. „Sehr gerne. Dann bringe ich Kuchen mit. Kaffee kochen Sie dann" (Hanne 2015).

Plötzlich trifft mich unerwartet helles und grelles Licht. Meine Lebensgefährtin Bettina steht wie aus dem nichts vor dem Bett. Ist das jetzt real? „Oh Mann", flüstere ich ihr zu. „Du glaubst nicht, was ich gerade geträumt habe."

„Du siehst schlecht aus", sagt sie. „Wenn ich heute Abend vom Arbeiten nach Hause komme, warst du beim Arzt. Ich habe dein Gejammer, welches ich mir nun bereits den dritten Tag pausenlos anhören muss, satt." Widerstand ist bei ihr bei solchen aus ihrer Sicht banalen Krankheiten zwecklos. Sie erinnern sich an das gebrochene Bein, ein paar Kapitel weiter vorne. Daraufhin winkt sie mir zu und geht arbeiten (Abb. 5.1).

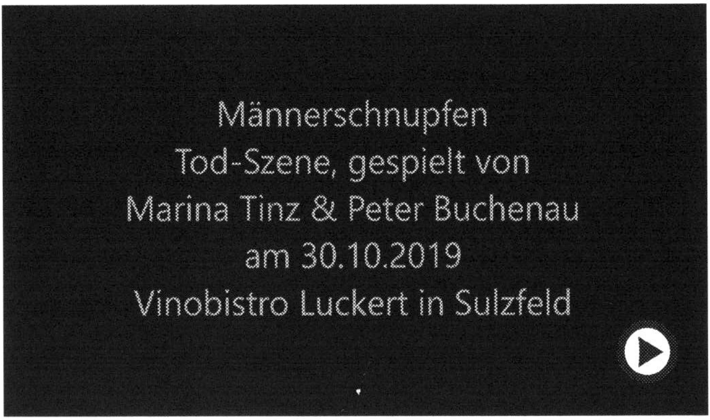

Abb. 5.1 Begegnung mit dem Tod, aufgenommen am 30.10.2019 im Weinbistro Luckert in Sulzfeld (https://doi.org/10.1007/000-0cy)

5.3   Fieberwahn statt Arztbesuch?

Tipp

Ich zum Arzt, nochmals und ich wiederhole mich nur ungern. Das ist so, als wenn der Knochen zum Hund kommt. Nein, ich komme schon damit klar. So kämpfe ich mich mühsam aus dem Bett und schleppe mich schwerfällig, fast schon auf allen vieren kriechend, in die Küche. Hunger und Durst plagt mich. Mein Hals fühlt sich an, als ob ein Fakir auf einem Nagelbrett seine neue Liegeposition ausprobiert. Überall stechender Schmerz. Dazu die Trockenheit im gesamten Mundraum. Die Sahara ist dagegen bestimmt ein Feuchtbiotop.

In der Küche angekommen, nehme ich auf der Küchenablage als erstes die ausgepressten Zitronenhälften und die geschnittenen Ingwerreststücke wahr. Moment, ich dachte, ich habe heute Nacht geträumt? Rätsel tun sich mir auf. Reale Welt versus Fantasiewelt? Ich verstehe das nicht. Mein Hunger ist sofort gestillt. Ich setze mir kurz einen Erkältungstee mit frischen Salbeiblättern auf. Apropos, wo steht der Wasserkocher nochmal? Salbeitee habe ich mal gelesen, ist gesund und sehr wirksam.

Das Wasser kocht und ich gieße das Wasser vorsichtig über die Salbeiblätter. Heißer Dampf steigt auf, den ich wohltuend durch meine verstopfte Nase versuche einzuatmen. Nun kommt der schwierigste Teil. Mit dem heißen Tee, ohne diesen auf dem Weg zu verschütten, zurück ins Bett. Irgendwie habe ich es dann doch geschafft. Der Tee steht neben mir auf dem Nachtisch, die Bettdecke ist bis zu meinen Achseln hochgezogen, der Laptop auf den Oberschenkeln.

Realität oder Traum, wie mögen die ausgedrückten Zitronen und die Ingwerstücke auf die Küchenablage gekommen sein? Wieder frage ich bei Dr. Google und bei www.wie-krank-ist-mann.de nach.

Und ich werde ich nach längerem Suchen fündig. Bitte, liebe Leser, haben Sie Verständnis. Ich bin durch den anhaltenden schlimmen Männerschnupfen in meinem Denkprozess eingeschränkt. Außerdem folgen meine Tippfinger nur sehr langsam meinem Gehirn und Tränen in den Augen erschweren mir die Sicht auf Bildschirm und Tastatur.

Wahnvorstellungen, so www.paradisi.de, beschreibt unmögliche erscheinende Vorstellungen, die für den Betroffenen real sind. Wenn ein Mensch unter einer Wahnvorstellung leidet, spricht dieser von Dingen, Erlebnisse und Situationen, die für jeden anderen Menschen unmöglich sind, für ihn selbst aber der Realität entsprechen. Ein typisches Anzeichen des Fieberwahns ist, dass der Patient unbeirrbar an seiner Vorstellung festhält und diese weder korrigieren noch überprüfen lässt. Fieberwahnvorstellungen können Folgen einer Depression, Manie, Demenz, Suchterkrankung oder dem gefürchtetem Männerschupfen mit hohem Fieber sein.

Der Patient bildet sich ein, er würde von anderen Menschen, Tieren oder ja, vielleicht so auch wie in meinem Fall vom Tod, verfolgt werden. Eine Wahnvorstellung kann sich auch dadurch äußern, dass der Patient davon überzeugt ist, dass eine berühmte Persönlichkeit regelmäßig aus dem Fernsehgerät zu ihm spricht oder auf einmal neben Ihnen steht. Auch eingebildete Krankheiten gehören zu den Fieberwahnvorstellungen. Zum Glück, denke ich, ist Männerschnupfen eine nachgewiesene Erkrankung und keine Einbildung.

Die Ursache von Wahnvorstellungen können einerseits psychische bzw. neurologische Krankheiten wie Depressionen oder Demenz sein, anderseits ebenso auch übermäßiger Alkohol- oder Drogenkonsum. Abschließend können natürlich die Nebenwirkungen einige Medikamente oder auch hohes Fieber zu Wahnvorstellungen führen. Sofort ergreife ich das Fieberthermometer und messe. 38 Grad, aufgerundet sind das 38,5 Grad, also hohes Fieber. Das erklärt alles.

Die meisten Patienten betrachten ihre durch Männerschnupfen hervorgerufenen Wahnvorstellungen nicht als Symptom. Eine ärztliche Behandlung ist daher sehr schwierig. Ist eine Behandlung zum Schutz des Patienten und eine mögliche Gefährdung anderer dadurch schwer leidender Menschen zwingend notwendig, so kann der Arzt eine Einweisung in ein psychiatrisches Krankenhaus anordnen. Und immer wieder muss ich beim Lesen im Internet feststellen, dass mit einem Männerschnupfen einfach nicht zu spaßen ist.

Menschen, die unter Wahnvorstellungen leiden, zu behandeln, besonders, wenn als Ursache ein schwerer Männerschnupfen diagnostiziert wird, ist sehr schwierig. Grund: es mangelt dem Patienten meist an Einsicht. Nur in seltenen Fällen lässt sich der Patient durch Ärzte oder Verwandte dazu bringen, sich einer Antimännerschnupfentherapie zu unterziehen. Häufig kann durch die Gabe von Neuroleptika eine schnelle Besserung erzielt werden. Allerdings gibt es auch Wahnformen, besonders bei männlichen Patienten, die sich als therapieresistent erweisen.

Durch die durch Männerschnupfen verursachte Wahnvorstellung besteht die Gefahr, dass der betroffene Patient den Überblick über die Realität verliert und dabei Dinge tut, die ihm schaden. Aber auch andere, dem Patienten nahestehende Menschen wie Verwandte, Freunde, Arbeitskollegen oder Passanten können durch Personen, die unter Männerschnupfen bedingte Wahnvorstellungen leiden, beeinträchtigt oder gar bedroht werden. Typische negative Folgen und Begleiterscheinungen von Wahnvorstellungen sind depressive Verstimmungen, Antriebslosigkeit, Konzentrationsstörungen und Gefühlsarmut.

Wow, die Erklärung „Überblick über die Realität verliert" irritiert mich am meisten. Seit drei Tagen, die sich für mich aber wie sechs Tage anfühlen, kämpfe ich nun schon mit dem gefährlichen und ansteckenden Männerschnupfen. Oder ist es sogar schon eine Männergrippe? Überblick über die Realität verloren haben die ganzen Nachmittagssoaps. Habe während meiner Bettlägerigkeit die letzten Tage immer wieder mal reingezappt. „Im Namen der Gerechtigkeit – wir kämpfen um Sie", „Extrem Schwer – mein Weg in ein neues Leben", „Schicksale – und plötzlich ist alles anders", „Die strengsten Eltern der Welt" und „in Gefahr – ein verhängnisvoller Moment", um nur einige zu nennen. Da bleibt wirklich die Frage offen, schaue ich diese Seifenopern real oder spreche ich da nicht lieber in meinem Fieberwahn mit dem Tod? Somit bleibt die Frage auch noch offen, woher die ausgepressten Zitronenhälften und die Ingwerstückchen auf der Küchenablage kamen?

Von Alfons Schuhbeck, Deutschlands Ingwer-Koch Nummer 1, bestimmt nicht. Auch wenn ich von ihm beim Surfen im Internet eine „Anti-Grippe-Hühnersuppe" entdeckt habe. Das Suchen nach Hühnersuppe macht mich hungrig. Ich kämpfe mit zwei Entscheidungen. Variante 1: Versuchen aufzustehen, mich mühevoll in die Küche schleppen, einen Zwischenstopp an der auf dem Weg zur Küche befindlichen

Toilette einlegen, danach Hände waschen, weiter mich langsam zur Küche hin bewegen, die Zutaten im Kühlschrank suchen, das Gemüse schneiden und putzen, die Gewürze aus dem Gewürzschrank nehmen, die Kochtöpfe bereitzustellen und mit einem Liter Wasser zu füllen, den Herd einzuschalten … nein, ich will diesen Gedanken gar nicht weiter ausführen und entscheide mich für Variante 2. Meine Lebensgefährtin kommt ja in Kürze von der Arbeit nach Hause und macht mir die Anti-Männerschnupfen-Hühnersuppe sicher sofort.

Mittlerweile gefühlt auf dem Höhepunkt der Männergrippe angekommen, macht die Welt keinen Sinn mehr. Glücklicherweise habe ich bereits bei den ersten Anzeichen mich mit haltbaren Lebensmitteln und massenhaft Getränken ausgestattet, sodass ich die Wohnung nicht mehr verlassen muss.

Ich bemerke vor allem eine generelle Unpässlichkeit in mir. Weitere Symptome sind der massive Verbrauch von gefühlten hunderten von Papiertaschentuchpackungen, die in einem Plastikeimer neben dem Bett gesammelt werden. Ich verweile abwechselnd im Bett und auf dem Sofa und bewege mich nur unter größten Anstrengungen. Die Welt verläuft wie schon mehrfachst angedeutet langsamer und schmerzhafter als normal. Mein Hals ist kratzig, die Nase abwechselnd völlig verstopft, links verstopft oder rechts verstopft und dann läuft der Rotz wieder heraus ohne Anzeichen für ein Aufhören. Ich leide fürchterlich. Wie sehr freue ich mich, wenn meine Lebensgefährtin nach Hause kommt.

5.4 Männerschnupfen und Arztbesuch

Tipp

Anstatt Aufmerksamkeit und Mitleid durch meinen Männerschupfen zu bekommen, ernte ich nur ein „Warst du beim Arzt?". Das „Nein" kann ich gar nicht zu Ende sprechen, schon bricht ein noch nie vorher dagewesenes Donnerwetter über mich herein, dessen Wortlaut ich lieber hier nicht kundtun möchte. Also wechsele ich Schlafanzug in Jogginganzug und begebe mich still und heimlich in die Garage, setze mich in das Auto und fahre zum Hausarzt. Zum Glück hat dieser seine Praxis nur 5 Straßenzüge weiter, eine längere Autofahrt wäre in Anbetracht meines extrem schlimmen Gesundheitszustandes medizinisch und psychologisch nicht vertretbar.

5 Minuten vor 18:00 Uhr betrete ich die Praxis, durchgeschwitzt durch die zwei Stockwerke, die ich nach oben laufen muss, da der Lift im Haus defekt ist. Warum können Ärzte nicht grundsätzlich ihre Praxisräume im Erdgeschoss haben, dann wäre vielen Männern mit Männerschnupfen der Gang zum Hausarzt erheblich erleichtert.

An der Anmeldung schaue ich in vier ungläubig dreinschauende Augen zweier Arzthelferinnen oder Medizinischer Fachangestellter, wie es heute heißt. Beide tragen Mundschutz. Schwer verständlich nuschelt eine der beiden und zeigt ins Wartezimmer. Ich nehme an, dass ich mich ins Wartezimmer begeben soll und mache mich auf den Weg. Aus den Augenwinkeln nehme ich Kopfschütteln der beiden medizinischen Fachangestellten wahr. Im Wartezimmer sitzen zwei weitere Herren, wie es auf den ersten Blick scheint, mit den gleichen Symptomen. Männerschnupfenpandemie pur. Die beiden Herren blicken mich mit traurigen, Tränen unterlaufenden Augen an. Ich bin mir sicher, dass sie von meinem Männerschnupfenschicksal wissen. Wir nicken uns gegenseitig zu und können den direkten Blickkontakt kaum ertragen. Wie der elende Tod persönlich sehen wir drei aus. Tränen fliesen um das Leid, dass wir nun gemeinsam ertragen. Schön, dass es noch Mitleidende gibt. Ich nehme auf einem Stuhl nahe des Fensters Platz.

Der eine Patient wird durch heftigen Husten und Niesattacken geplagt. Damit ist für uns alle nochmals verstärkt klar, ein weiterer Leidensgenosse. Als der Husten des Betroffenen kurz verstummt, fragt ihn der andere Patient mit kratzender und leiser Stimme:

„Wie lange haben Sie diese Qualen schon?"

Darauf antwortet der Hustengeplagte: „2 Tage und bisher hat nichts geholfen. Ich hab schon 3 Tassen Tee getrunken und sogar schon eine Tablette genommen aber es hat sich nichts getan. Es wird immer schlimmer. Seit heute Morgen krieg ich keine Luft mehr durch die Nase und mein Kopf brummt wie blöd."

Natürlich kann der andere Patient das toppen. Selbst in diesen schweren lebensbedrohlichen Phasen gilt es immer noch seine Männlichkeit zu beweisen. Der Fragende kontert:

> „Ich hab das schon seit 3 Tagen und dabei war ich gestern schon mal hier. Die Pillen, die ich bekommen habe, haben auch nichts gebracht. Hab gestern 2 genommen und heute ist nichts besser. Ich hab schon seit gestern keine mehr geraucht, weil ich dann so husten muss, dass es mich schier zerreißt, ich bin völlig fertig. Wenn das so weiter geht, kann ich übermorgen nicht mal zum Fußballtraining."

Ich kann mitfühlen, zu gut sind mir diese Leiden bewusst. Dann wird das Gespräch durch den Aufruf des hustenden Patienten ins Arztzimmer unterbrochen. Stillschweigend verbleiben wir beide Patienten im Wartezimmer. Zu stark sind anscheinend unsere Schmerzen um uns zu unterhalten.

Nach 30 Minuten Wartezeit werde ich aufgerufen. Nun ist keiner mehr im Wartezimmer, es herrscht gähnende Leere. Die immer noch mit Mundschutz bewaffnete medizinische Angestellte geht nach dem Aufruf anteilslos an mir vorbei und öffnet das Fenster. Es fröstelt mich sofort, wobei mir nicht ganz klar ist, ob es die kalte in den Raum strömende Nachtluft oder die eiskalte Schulter der Arzthelferin ist. In einem Nebensatz höre ich sie zu ihrer Kollegen sagen: „Müssen diese verschnupften männlichen Testosteronbolzen denn immer kurz vor Sprechstundenende in der Praxis aufschlagen." Ich spüre Unbehagen, will mich rechtfertigen, nehme meinen Mut zusammen, sammle meine Manneskraft, als mich ein „Der Nächste bitte" aus meiner Konzentrationsphase herausholt.

Sofort spüre ich im in meinem Rücken noch mehr Unverständnis und habe zudem das Gefühl, dass die beiden Arzthelferinnen leise applaudieren.

Ich betrete das Behandlungszimmer und setzte mich auf die mit einem Papierlaken überzogene Liege.

„Machen Sie sich doch erstmal frei", höre ich eine weibliche Stimme sagen. „Wo ist der Doc?" kontere ich.

„Der liegt mit Männergrippe im Bett und ich bin die Vertretung", kommt die Antwort zurück. „Ein Problem damit, dass ich Sie behandle?"

Ein „Ja" wäre nun wohl an der falschen Stelle angebracht. Also ziehe ich brav mein Hemd aus.

„Das Unterhemd auch?"

„Ja, einmal komplett frei, bitte."

Ich ziehe mein Unterhemd ebenfalls aus.

Die Ärztin kommt ins Behandlungszimmer und stellte sich vor mich.

„Gut, nachdem das geklärt wäre, können wir auch zu ihrer eigentlich Behandlung kommen. Atmen Sie mal tief ein und wieder aus."

Ein wenig perplex über diese klaren weiblichen Ansagen, atme ich tief ein und wieder aus. Ein und wieder aus. Ein und wieder aus. Die Ärztin setzt dieses komische Ding mit dem runden Ding vorne und hinten auf meine Haut und hört anscheinend meine Lunge ab. Die Kälte des Metalls lässt mich wieder zittern.

„Temperatur?"

„38 Grad, heute Morgen gemessen. Ist jetzt bestimmt höher." Stammle ich.

„Wahnvorstellungen?"

„Nun, da bin ich mir noch nicht sicher. Ich glaube, ich habe heute Nacht mit dem Tod gesprochen und der hat mir sogar einen heißen Zitronentee mit Ingwer zubereitet."

„Kopfschmerzen?"

„Ja, und wie. So als ob der benachbarte Bauunternehmer bei uns im Vorgarten gleichzeitig alle seine Bohrhämmer ausprobiert."

„Aha, das ist alles?"

„Nein, verschnupfte Nase und ein Stechen im Hals"

„Sagen Sie mal aaaaaaaaaaaaaaaaaaahhhhhhhhhhhhhhh hhhhh."

„AAAAAAAAAAAAAAAAAHHHHHHHHHHHHHHHH."

Sie nimmt ein dickes schweres Holzstück und drückte dabei meine Zunge ganz fest nach unten, während Frau Doktor in meinen Hals blickt. Ich habe dabei das Gefühl, meine Zunge kommt unter dem Unterkiefer wieder aus dem Hals heraus.

„Sie müssen jetzt sehr tapfer sein. Sie haben eine Männergrippe, das ist ja eine oft tödlich verlaufende Krankheit."

„Ist das so schlimm? Wie lange habe ich noch?" In Gedanken gehe ich blitzschnell mein Testament durch. Habe ich an alles gedacht? Hat meine Lebensgefährtin all meine Kontodaten und vor allem alle Passwörter von eBay, Google und Facebook?

„Frau Doktor, was würde eigentlich passieren, wenn Frauen so was bekämen?"

Darauf Sie: „Die Viren würden eine Frau binnen Stunden töten! Glücklicherweise sind Frauen dagegen aber immun." Sie lächelt und fügt hinzu: „Und Frauen-Erkältungen sind viel, viel, viel harmloser."

Konsterniert ziehe ich das Unterhemd und das Hemd wieder an.

„Ich verordne Ihnen nun erst mal Bettruhe und schreibe Sie bis Ende der Woche krank. Viel Tee trinken, viel Suppe essen, viel schwitzen. Und vor allem Ihre Frau nicht nerven, wenn Sie eine haben."

„Gibt's dafür Medikamente, welche die Schmerzen und Qualen lindern?"

„Ja schon, aber die bringen Ihnen nichts. Ohne Medikamente dauert eine Männergrippe normalerweise 14 Tage. Mit Medikamenten nur 2 Wochen," scherzt sie.

Weiter meint sie: „Ich kann Ihnen allerdings kleine Tipps geben, die die Symptome abschwächen. Gegen Husten empfehle ich Ihnen ein herkömmliches Abführmittel. Dann trauen sie sich nicht mehr zu husten."

„Sollte es binnen 14 Tagen nicht besser werden, empfehle ich Ihnen Moorpackungen, damit Sie sich schon einmal an die feuchte Erde gewöhnen können."

Mir ist gar nicht zum Scherzen zumute und ich verlasse das Behandlungszimmer.

Die verabschiedenden Worte der Ärztin verhallen im Nirgendwo. An der Anmeldetheke vorbei gehend Richtung Ausgang vernehme ich weit entfernt das Schimpfen der Arzthelferinnen. Es klingt nach:

„Da kommen diese verweichlichten Kerle in die Praxis und werden wegen dem kleinsten Schnupfen eine Woche lang krankgeschrieben. Wir, die hier jeden Tag mit den Bakterien- und Virenverseuchten Geschöpfen zu tun haben, bekommen, wenn die uns anstecken, nur einen Mundschutz verpasst. Es gibt einfach keine Gerechtigkeit mehr auf dieser Welt."

Okay, denke ich mir, schon im Geiste darauf konzentriert, mich auf mein baldiges Ableben vorzubereiten. Wie sage ich diese Diagnose meiner Lebensgefährtin? In diese Gedanken versunken, gehe ich über die Straße, steige in mein Auto und fahre nach Hause. Ich beschließe meiner Lebensgefährtin die ganze aufrichtige Wahrheit zu sagen, alles andere würde in dieser ausweglosen Situation keinen Sinn mehr machen (Abb. 5.2).

Männerschnupfen
Arzt-Szene gespielt von
Marina Tinz & Peter Buchenau
am 30.10.2019
Vinobistro Luckert in Sulzfeld

Abb. 5.2 Arztbesuch, aufgenommen am 30.10.2019 im Weinbistro Luckert in Sulzfeld (https://doi.org/10.1007/000-0cx)

5.5 Zu Hause angekommen

Tipp

Da meine Lebensgefährtin vom Fach ist, kennt sie sich mit Männerschnupfen und mit der gefährlicheren Variante der Männergrippe bestens aus. Lächelnd nimmt sie die Diagnose meiner neuen Hausärztin zur Kenntnis und beginnt einen Monolog.

„Mein Lieber, bei allen männlichen Lebewesen führt die kleinste Erkältung schon in die Nähe des Todes. Bei uns Frauen ist das ganz anders. Wir bewaffnen uns erst einmal mit Schal, dicken Socken und reichlich Vitamin C, beispielsweise aus frisch gepressten Säften.

Zusätzlich räumen wir regelmäßig unsere Rotzfahnen vorm Bett weg und wir stellen auch unsere Körperhygiene, im Gegensatz zu euch Männern, nicht ein. Und wenn, also wenn und das ist nur in extremen Ausnahmesituationen nötig, wir vom Arzt Medikamente wie Antibiotika oder ähnliches bekommen, nehmen wir diese auch brav und regelmäßig wie verordnet ein.

Erkältete Frauen tragen auch im Bett Schals und dicke Wollsocken. Wir liegen zwar auch im Bett, aber anders. Neben uns liegt ein kleiner Stapel kluger Zeitschriften, keine Fernsehprogrammzeitschrift und es riecht im ganzen Schlafzimmer leicht nach Pfefferminz. Papiertaschentücher kommen grundsätzlich aus einer Pappbox und wandern danach direkt in den, neben dem Bett aufgestellten Tretmülleimer. Natürlich mit einem darin dazugehörigen Plastikmülltüte. Falls wir wirklich mal erkältet sind, trinken wir Literweiße frisch gepresste Säfte und freuen uns zusätzlich jedes Mal, wenn du mir Blumen mitbringst.

Wahrscheinlich gehen wir trotz Erkältung ins Büro, machen ordnungsgemäß unsere Arbeit und holen uns von unseren lieben Kolleginnen Anti-Erkältungstipps. Danach gehen wir zum Spinning, Zumba oder Yoga.

Da sieht man einmal, wie verantwortungslos Frauen mit einer Erkältung umgehen. Nicht nur, dass sie sich nach draußen begeben und dort unweigerlich in den öffentlichen Verkehrsmitteln die anderen Fahrgäste anstecken! Nein, auch die Arbeitskollegen werden gnadenlos mit Erkältungsviren verseucht! Und dann auch noch die Mitmenschen im Fitnessstudio! Und das nur, weil sie uns Männern zeigen wollen, was für harte Kerle – äh Frauen – sie sind!

Und wenn wir uns die Nase putzen, dann geht das leise. Hast du verstanden? Leise! Weißt du wie das eigentlich geht? Sich leise die Nase putzen? Soll ich dir das auch noch beibringen? Das liegt nur daran, dass Frauen besser hören können als Männer!

Bei euch Männern führt die kleinste Erkältung, die wir Frauen nicht mal im Ansatz spüren, in die Nähe des Todes. Euer Schwarzenegger-Körper bekommt sofort einen Totalschaden. Ihr redet von Sabotage an eurem Körper. Nein, Ihr seid nicht krank, sondern verwundet. Statt läppischen Halsschmerzen legt sich bei euch sofort eine Würgeschlange um den Hals und schnürt zu. Es geht mit euch zu Ende.

Das ist nun schon etwas übertrieben! Man muss das schon ein wenig differenzierter betrachten: Ein Mann wie ich ist wie ein teurer Sportwagen. Da braucht es eben mehr Pflege und Aufmerksamkeit. Ein derart hochmodernes Gerät mit dieser filigranen, ausgefeilten Technik! Ist doch nur natürlich, dass da sehr viel leichter einmal was aus den Fugen gerät, als bei einem ... nun ... Lada z. B.

Ist dir schon mal im Fernsehen aufgefallen, es gibt in Funk und Fernsehen sowie auch im Internet ausschließlich Werbespots für Männer-Erkältungsmedikamente. Für Frauen-Erkältungen ist mir keine einzige Werbung bekannt. Eine echte Marktlücke! Wir Frauen kränkeln nur leicht und genesen."

Was soll ich da noch antworten. Glücklicherweise hat sie eine Hühnerbrühe mit Reis gekocht. Lecker. Nach dem Essen lege ich mich ins Bett und schlafe ein.

5.6 Erste Anzeichen der Besserung

Tipp

Genau zwölf Tage nach dem Ausbrechen des Männerschnupfens fühle ich mich erstmals wieder gesund genug, um mich wieder ausgiebig der Körperpflege zu widmen. Zuvor habe ich mich nur auf tonnenweise Deospray, Erkältungsbäder und lustloses Zähneputzen beschränkt. Zwischenzeitlich ist mir sogar ein Vollbart gewachsen. Ich war einfach kräftemäßig nicht in der Lage, den Nassrasierer zu benutzen. Die Verletzungsgefahr war einfach zu groß.

Meine Haare haben mittlerweile so eine Speckschicht gebildet, dass ein Vogelschwarm Kohl- und Blaumeisen locker darin satt werden und überwintern könnten.

Langsam aber nur ganz langsam werde ich wieder zu einem ansehnlichen Mann. Fange auch an mich gemächlich zu bewegen. Spüre auch schon die ersten Luftzüge, abwechselnd mal durch das linke oder rechte Nasenloch. Klar, ich bin zwar weiterhin auf Taschentücher angewiesen. So eine Rückkehr aus dem Nahtodbereich darf nur ganz langsam geschehen. Ich wundere mich einfach, warum die Krankenkassen nach einer Männergrippe nicht das Hamburger Modell wie bei Burnout oder schweren Depressionen üblich anwenden. Also eine langsame Eingliederung zurück in die Arbeitswelt. Im ersten Monat nach der Genesung angefangen mit einem Arbeitstag pro Woche. Im zweiten Monat gesteigert auf zwei Arbeitstage pro Woche. Und so weiter. Ab dem fünften Monat ist der Mann dann wieder zu 100 % arbeitsfähig. Vorausgesetzt er hat keinen Rückfall bekommen und wurde nicht von einem anderen Arbeitskollegen – oder einer Kollegin – in der Zwischenzeit angesteckt.

Das eindeutigste Genesungsmerkmal war bei mir, die Lust auf die erste Zigarette danach. Diese schmeckte zwar nur mittelmäßig, aber besser als gar keine. Drei Wochen hatte ich auf das Rauchen verzichtet. In den folgenden Tagen schmeckten die Zigaretten von Tag zu Tag besser.

Auch fing ich an, mich wieder an der Haushaltsarbeit zu beteiligen. Die Erkältungsspuren der letzten beiden Wochen beseitigte in der Zwischenzeit meine Lebensgefährtin. Auch begann ich wieder feste Nahrung zu mir zu nehmen, denn ich hatte einen unglaublichen Heißhunger auf Fleisch und Bier. Hühnersuppe und Tee konnte ich mittlerweile nicht mehr sehen geschweige denn riechen.

Erstmals verließ ich also nach drei Wochen das Haus. Draußen sind es angenehme 18 Grad. Warm eingepackt, ich möchte ja einen Rückfall vermeiden, mache ich mich auf den Weg zur Bank, um Geld zu holen. Die Zigarette auf dem Weg dorthin schmeckt zwischenzeitlich wieder wunderbar. Auf dem Rückweg gehe ich bei meinen türkischen Freund Ali vorbei, ein Döner und ein Bier. Alles ist wieder in Ordnung.

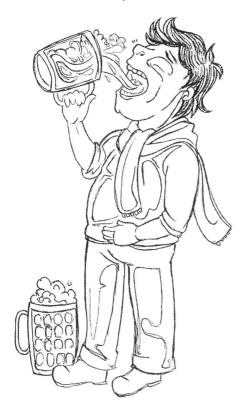

5.7 Leber-Jammer

Tipp

Warum meldet sich noch die Leber zu Wort? Weil die Leber das am stärksten arbeitende Organ vor, während und nach eines Männerschnupfen ist. Was würde meine Leber sagen, wenn sie sich mitteilen könnte?

Das darf doch jetzt nicht wahr sein. Kaum ist der Männerschnupfen überstanden und der Mann hat seinen Lebensmut zurückgewonnen, wird sich eine Zigarette angezündet, ein Döner gegessen und mit Bier heruntergespült. Der Mann fällt in seine üblichen Muster zurück. Als ob ich nicht schon genug zu tun hätte. Die ganze Zeit wird nur von der Nase und ihren Einschränkungen während eines Schnupfens gesprochen, aber wer für den Energiestoffwechsel Hauptverantwortlicher ist, wird mal wieder verkannt. Wer denkt bitte schön einmal an mich und an das, was ich leiste? Eine meiner Hauptaufgaben ist ein intaktes Immunsystem und wie bitteschön soll das funktionieren, bei dieser Nahrungsmittelzufuhr? Etwas mehr Ehrfurcht nach so einem Schnupfen hätte ich mir schon erhofft. Täglich fließen bis zu 2000 Liter durch mich hindurch, was bis zu 1,5 Litern pro Minute entspricht. Dieses Blut wird von mir gefiltert und entgiftet. Die im Blut enthaltenen Nährstoffe werden verarbeitet und gespeichert. Neben der Haut filtere ich die meisten Krankheitserreger und Abfallprodukte heraus und scheide diese über Niere und Galle aus. In mir werden Hormone gebildet. Ich bin für die Regulation des Blutzuckerspiegels sowie des pH Wertes im Körper verantwortlich. Und zum Dank bekomme ich noch mehr Arbeit in Form von Alkohol, Nikotin und schlechten Fetten. Dabei gibt es so viele gute Lebensmittel, die mich in meinen Funktionen unterstützen und mir helfen, die gefilterten Giftstoffe loszuwerden. Um nur ein paar zu nennen: Knoblauch, Walnüsse, Brokkoli, Ingwer, Zitrone, Rote Beete, Grüner Tee, Bittersalate und Löwenzahn, Artischocken, Leinöl, Kurkuma u. v. m. Es muss somit nicht gleich der Rundumschlag in Form einer Entgiftungskur für die Leber sein. Mit einer ausgewogenen Ernährung, die einige der oben genannten, anregenden Nahrungsmittel enthält, wäre mir schon geholfen. Ist es zu viel verlangt, mir auch etwas Gutes zu tun? Für alle, die ihre Leber besonders liebhaben und schätzen, darf es natürlich auch gerne mal eine reinigende Kur sein. Sie dürfen ihre Leber auch gerne besingen. Ich bin auch ein tolles Organ. Und ein unglaubliches Multitalent. Für diejenigen unter Ihnen, die noch kein Lied für Ihre Leber haben, habe ich mal etwas vorbereitet.

Der Text lässt sich wahlweise gut auf die Melodie von Beethovens Neunter Sinfonie „Freude schöner Götterfunken" oder auf die Melodie der Deutschen Nationalhymne von Joseph Haydn singen:

Bist die größte aller Drüsen
Zentrales Multitalent
Alle liegen dir zu Füßen
Und die alle Gifte kennt
Produzierst Saft für die Galle
Schließt gleich an das Zwerchfell an
Ja, die Leber lieben alle
Weil sie doch so vieles kann

Braun und rot sind deine Farben
Nennst zwei Leberlappen dein
Wächst mit all deinen Aufgaben
Willst nur mal entgiftet sein
Regulierst den Zuckerspiegel
Speicherst Vitamine ein
Abbauort für Alkohole/Giften schiebst du vor den Riegel
Drum schenk nach den reinen Wein/Drum trink lieber Tee
statt *Wein* (Abb. 5.3)

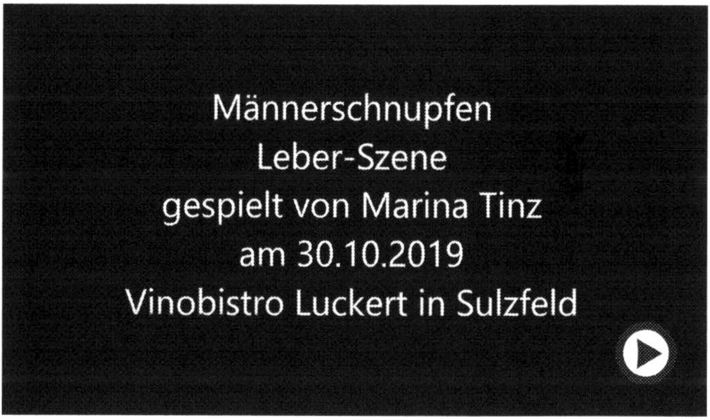

Männerschnupfen
Leber-Szene
gespielt von Marina Tinz
am 30.10.2019
Vinobistro Luckert in Sulzfeld

Abb. 5.3 Leberszene, aufgenommen am 30.10.2019 im Weinbistro Luckert in Sulzfeld (https://doi.org/10.1007/000-0cz)

6

10 Tipps für Männer mit Männerschnupfen

6.1 Tipp 1: Sie täuschen ein anderes Leiden vor

Männerschnupfen oder Männergrippe wird von der weiblichen Bevölkerung nicht als Krankheit wahrgenommen und bewirkt meist nur ein sarkastisches Lächeln und viel Gespött.

Angenommen Sie sind Hobbyangler. Nur, weil Sie gerne ein Wienerschnitzel essen, meinen Sie, dass dem Fisch ein Wienerschnitzel schmeckt? Haben Sie schon mal mit einem Wienerschnitzel einen Fisch gefangen? Nein, sicher nicht. Da reagieren Sie geschickt und ködern den Fisch mit einem Köder dem der Fisch schmeckt.

Genauso müssen Sie es bei Männerschnupfen machen. In diesem Fall leiden Sie unter gar keinen Umständen an Männerschnupfen, sondern an starken Kopfschmerzen, Migräne, Depressionen oder gar Unterleibschmerzen. Bei diesen Symptomen können Sie sicher sein, dass sich Ihre Liebste rührend und aufopferungsvoll um Sie kümmern

© Springer Fachmedien Wiesbaden GmbH, ein Teil von Springer Nature 2020
P. Buchenau et al., *Männerschnupfen*,
https://doi.org/10.1007/978-3-658-28638-5_6

wird. Sollten da bei Ihrer Angebeteten noch Zweifel verbleiben, können Sie – aber vorsichtig – einfließen lassen,
dass Sie bereits einen Termin bei einem Onkologen vereinbart haben.

6.2   Tipp 2: Füllen Sie Getränke auf

Es gibt keine wissenschaftlichen Hinweise darauf, dass man
bei Erkältungen mehr trinken sollte, als dem eigenen Durst-
empfinden entspricht. Allerdings gibt es auch keine Belege
dagegen. Auf der anderen Seite verliert der Mensch beim
Erkältungsschwitzen Flüssigkeit, als kann der Zufuhr von
Flüssigkeit auf keinem Fall schaden.

Daher sollten Sie grundsätzlich präventiv immer genügend Getränke im Haus haben. Einzig bei Mineralwasser
können Sie weniger Vorrat im Keller bunkern, denn im
Notfall können wir im deutschsprachigen Raum bedenken-
los Leistungswasser aus dem Wasserhahn trinken.

Denken Sie noch einmal an das Wort präventiv. Sie wissen nie, wann Sie der Männerschnupfenvirus anfällt. Einmal geschehen geht alles rasant schnell. Bereits unmittelbar
nach der Ansteckungsphase, es machen sich kleine Anzeichen wie leichtes Kratzen im Hals, belegte Zunge, eine
leichte Schlappheit oder auch minimalste Kopf- und Glie-
derbeschwerden bemerkbar, sind Sie unmittelbar in ihrem
Bewegungsablauf massiv eingeschränkt. Sollten Sie bis dahin keine Trinkvorräte angeschafft haben, bleibt Ihnen nur
noch die Möglichkeit ein Dauerabonnement mit dem Ge-
tränkelieferant Ihres Vertrauens per Telefon oder Internet
abzuschließen. Doch handeln Sie in diesem Fall extrem
schnell, denn bereits in den kommenden Stunden können
die Männerschnupfenviren sich so stark ausgebreitet haben,
dass ein Aufstehen aus dem Bett nahezu unmöglich er-

scheint. Zur Vereinfachung habe ich Ihnen eine Getränke-
notfallliste zusammengestellt. Diese können Sie ausdrucken,
einscannen und an Ihrem Getränkelieferanten senden.

Getränkebestellung		
Name:	Straße:	Lieferort:
Mobiltelefonnummer:		
Bestellung bei:	Männerschnupfen	Männergrippe
Wasser ohne	6 Kisten	60 Kisten
Kohlensäure	a 12 Flaschen	a 12 Flaschen
Cola	6 Kisten	60 Kisten
	a 12 Flaschen	a 12 Flaschen
Weißbier (Bayern)	12 Kisten	12 * 30 Liter Fässer
	a 20 Flaschen	
Bier (außerhalb Bayern)	12 Kisten	12 * 30 Liter Fässer
	a 20 Flaschen	
Kölsch (Köln)	12 Kisten	Standleitung zur
	a 20 Flaschen	Brauerei
Alt (Düsseldorf)	12 Kisten	Standleitung zur
	a 20 Flaschen	Brauerei
Rum (für Grog)	6 Flaschen	60 Flaschen
Holunderblütensaft	1 Flasche	1 Flasche
Datum:	Unterschrift:	

Diese zwei zusätzlichen Handlungen sollten Sie sich
einprägen:

Sagt Ihre Lebensgefährtin zum Beispiel: „Du solltest viel
trinken!", dann nehmen Sie das wörtlich. Ich weiß, es wird
Kraft kosten aber schenken Sie sich gerne ein Weißbier
(außerhalb Bayerns bitte ein normales Bier) ein.

Oder wenn Sie fragt: „Schatz, soll ich dir einen Tee kochen?" Bejahen Sie diese Frage und kippen Sie anschließend
noch eine ordentliche Portion Rum in den Schwarztee.

Achten Sie allerding penibel darauf, dass Ihre Liebste Ihnen wirklich Schwarztee kocht. Manch weibliches Wesen
wird in dieser Situation auf heimtückische Art versuchen,
Ihnen Früchtetee oder im Extremfall sogar Kräutertee ein-
zuflößen. Beides schmeckt – erst recht in Kombination mit
Rum – zum Heulen.

Beide Handlungsweisen werden die Genesung positiv beeinflussen.

6.3   Tipp 3: Notfallvorrat anlegen

Auch hier liegt der Schwerpunkt wie beim Tipp 2 auf dem Wort präventiv. Vor allem dann, wenn Sie nicht in einer Erdgeschosswohnung leben. Sollten Sie nämlich an einem Männerschnupfen oder gar an einer Männergrippe erkrankt sein, ist es nahezu unmöglich, die Vorratspakete in den dritten Stock zu tragen. Sie werden ja kaum aufstehen können. Der Weg zu Toilette ist bereits mit körperlicher Höchstleitung verbunden, daher können Sie hier wirklich nur präventiv handeln. Nein nicht können, MÜSSEN heißt das Zauberwort. Gut, für die Bevorratung von Getränken und Lebensmittel während eines Männerschnupfens werden Sie sich wahrscheinlich ein separates Vorratszimmer einrichten müssen. Haben Sie keines im Haus oder in der Wohnung, dann quartieren Sie doch Ihre Kinder solange zu Familie, Nachbarn oder Freunde aus. Das hat zwei Vorteile. Auf der einen Seite stört Sie das Gezanke und das Toben der Kinder nicht während Ihres Krankheits- und Genesungsverlaufes. Auf der anderen Seite sparen Sie richtig Geld, da Ihre Kinder ja bei Mutter, Nachbarn oder Freunde verköstigt werden.

Als Notfallbevorratung wird empfohlen:

* Schwarztee, in allen Geschmacksrichtungen,
* Dosenbrot (Mindesthaltbarkeitsdatum beachten),
* Milch (nicht fettarm),
* Fertighühnersuppen aus der Dose,
* Hühnerfleisch tiefgefroren,
* langhaltende Wurstwaren,
* Teigwaren,

* Tomatensoße,
* Ingwer,
* alle erdenklichen Gewürze,
* Reis,
* Eiscreme,
* Schokolade,
* Lebkuchen (in der Weihnachtszeit),
* Obst wie Äpfel, Bananen, Mango,
* beliebig erweiterbar …

6.4   Tipp 4: Herr über die Fernbedienung werden

Wer die Fernbedienung hat, ist der Chef auf dem Sofa oder im Fall eines Männerschnupfens auch im Bett. Am besten sind Universalfernbedienungen, da damit nicht nur Fernseher, sondern auch DVD-Player und Soundsystem remote bedient werden können. In naher Zukunft können damit mit Sicherheit auch Haushaltsroboter gesteuert werden. Diese würden dann das tägliche Putzen, Aufräumen und Kochen übernehmen. Ein Toast auf die Zukunft.

Achtung, aber Frauen aufgepasst: Bei der Benutzung von Fernbedienungen gibt es ganz klare Bedienungsregeln: Männerschnupfen oder Männergrippe stehen auf gleicher Hierarchieebene wie sportliche Großereignisse. Daher Hände weg von der Fernbedienung bei Fußballeuropa- oder Fußballweltmeisterschaften, dem Champions-League-Finale, bei den olympischen Sommer- und Winterspielen und natürlich auch bei Männerschnupfen. Sollte einer dieser Ereignisse anstehen, gelten sofort daheim sogenannte MhV-Regeln (Mann-hat-Vorrecht)!

Das heißt, die Universalfernbedienung gehört bis einschließlich dem jeweils letztem sportlichen Durchführungs-

oder Wiedergenesungstag dem Herrn des Hauses. Für alle Damen gilt in dieser Zeit nach alter Väter Sitte, sich mit tapferer Unterwürfigkeit dem erkranktem Herrn und Meister des Hauses zu nähern, ihn mit gesundmachenden Getränken, siehe Abschn. 6.3 zu bedienen. Eine wahr liebende Frau wird dazu eine heiße Hühnersuppe bereitstellen. Sollte der Erkrankte mittlerweile soweit in seinem Genesungsprozess vorangeschritten sein, dass er wieder feste Nahrung zu sich nehmen kann, hat die Frau des Hauses die Speisen in kleinen Häppchen mundgerecht geschnitten zu servieren.

Unqualifizierte Kommentare oder gar lästige Fragen von Seiten jeder weiblichen Person, damit sind auch Töchter, Freundinnen der Lebensgefährtin, Mutter und Schwiegermutter gemeint, sind zu unterlassen. Wohl aber darf das Bedauern über die Krankheit ausgedrückt werden. Positive Zusprüche, die zur Genesung dienen, sind selbstverständlich erlaubt.

6.5   Tipp 5: Mutter und/oder Schwiegermutter einladen

Die Figur der bösen Schwiegermutter stammt wahrscheinlich aus einem Märchen der Gebrüder Grimm. Trotzdem fällt es besonders Männer in der Realität oft schwer, einen guten Draht zu der Mutter Ihrer Lebensgefährtin zu entwickeln. Zum Vater des Partners geht die Entwicklung in der Regel problemloser voran. Nun, wer eine Lebenspartnerschaft eingeht, bekommt meist Schwiegereltern und Geschwister als kostenfrei hinzu.

Die schwierigste Konstellation ist die zwischen Schwiegertochter, also Ihre Lebensgefährtin, und Ihrer Schwiegermutter. Hier seien Eifersucht und Konkurrenz am größten. „Die Beziehung zwischen Schwiegermutter und -tochter entscheidet oft über den Kontakt zwischen Mutter und Sohn oder mit den Enkelkindern", sagt der Psychologieprofessor Peter Kaiser von der Universität Vechta.

Und genau dieses Phänomen ist Ihr männlicher Vorteil. Was gibt es schöneres als wenn zwei Damen die Ihnen nahestehen, sich darum streiten, was gut für Sie ist.

Doch wie lädt ein Mann seine Mutter- bzw. Schwiegermutter erfolgreich ein? Schließlich bekommt die Mutter ja den Auftrag, Sie gesund zu pflegen. Denn bei der Meinung, wer wen und wie einlädt, gehen die Meinungen sehr auseinander. Wir haben deshalb die Vorsitzende des Deutschen Knigge-Rats Agnes Jarosch präventiv befragt:

Tipp

Peter Buchenau: Wie lädt man „richtig" zum Fall der Fälle ein. Der Sohn-/Schwiegersohn hat Männerschnupfen – schriftlich oder mündlich?

Agnes Jarosch: „In akuten Notsituationen reicht eine mündliche Einladung per Telefon. Bei chronischem Dauerschnupfen empfehle ich eine schriftliche Einladung, um der Situation Gewicht zu verleihen und um Missverständnisse zu vermeiden."

Buchenau: Wann sollte man das Einladungsschreiben für den Fall der Fälle – spätestens – losschicken?

Jarosch: „Je eher, desto besser. Ansonsten könnte es passieren, dass Mutter oder Schwiegermutter zwischenzeitlich andere Pläne schmieden. Sie wissen doch, die Grippesaison kommt jedes Jahr wieder. Wenn Sie den genauen Termin noch nicht kennen, genügt im ersten Schritt eine mündliche oder per E-Mail versendete Vorankündigung. So stellen Sie sicher, dass Mutter und Schwiegermutter rechtzeitig Bescheid wissen."

Buchenau: In welchem Verhältnis sollte der Erkrankte zu seiner Mutter oder Schwiegermutter stehen?

Jarosch: „Rücksichtsvolle Männer erkranken im engsten Familienkreis. Andere stecken dabei den halben Freundes-

und Familienkreis mit an, um das persönliche Pflegepersonal zu erweitern. Sie geben sich mit der Anwesenheit von Mutter oder Schwiegermutter nicht zufrieden. Früher war ein Männerschnupfen ein typischer auf die eigene Wohnumgebung ausgerichteter Überlebenskampf, wo hauptsächlich die angetraute Lebenspartnerin für die Genesung des Mannes verantwortlich war. Heutzutage ist alles möglich. Eingefleischte Singles, frisch Getrennte, Geschiedene oder alleinerziehende Frauen, die selbst unter Einsamkeit und einem Helfersyndrom leiden, freuen sich, wenn man an sie denkt und eine Einladung zur Pflege des Sohnes oder Schwiegersohnes ausspricht. Während eines Männerschnupfens möchte kein Mann lange alleine sein!"

Buchenau: Bringt man zusätzlich Geschenke mit?

Jarosch: „Das ist unbedingt erforderlich. Es ist schließlich eine Ehre für Mutter oder Schwiegermutter, den an Männerschnupfen erkrankten Mann zu pflegen. Wer sich überaus erkenntlich zeigen will, liegt mit selbst gebackenen Kuchen und einer Flasche Überseerum genau richtig."

Buchenau: Sollte der Mann seine Unterstützung für die Vorbereitungen anbieten – oder ist das unhöflich?

Jarosch: „Unbedingt, Hilfe anzubieten ist eine nette Geste. Allerdings sollte der Mann dieses präventiv tun. Das heißt, er sollte sich bereits in seiner Gesundphase Gedanken darüber machen, wie Mutter und Schwiegermutter ihn am besten pflegen können. Diese Aktivitäten sind im Vorfeld gemeinsam abzuklären."

Buchenau: Können Mutter oder Schwiegermutter eine Einladung für den Fall der Fälle ausschlagen?

Jarosch: „Ablehnung kann den an Männerschnupfen Erkrankten sehr verletzen, daher sollte die Absage taktvoll – und vor allem rechtzeitig – formuliert sein. Absagen auf den letzten Drücker sind immer kritisch. Eine gute Begründung hilft, die Absage ohne Bitterkeit anzunehmen. Aber Mütter und Schwiegermütter werden das nicht tun. Zu sehr lieben Sie Ihren Sohn beziehungsweise Schwiegersohn."

Buchenau: Kann ich auch meine Ex-Schwiegermutter einladen oder ist das pietätlos gegenüber meinem neuen Partner?

Jarosch: „Es gibt Patchwork-Familien, in denen sich alle gut verstehen und zusammen Schicksalsschläge wie Männerschnupfen oder Männergrippe gemeinsam durchstehen. In anderen Familien wäre das Drama vorprogrammiert."

Buchenau: Meine Mutter und meine Schwiegermutter haben sich nicht sonderlich viel zu sagen. Was kann ich da tun?

Jarosch: „Das hängt sowohl von den persönlichen Prioritäten, Werten, Bedürfnissen und den Lebensumständen des erkrankten Lebensgefährten ab. Ist es ihm wichtig, dass seine Mutter und seine Schwiegermutter zusammen die Pflege übernehmen, dann sollten beide das tun. Wichtig ist es, in diesem Fall eine ausgereifte Pflegeordnung zu etablieren. Beide Damen müssen sich ja nicht dabei unterhalten. Der Erkrankte steht im Mittelpunkt."

Buchenau: Meine Schwiegermutter will ihre beste Freundin zur Pflege mitbringen. Sollte man sich darauf einlassen?

Jarosch: „Der Erkrankte entscheidet, wie viel Gesellschaft er sich wünscht. Grundsätzlich spricht nichts dagegen, solange die Freundin versteht, dass der Erkrankte im Mittelpunkt steht und die erste Geige spielt."

Buchenau: Angenommen, Mutter und Schwiegermutter sind mit der Pflegesituation überfordert. Ist es unpassend, die Nachbarin zu fragen, ob sie zur Pflegeunterstützung bereit steht?

Jarosch: „Das hängt davon ab, wie intensiv die Nachbarsfreundschaft ist und ob der Erkrankte die Nachbarin gut leiden kann. Nur liebevolle und aufopferungswillige Frauen tragen zur Genesung des Erkrankten bei."

Buchenau: Ich würde gerne meinen besten Freund zum Fall der Fälle einladen. Wie passend bzw. unpassend ist das?

Jarosch: „Hier fehlt mir der Aufhänger. Warum sollten Sie Ihren besten Freund, mit dem Sie durch dick und dünn gehen, zur Ihrer Pflege einladen? Sie wollen doch unter Männern das Bild des starken Kerls aufrechterhalten. Oder wollen Sie Ihn auch mit Männerschnupfen anstecken?"

Buchenau: Frau Jarosch, herzlichen Dank für das Interview.

Jarosch: „Aber bitte gerne und gute Besserung."

6.6   Tipp 6: Freunde, Arbeitskollegen einladen

Eine weitere Möglichkeit, den Männerschnupfen erträglicher zu machen, ist Gemeinsamkeit. Zu zweit, isst es sich besser, trinkt es sich besser, macht das Kino mehr Spaß, und natürlich leidet man zu zweit auch wesentlich besser.

Genauso wie beim Gruppenkuscheln eröffnet auch demnach Gruppenleiden neue Perspektiven. Konstruktive Teamarbeit ist mittlerweile zum Erfolgsfaktor in der Wirtschaft geworden. Ein Einzelner kann nur in ganz wenigen Fällen, etwas bewegen. Das eingestaubte Synonym für TEAM – Toll Ein Anderer Macht's – hat in der Wirtschaft kaum noch Bedeutung. Im Falle einen Männerschnupfens steht TEAM für – Teilt Ein-Ander Mitgefühl. Zusammen Mitgefühl und Verständnis zeigen, zusammen um die Wette jammern, zusammen leiden und sich zusammen Nahtoderfahrungen erzählen, wenn das nicht zur Genesung beiträgt.

Was Sie aber beachten sollten, ist die Auswahl der Leidensgenossen. Nicht jeder Mann kann mit jedem Mann leiden. Gemeinsame Aktivitäten wie verrotzte Papiertaschentücher wegräumen oder die gleiche sportliche Ausrichtung beim Wahl des Fernsehprogrammes sowie eine Vorliebe zu warmen Bier oder gar einem Grog sollten zu mindestens vorhanden sein. Alles andere ergibt sich von alleine.

6.7 Tipp 7: Lebensgefährtin in Wellnessurlaub schicken

Glücklicherweise gibt es unterschiedliche Arten von Männerschnupfen infizierten Männern. Während die eine Kategorie von Männern sich in keiner Weise alleine helfen kann und eine „rund um die Uhr" Betreuung benötigen, braucht die zweite Kategorie nur absolute Ruhe. Diese Männer möchten ihren Lebenskampf alleine durchstehen, da diese nicht ihre männliche Stärke geschwächt nach außen zeigen möchten. Diese Männer möchten den Mythos Mann, ein echter Kerl zu sein, solange wie möglich aufrechterhalten.

Tipp

Deshalb: Schicken Sie Ihre Lebensgefährtin während Ihres Männerschnupfens in einen Wellnessurlaub. So habe ich von einem idealen Frauenwellnesshotel gehört. Es wird dort vom perfekten Urlaub für die Frau gesprochen. „Women Only", steht an der Eingangstüre. Seit vergangenem Sommer, so wurde mir berichtet, ist „Women Only" nun der neueste Versuch des Hotelbetreibers, sich von der Masse abzusetzen. Außerdem gilt die Regel „Adults only" – auch Kinder sind hier nicht erwünscht. Diese müssen Sie dann zuvor bei Ihren Eltern oder Schwiegereltern unterbringen.

Wie mir berichtet wurde, startet der entspannte Urlaubstag ganz nach dem Geschmack der weiblichen Gäste mit Yoga und Pilates auf der Dachterrasse. Anschließend geht es in den Wellness-Bereich, in dem sich die Damen bei Mani- und Pediküre und vom der hoteleigenen Frisörin verwöhnen lassen können. Am Nachmittag steht Shopping in der nahe gelegenen Stadt auf dem Programm. Selbstverständlich auf Wunsch auch in Begleitung eines weiblichen Personal Shoppers, welche die trendigsten Läden und besten Shopping-Geheimtipps der Stadt kennt.

Für die Abendgestaltung schlägt das Hotel eine Pyjama-Party oder einen gemütlichen DVD-Abend in gemeinsamer Runde vor. Im Angebot sind „Was das Herz begehrt", „Der Teufel trägt Prada" oder „Tatsächlich … Liebe" – Herzschmerz garantiert. Neben jedem Fernsehsessel steht kostenfrei eine 100er-Packung Papiertaschentücher sowie je eine Flasche Prosecco bereit.

Und auch in puncto Ausstattung outet sich das Hotel „als Frauenversteher". Die Zimmer verfügen über Ganzkörperspiegel, gepolsterte Kleiderbügel, Frauenzeitschriften, Duftkerzen, Marken-Kosmetikprodukte im Miniaturformat und Glätteisen für widerspenstige Wallemähnen. Selbstverständlich steht auf Wunsch eine Hotline zum Männerschnupfen geplagten Lebensgefährten zur Verfügung.

6.8   Tipp 8: Persönliche Krankenschwester

Wenn Sie nicht genügend Zuneigung Ihrer Lebensgefährtin während Ihrer schlimmen Erkrankung bekommen, mieten Sie sich eine persönliche Krankenschwester. Unmöglich? Nein. Fragen Sie Dr. Google. Es werden Ihnen ca. 161.000 Treffer angezeigt. Das ist heute schon Realität und ist gar nicht mal so teuer.

Die Mitarbeiterinnen sind in der Regel in einem festen Angestelltenverhältnis und versichert. Wenn Sie eine Anfrage stellen, wird Sie eine examinierte Pflegefachkraft besuchen und den Pflegebedarf, sofern Sie dazu noch in der Lage sind, mit Ihnen besprechen. Im Verlauf des Beratungsgespräches wird auch gleich geklärt, welche weitere Unterstützung Sie zusätzlich benötigen.

Das könnten folgende Dienstleistungen sein:

* Unterstützung bei anstehenden Besuchen durch den Hausarzt,
* Bereitstellung von Pflegemittel wie Pflegebett, Badewannenlifter, Rollstuhl, Rollator, Inkontinenzartikel usw.,
* Aufladen der Batterien der Fernsehfernbedienung,
* Auffüllen von Kühlschrank und Biervorräten,
* Zusprechen von Trost und Zuversicht,
* Kochen von mehreren Mahlzeiten pro Tag,
* Schlichtung möglicher Verbalattacken zwischen Ihnen und Ihrer Lebensgefährtin,
* Übernahme des Telefondienstes um jedem Anrufer mitzuteilen, dass Sie krank sind und leiden,
* Sorge tragen dafür tragen, dass Sie sich wohlfühlen und Ihr Selbstwertgefühl erhalten bleibt,
* übt sich darin, dass eine persönliche vertraute Beziehung zwischen Ihnen und der Pflegekraft aufgebaut wird,

* besucht mit Ihnen im Bedarfsfall das Krankenhaus und unterstützt den klinischen Sozialdienst, informiert Angehörige und Therapeuten bereits vor Ihrer möglichen Genesung,

* knüpft Kontakte zu Sanitätshäusern, Apotheken, Reformhäusern und Bio-Bauern.

Während des Erstgesprächs werden natürlich der Einsatzbeginn, die anfallenden Kosten (Tagessätze) und eventuell die Dauer des Pflegeeinsatzes besprochen.

Die Pflegekräfte speziell bei Männerschupfen oder Männergrippe wechseln sich in der Regel alle vier Wochen ab. Für den Fall, dass es einmal zwischenmenschlich gar nicht klappen sollte mit Ihrer Pflegekraft, sorgt der Auftraggeber innerhalb von 24 Stunden für einen Austausch.

6.9 Tipp 9: Telefonhotline zu Krankenkassen, Ärzten und Apotheke

Ab September können sich Männer und Frauen mit Männerschnupfen Symptome an eine bundesweit einheitliche Internet-Hotline (www.wie-krank-ist-mann.de) wenden. Möglich wurde dieses in Zusammenarbeit mit der Bundesärztekammer „Verschnupfte Nase", der Landesapothekerkammer „Hilft-ja-doch-nicht" sowie der Krankenkassenvereinigung „Agentur für erhöhte Beiträge". Sinn und Zweck dieser neu geschaffenen Kontaktstelle ist einerseits den von Männerschnupfen betroffenen Herren schnell und unbürokratisch raschen Beistand in allen Phasen der Erkrankung zu bieten und auf der anderen Seite den Damen der von Männerschnupfen geplagten Herren nützlich Tipps und Hinweise im Umgang mit verschnupften Männern zu geben. Um die Dienste der Hotline zu verstehen, haben wir den Betreiber der Männerschnupfen-Internet-Hotline, Herrn Karl Auer-Nase, dazu befragt:

Tipp

Peter Buchenau: Herr Auer-Nase, warum wurde die Männerschnupfenhotline eingerichtet?

Karl Auer-Nase: „Wir haben festgestellt, dass die betroffenen Männer ungern zum Arzt gehen und sich behandeln lassen. Und wenn, dann nur in Randzeiten der Sprechstunden oder kurz vor Sonn- und Feiertagen. Außerdem haben die Anfragen betreffs Männerschnupfen in den letzten Jahren so stark zugenommen, dass es für Ärzte, Apotheken und Krankenkassen zu erheblicher Mehrbelastung im täglichen Arbeitsablauf gekommen ist. Diese Gruppen konnten sich zudem nicht mehr ausreichend auf ihre Kernaufgaben, eine flächendeckende umfassende Notfallversorgung grundlegender Erkrankungen und dessen Behandlung zu widmen."

Buchenau: Die Flut der Anfragen war also mit den bisherigen Mitteln nicht mehr zu bewältigen?

Auer-Nase: „In der Tat. Wir hatten speziell in den Wintermonaten pro Tag im Schnitt über zwanzigtausend Anfragen zu Männerschnupfen. Das konnten die Ärzte, Apotheken und Krankenkassen nicht mehr bewältigen. Daher war es dringend nötig, diese neue Internet-Hotline einzurichten. Eine 24-köpfige Expertengruppe wird sich nun, rund um die Uhr, um die Anfragen der Betroffenen kümmern und mit Rat und Tat zur Seite zu stehen."

Buchenau: Für wen bietet die Internet-Hotline diesen Service an?

Auer-Nase: „Ja, zunächst richtet sich die Hotline natürlich an Männer, die glauben Männerschnupfensymptome an sich selbst diagnostiziert haben. Aber auch natürlich an die im direkten Umfeld der von Männerschnupfen betroffenen erkrankten Patienten lebende Ehefrauen, Lebensgefährten und Kinder."

Buchenau: Wer aus der Bevölkerung sollte sich an die Internet-Hotline wenden?

Auer-Nase: „Jeder, der treffend formulieren kann, um was es geht! Wir würden uns aber auch wünschen, dass die Anfragen in die Internet-Hotline besser vorbereitet werden."

Buchenau: Wie unterstützt Ihr Expertenteam die Anfragesteller und auf welche Erfahrungswerte kann Ihr Team zurückgreifen?

Auer-Nase: „Die E-Mail-Koordinationsstelle sichtet und bewertet zunächst alle Anfragen und leitet anschließend die

Anfrage des E-Mail-Senders an den betreffenden spezialisierten Experten weiter. Jeder unserer Mitarbeiter an der
Hotline ist ein ausgewiesener Männerschnupfenexperte, der
bereits mehrfach an einem Männerschnupfen erkrankt ist
und ganz wichtig, diese auch überlebt hat. Selbstverständlich haben wir auch weibliche Männerschnupfenexpertin-
nen. Diese haben mehrjährige Erfahrung im Umgang mit an
Männerschnupfen erkrankten männlichen Hausgenossen."

Buchenau: Letzte Frage: Beantworten Sie nur E-Mail-An-
fragen zu Männerschnupfen oder können sich Patienten
mit anderen Problemen an Sie wenden?

Auer-Nase: „Wir beschäftigen uns ausschließlich mit
Fragestellungen rund um Männerschnupfen oder Männergrippe. Genau für diesen Bereich ist die Stelle eingerichtet
worden. Bei allen anderen Fragen bitten wir daher ausdrücklich, sich direkt an den Hausarzt Ihres Vertrauens zu wenden."

6.10 Tipp 10: Notar informieren

Der Ausgang des Männerschnupfens und die eventuell daraus resultierende schlimmere Form der Männergrippe sind
nicht kalkulierbar. Wie die „Eine Zeitung – In Satira Ve-
rita" in ihrer Ausgabe vom 15. Februar 2015 berichtete,
kann ein Männerschnupfen tödlich sein. Daher wird Männern angeraten, solange Sie noch im Vollbesitz Ihrer geistigen und körperlichen Kräfte sind, Ihren Nachlass zu regeln
und einen Notar Ihres Vertrauens zu konsultieren.

Das Tätigwerden des Notars ist bei persönlich oder wirt-
schaftlich folgenreichen Rechtsgeschäften gesetzlich vorge-
schrieben, z. B. bei Immobiliengeschäften, Gesellschafts-
verträgen von Kapitalgesellschaften oder bei Ehe- und
Erbverträgen. Häufig wird die notarielle Beurkundung aber
auch dann gewählt, wenn es das Gesetz nicht vorschreibt,
z. B. bei der Abfassung wichtiger Verträge oder des Testaments, die einer fachkundigen juristischen Ausarbeitung
bedürfen. Der Notar berät und belehrt die Parteien und

übernimmt die Formulierung von Verträgen. Natürlich empfehlen die Autoren dieses Buches einen Notar zu wählen, der Männerschnupfenerfahrung nachweisen kann.

Zu den Aufgaben des Notars gehört außerdem die Vornahme von Beurkundungen und Beglaubigungen. Bei der Beurkundung von Willenserklärungen muss eine Niederschrift über die Verhandlung aufgenommen werden. Es wird aber nicht die gesamte Erörterung im Gespräch mit dem Notar protokolliert, sondern nur die endgültigen rechtsgeschäftlichen Erklärungen der Vertragsbeteiligten. Für Beurkundungen ist regelmäßig die schriftliche Vorbereitung und die Vorprüfung der für sie maßgeblichen Tatsachen erforderlich. Sie erfolgt daher nur auf Termin, es sei denn, es handelt sich um einen besonderen Eilfall, wie zum Beispiel plötzlich auftretender Männerschnupfen.

Beglaubigungen unterscheiden sich von Beurkundungen dadurch, dass der Notar lediglich die Echtheit der Unterschrift des Unterschreibenden oder eines Dokumentes beglaubigt. Er prüft die Personalien desjenigen, der unterschreibt, bzw. die Übereinstimmung der Abschrift mit dem vorgelegten Original. Auch für Beglaubigungen sollte in der Regel vorher ein Termin vereinbart werden.

Doch Vorsicht! Ein Testament muss entweder durch den Notar beurkundet werden, was die Ausarbeitung des Testaments voraussetzt. Oder Sie verfassen das Testament selbst – dann aber auf jeden Fall komplett (!) handschriftlich. Die Unterschrift unter einem ausgedruckten Text reicht nicht aus!

Daneben ist der Notar für eine Vielzahl von Rechtsangelegenheiten zuständig, z. B. für die Verwahrung von Wertgegenständen und Geld, das Einholen behördlicher Genehmigungen, die Anfertigung von Urkundenentwürfen, die Vornahme von Bescheinigungen aus öffentlichen Registern und die Abnahme von eidesstattlichen Versicherungen.

Daher ist Vorsorge besser als Nachsorge. Liebe Männerwelt, werden Sie präventiv tätig.

7

10 Tipps an Frauen mit Männern, die Männerschnupfen haben

7.1 Tipp 1: Ruhe bewahren

Die oberste Regel im Falle eines Männerschnupfens! Ganz egal, wie schlimm die Lage auch zu sein scheint, wie sehr Ihr Mann auch leidet und wie gekünstelt das Todesröcheln auch sein mag – ein Männerschnupfen ist, entgegen der landläufigen Meinung aller Männer, NICHT tödlich. Es handelt sich also nicht um einen medizinischen Notfall.

Sagen Sie sich diesen Satz immer wieder vor, wenn die Lage außer Kontrolle gerät: Männerschnupfen ist nicht tödlich. Männerschnupfen ist nicht tödlich. Männerschnupfen ist nicht tödlich.

Dieses Mantra wird Sie durch diese harte Prüfung hindurch begleiten und Ihnen in schweren Stunden Kraft spenden. Besinnen Sie sich auf Ihre innere Stärke und geben Sie der Verzweiflung keine Chance. Sie schaffen das! Sie können das! Wie viele Männerschnupfen-Epidemien haben Sie schon erfolgreich durchgestanden? Bestimmt schon ei-

© Springer Fachmedien Wiesbaden GmbH, ein Teil von Springer Nature 2020
P. Buchenau et al., *Männerschnupfen*,
https://doi.org/10.1007/978-3-658-28638-5_7

nige. Und auch diese werden Sie wieder bravurös meistern, Sie werden als Siegerin den Kampf gegen Ihren verschnupften Mann hervorgehen, der Ihre geistige Gesundheit in diesen Tagen auf eine harte Probe stellen wird.

Bewahren Sie also Ruhe. Nutzen Sie auch meditative Übungen, um Ihre Aggressionen abzubauen. Nehmen Sie sich dafür jeden Tag eine halbe Stunde Zeit für sich – auch bei einem noch so hartnäckigen Männerschnupfen kann Ihr Patient eine Stunde lang alleine überleben – und kommen Sie zu Ihrer inneren Mitte zurück. Unterstützen Sie Ihre Selbstheilungskräfte mit den wohltuenden Aromen von Ihren Lieblingsduftkerzen oder den sanften Klängen Ihres Lieblingsschmusesängers. Versuchen Sie so, Herrin der Lage zu bleiben und nicht dem Wahnsinn zu verfallen. Es ist ja bald wieder vorbei.

7.2 Tipp 2: Lachen und Humor ist verboten

Erwarten Sie nicht, dass Männer einen Schnupfen rational einschätzen können. In diesen endlos langen Tagen ist der Mann der festen Überzeugung, dass es mit ihm langsam und leidvoll zu Ende gehen wird. Er ist ein Gefangener in seiner ganz persönlichen Apokalypse.

Appellieren Sie nicht an seine Vernunft, denn der männliche Verstand setzt bei Männerschnupfen tagelang komplett aus. Machen Sie sich am besten nicht zu offensichtlich über seine fatalistische Überschätzung seiner Krankheit lustig, das wird er Ihnen sehr übel nehmen – über tödlichen Männerschnupfen macht man keine Scherze! Verkneifen Sie sich sämtliche spöttischen Kommentare in seine Richtung, um den Haussegen nicht in Schieflage zu bringen. Denken Sie daran: Auch wenn es albern klingt, in den kommenden Tagen braucht er Sie mehr, als jemals im Leben zuvor.

Es gibt nun verschiedene Strategien, wie man mit dieser amüsanten Komödie in Ihrem Haus umgehen kann, bei der Frau dummerweise aber immer ernst bleiben sollte:

Strategie 1: Anpassung

Wie ein Chamäleon können Sie sich an die Stimmungsschwankungen des Mannes anpassen. Wenn er über Halsweh klagt, dann bestärken Sie Ihn darin, dass sein Halsweh bestimmt ganz ganz schlimm ist. Wenn er vor verstopfter Nase nur noch durch den Mund atmen kann und dabei theatralisch die Luft ausseufzt, dann streicheln Sie ihm den geplagten Kopf und säuseln Sie ihm Liebkosungen zu. Lassen Sie punktuell immer wieder einfließen, wie schwer Ihr armer Mann es doch hat.

Doch Vorsicht! Wenn Sie seine Grabesstimmung teilen, wird er das als Wertschätzung und Anerkennung auffassen, er wird sich verstanden und umsorgt fühlen. Auf diesem Weg umgehen Sie zwar einerseits ganz geschickt die üblichen Vorwürfe wie „Du nimmst mich gar nicht ernst!", „Dir ist es doch egal, wie es mir geht!", „Meine Mutter hätte sich besser um mich gekümmert!" etc.

Allerdings können Sie damit die Wehleidigkeit des Patienten ins Unendliche anwachsen lassen und damit noch mehr Zipperlein heraufbeschwören. Wer sich durch die Partnerin in seiner drastischen Einschätzung seiner gesundheitlichen Situation bestätigt fühlt, wird nicht nur sich selbst, sondern auch die Flöhe husten hören. Die vorgetäuschten Erstickungsanfälle nach jedem Huster und die vor eingebildeter Kälte zitternden Hände werden sich in ihrer extremsten Form zeigen und können die Durchsetzung der Nicht-Lachen-Verordnung in höchstem Maß gefährden.

Ich rate daher von Strategie 1 mit aller Vehemenz ab, sofern Sie im Alltag nicht permanent Ohrstöpsel tragen möchten.

Strategie 2: Gesunde Ignoranz

Gehen Sie bei einfach nicht mehr als nötig auf die Wehwehchen des Patienten ein. Wenn er niest, reichen Sie ihm ein Taschentuch (sofern es außerhalb seiner Reichweite liegt) und belassen Sie es dabei. Wenn er mit einem Monolog über sein großes Elend anfängt, verlassen Sie unter einem Vorwand den Raum (Beispiele: „Ach, ich wollte ja heute unbedingt noch den Rasen mähen!" oder „Hat es nicht gerade an der Tür geläutet?").

Fragen Sie ihn, wie es ihm geht – natürlich unendlich schlecht! – und gehen Sie nicht auf seine Liste mit Beschwerden ein. Ein einfaches „Na, es wird schon bald besser!" ist mehr als genug. Zeigen Sie ruhig etwas Mitgefühl und ermuntern Sie ihn zur Schnupfentherapie (vgl. Abschn. 7.3 und 7.4), aber brechen Sie jeglichen Vorstoß in diese Richtung sofort ab, sobald der Mann zum Jammern ansetzt. Summen Sie ein fröhliches Lied, wenn Sie ihm Tee ans Krankenbett bringen und zeigen Sie ganz klar, dass Sie seine miese Laune in keinster Weise auf sich überschwappen lassen wollen. Wahren Sie eine emotionale Distanz zum verschnupften Mann!

Falls Sie ganz perfide vorgehen wollen, können Sie ihm statt Schwarztee auch Früchtetee oder – noch perfider – Kräutertee reichen. Wenn Sie dies konsequent machen, wird die Heilung erfahrungsgemäß sehr viel zügiger voranschreiten.

Im Idealfall ist der Mann mit dieser Taktik frustriert, weil Sie ihm nicht genügend Anerkennung entgegenbringen. Da Sie sich aber weiterhin um ihn kümmern, ihm Tee bringen und ihn nach seinem Befinden fragen, kann er sich ja schlecht über Ihre mangelhafte Pflege beschweren. Mit etwas Glück erreichen Sie so, dass der Mann Sie für ein empathieloses Monster hält – dann behält er seine übertriebenen Äußerungen für sich und leidet leise in sich hinein. Es kehrt wieder Ruhe ein!

7.3   Tipp 3: Spenden Sie aufrichtiges Mitgefühl

Ihr Mann wird Mitgefühl für sein schweres Schicksal erwarten. Tun Sie ihm den Gefallen und spenden Sie ihm also ein wenig Trost. Hören Sie ihm zu und lassen Sie sich seine Beschwerden aufzählen. Setzen Sie sich dafür einen definierten Zeitrahmen am Tag, in dem Sie ein offenes Ohr für Ihren Mann haben. Wichtig ist hierbei, dass Sie sich nicht in den Strudel depressiver Gefühle hinabziehen lassen. Sie sollten permanent in Habachtstellung sein und die Notbremse ziehen, wenn die Situation zu eskalieren droht.

Zum Mitgefühl spenden gehört aber auch, Tipps für die Verbesserung seiner Krankheitssituation zu machen. Lassen Sie deshalb bei jeder Gelegenheit auch Vorschläge zur Behandlung seiner Symptome einfließen. Versuchen Sie, ihn ins Handeln zu bringen. Ermutigen Sie ihn, über sich selbst hinauszuwachsen und eigenständig das Bett zu verlassen, seine Medikamente einzunehmen und Tee zu kochen.

Gelegentlich können Sie auch die ein oder andere Obst- oder Gemüsesorte einfließen lassen. Eventuell verbunden mit der Mitteilung, dass Sie aus dem Internet erfahren haben, dass nach neuesten wissenschaftlichen Erkenntnissen der Männerschnupfen am besten mittels veganer Ernährung und absoluter Alkoholabstinenz behandelbar ist.

Mitgefühl zeigen und Therapievorschläge anbringen sollte immer zu gleichen Teilen im Wechsel passieren. Es ist wie ein Tauschgeschäft: Ich höre mir dein Palaver an und du hörst mir zu, wenn ich meine Ratschläge anbringe. Sofern der Mann sich auf dieses gleichberechtigte Rollenspiel einlässt und Ihr Redeanteil bei diesen Sitzungen nicht zu kurz kommt, kann auf diese Art eine harmonische und gemeinschaftliche Übereinkunft zur Behandlung seiner Symptome entstehen. Sollte der Mann Ihnen jedoch die Aufmerksamkeit verweigern oder er sich ausschließlich selbst beim Jammern zuhören wollen, sollten Sie einsehen, dass bei diesem Exemplar keine Problemlösekompetenz besteht.

Geben Sie es lieber auf, Mitgefühl zu zeigen! Die passive Mitleidstour wird Sie sonst früher oder später zermürben. Legen Sie sich im Ernstfall auch Ohrstöpsel zu, um das Gejammere einige Stunden lang auszublenden (auch ohne Klangkulisse können Sie dem Patienten noch bestätigend zunicken). Denken Sie immer auch an Ihre eigene, geistige Gesundheit!

7.4   Tipp 4: Gehen Sie mit gutem Beispiel voran

Männer lassen sich häufig dann zu etwas motivieren, wenn Frau mit gutem Beispiel vorangeht. Vor allem dann, wenn Sie mit Ihren Ratschlägen zur Schnupfentherapie nicht auf taube Ohren gestoßen sein sollten, bieten sich folgende Schritte an:

1. Machen Sie ihm vor, wie man ein Dampfbad benutzt. Setzen Sie Wasser auf und geben Sie ätherische Öle Ihrer Wahl oder Salz in den Topf. Lassen Sie den kranken Mann zuschauen, wie Sie für ihn das Dampfbad liebevoll herrichten. Zelebrieren Sie jeden einzelnen Schritt, als wäre er etwas Magisches. Murmeln Sie ggf. ein paar Zaubersprüche, um ihn in Ihren Bann zu ziehen und sein Interesse zu wecken. Erklären Sie ihm dann, dass die Kraft der aufsteigenden, reinigenden Dämpfe seinen Schnupfen ausräuchern kann. Verwenden Sie Begriffe und Wendungen, die sonst

nur im Zusammenhang mit einem Exorzismus gebraucht werden, und tun Sie dabei sehr geheimnisvoll. Falls notwendig, hängen Sie Ihre Nase als Erste über den dampfenden Zaubertrank und atmen Sie geräuschvoll durch die Nase durch. Spätestens jetzt sollte Herr Stopfnase ganz heiß darauf sein, das magische Dampfbad selbst auszuprobieren.

2. Lesen Sie die Packungsbeilagen seiner Medikamente und erklären Sie ihm, wie/wann/wie oft/womit/wozu er seine Tabletten einzunehmen hat. Investieren Sie hierfür ausreichend Zeit und haken Sie nach, ob Ihr Patient alles verstanden hat. Wenn Sie vorab ausreichend Aufklärungsarbeit leisten, erhöhen Sie die Wahrscheinlichkeit auf eine Kooperation seitens des Mannes um ein Vielfaches! Beseitigen Sie außerdem so viele Hindernisse wie möglich, um seinen Widerstand gegenüber allen Therapieversuchen auf ein Minimum zu reduzieren: Nehmen Sie die Tabletten aus der Verpackung und geben Sie dem Mann anfangs die benötigte Stückzahl in die Hand, damit ihm die Einnahme nicht von Vornherein zu aufwändig erscheint. Nach und nach können einzelne Teilschritte, wie das Herauslösen der Tablette aus dem Blister oder das Entnehmen des Blisters aus der Verpackung, auch eigenständig vom Mann übernommen werden. Überfordern Sie ihn anfangs aber nicht mit solchen schwierigen Übungen! Sobald nach einigen Malen eine Gewöhnung eingesetzt hat, wird der Mann das mit etwas Glück sogar von ganz alleine machen. Gehen Sie ähnlich mit Nasensprays oder Hustensäften vor.

3. Vergessen Sie nicht, Ihren Mann ausgiebig für seine Kooperation zu loben. Wenn er aus eigenem Antrieb erste Schritte zur Schnupfenbewältigung einleitet, sollten Sie sich schier vor Begeisterung überschlagen. Hier ein paar Beispielsätze zum Auswendiglernen:

* Wahnsinn, du hast ganz alleine Tee gekocht! Das ist ja super, spitzenklasse!

* Du bist schon so selbstständig, du brauchst mich ja fast gar nicht mehr! Du hast das alles ganz alleine im Griff! Du bist eben ein echter Kerl!
* Ich bin echt froh, dass ich so einen männlichen Mann habe, der so vorausschauend denkt und seine Medikamente selbstständig einnimmt!
* Du bist einmalig! Ein absoluter Traummann! Ich bin so stolz auf dich!
* Auf dich kann man sich echt verlassen! Du machst mich zu einer sehr glücklichen Frau!

Achten Sie darauf, immer mal wieder kleine Variationen in die Satzstellung zu bringen. So können Sie mit wenigen Sätzen die verschnupften Männer in Familie und Freundeskreis über Jahrzehnte hinweg in Bewegung bringen, ohne dass es langweilig wird.

Je mehr seine Brust vor Stolz (nicht vor Bronchialschleim!) über seine heldenhafte Bekämpfung der Erkältung anschwillt, desto besser. Denken Sie immer daran, dass Männer am leichtesten über ihr eigenes Ego geködert werden können.

Arbeiten Sie auch mit einem Belohnungssystem! Stellen Sie ihm beispielsweise sein Lieblingsessen in Aussicht, wenn er mit Ihnen kooperiert. Oder überlassen Sie ihm die Herrschaft über die Fernbedienung, sobald er seine Hustentropfen eingenommen hat.

Scheuen Sie sich nicht davor, den verschnupften Mann auf diese Art und Weise gefügig zu machen. Schließlich wissen Sie besser als er, was ihm jetzt gut tut.

7.5   Tipp 5: Zeigen Sie keine Schwäche

Lassen Sie keinesfalls zu, dass der Mann Sie zu seinem Laufburschen degradiert. Er wird sie alle (Trief-)Nase lang auf die Probe stellen, inwieweit er Sie mit seiner Mitleidstour rumbekommt. Achten Sie auf folgende Zeichen für erste Manipulationsversuche:

* Er kann eigenständig auf die Toilette gehen, aber er kann sich unmöglich selbst ein Brot schmieren?
* Er stellt die leeren Teetassen, Suppenschüsseln etc. demonstrativ neben dem Bett ab?
* Er klagt darüber, dass ihm das Nasenspray ausgeht und macht keine Anstalten, neues zu holen?
* Er beendet Sätze mit „… nur, wenn es dir keine Umstände macht!"

Dann ziehen Sie die Notbremse! Wenn Sie sich dabei erwischen, wie Sie seine leeren Tassen in die Küche tragen und mit einer Wärmflasche für ihn wieder herauskommen, dann halten Sie kurz inne und stellen Sie sich folgende Fragen: Lassen Sie sich bei einer Erkältung auch alles ans Bett bringen? Sind Sie dann auch handlungsunfähig und scheinbar so sehr auf Hilfe angewiesen? Oder können Sie von einem Erkältungskranken erwarten, dass er die Lage selbst im Griff hat?

Denken Sie daran – Er ist trotz laufender Nase durchaus selbst in der Lage, in die Apotheke zu gehen und einen Nachschub an Halstabletten und Schleimlösern zu besorgen. Er kann auch eigenständig zum Kühlschrank gehen und sich sein Bier holen, er kann eigenständig Tee kochen und er kann eigenständig sein benutztes Geschirr in die Spülmaschine stellen.

Bloß, weil ihn seine laufende Nase plagt, ist noch lange keine All-Inclusive-Verpflegung notwendig. Es geht hier nicht nur darum, dass Sie ihm Essen ans Bett bringen – es geht um Respekt! Den Respekt Ihnen gegenüber, dass Sie nicht sein Hausmädchen, geschweige denn seine Mutter sind! Sie stehen ihm nicht 24 Stunden am Tag zur Verfügung, um ihn in seiner Bequemlichkeit zu bestärken!

Wehren Sie sich! Machen Sie ihm klar, dass er sich gefälligst selbst um seine Medikamente kümmern kann und dass er Sie nicht alle zwei Minuten in die Küche schicken kann, um ihm Suppe zu bringen. Beweisen Sie Härte und Durchsetzungskraft, zeigen Sie keine Schwäche! Sie können jahrelange Erziehungsarbeit zunichtemachen, wenn Sie jetzt nachgeben!

7.6 Tipp 6: Erteilen Sie Hausverbot für seine Mutter

Wenn Sie Ihr Nervenkostüm nicht unnötig strapazieren wollen, dann lassen Sie niemals seine Mutter den kranken Sohn verpflegen. Sobald die Mutter die Bühne Ihres kleinen Trauerspiels betritt, stehen Sie auf verlorenem Posten. Sie wird alles besser wissen und ihn besser verstehen, als Sie es in hundert Jahren könnten – und das wird sie Ihnen sehr deutlich zu spüren geben.

Die Beziehung zwischen Müttern und Söhnen ist und bleibt eine ganz spezielle Liebe und auch eine Abhängigkeit beider Parteien voneinander. Das Spiel läuft immer nach einem bestimmten Schema ab, bei dem die Mutter sich aufopferungsvoll und unter Einsatz all ihrer Kräfte um den Sohn kümmert, der hier einmal ganz übertrieben schwächlich und verletzlich sein darf. Die beiden werden sich in diesem bizarren Duett soweit gegenseitig hochschaukeln, dass es sich für Außenstehende Zuschauer schon um den Kampf gegen Pest und Cholera handeln könnte.

Durch solche pflegeintensiven Momente wird zwar einerseits die Bindung zwischen Mutter und Kind gestärkt, andererseits kann aber die Bindung zwischen Ihnen und der Mutter bzw. des verschnupften Mannes in Mitleidenschaft gezogen werden.

Die Situation kann dahingehend eskalieren, dass Sie von den beiden für Ihren sorglosen Umgang mit seiner schweren Erkältung abgestraft werden. Warum haben Sie nicht schon früher darüber nachgedacht, ob der Hustensaft zu gering dosiert wird? Wie verantwortungslos ist es eigentlich von Ihnen, dass Sie Ihren Mann nicht ausreichend über die gefährlichen Nebenwirkungen beim Einsatz von Nasenduschen informiert haben? Und wenn Sie ihm „so eine" Hühnersuppe servieren, dann kann es ihm ja auch gar nicht besser gehen. Man hätte ja auch schon längst einen Termin beim Arzt für den armen Kerl ausmachen müssen, aber das haben Sie ja bisher versäumt, nicht wahr?

Ja, so ein mütterlicher Krankenbesuch kann anstrengend werden. Sie sollten sich also besser einen Notfallplan zurechtlegen, mit dem Sie ein solches oder ähnliches Szenario in der Schnupfensaison ganz elegant umgehen können. Bleibt noch zu klären, wie ein solcher Plan aussehen kann. Welche grundsätzlichen Vorkehrungen sollten Frauen treffen, um diese Situation zu vermeiden?

Zu allererst ist es wichtig sich klarzumachen, dass ein rationales Gespräch mit Ihrem Mann keine Lösung sein kann. In diesem absoluten Ernstfall arbeiten Frauen vollkommen gegen den Wunsch Ihrer Männer, dass Mami kommt und sie gesund pflegt. Damit der Mann im Fall der Fälle seine Mutter gar nicht erst kontaktieren kann, sind unter Umständen auch drastischere Vorgehensweisen notwendig. Jede Frau muss sich deswegen vorab die Frage stellen, wie weit sie gehen möchte!

Der einfachste Weg wäre, sämtliche Telefonleitungen im Haushalt zu kappen. Ändern Sie auch das Passwort für Ihr Internet. Werfen Sie sein Handy – und am besten Ihr eigenes auch – in den Müll. Sorgen Sie dafür, dass er erst gar keinen Kontakt zu seiner Mutter aufnehmen kann. Da der Mann das Bett freiwillig ja höchstens verlässt, um vom Bett zur Couch zu schlurfen, besteht keine große Gefahr, dass er irgendwelche Schritte gegen diese Isolationshaft einleiten wird. Sofern seine Mutter nicht unangekündigt auf Besuch vorbeikommt, wird sie von seinem Schnupfen erst gar nichts erfahren. Und wenn er Sie bittet, einen Brief an seine Mutter zur Post zu bringen, dann verwechseln Sie versehentlich den Briefkasten mit einem Schredder.

Wenn Sie Pech haben und die Mutter doch unangekündigt vor der Tür steht, hängt es wiederum ganz von Ihrer schauspielerischen Leistung ab, ob Sie das Ruder noch rumreißen können. Sie können ihr durch die verschlossene Tür hindurch erklären, dass Sie ihr leider nicht aufmachen können, weil das gesamte Haus unter Quarantäne steht, wegen einer äußerst ansteckenden Magen-Darm-Infektion. Oder schwindeln Sie ihr vor, dass Sie jemand anderes sind und dass ihr Sohn schon vor Jahren weggezogen ist.

Sollten Sie keine begnadete Schauspielerin sein, können Sie alternativ auch immer einen ausreichend großen Vorrat an Wasserballons im Haus haben. Ein gezielter Wurf hat schon so manche hartnäckige Schwiegermutter von der Haustür vertrieben. Zur Not tun es auch faule Eier oder Tomaten …

Das hilft Ihnen natürlich alles nichts, wenn die Schwiegermutter auch einen Schlüssel für die Wohnung Ihres Sohnes hat. Und gelegentlich kommt es auch vor, dass Ihr Mann vor Ihnen an die Tür geht und die Mutter hereinlässt. Dann ist guter Rat teuer.

Wenn sich der schwiegermütterliche Krankenbesuch so gar nicht abwenden lässt, bleibt nur noch ein letzter Ausweg: Die Frau sollte sich so schnell wie möglich aus der Gefahrenzone begeben. Verlassen Sie unter einem Vorwand das Haus – beispielsweise, dass Sie noch neue Medikamente aus der Apotheke für Ihren Mann besorgen wollen – und kehren Sie erst wieder, wenn Sie sich sicher sein können,

dass die Luft wieder rein ist. Nehmen Sie sich im Zweifelsfall ein Hotelzimmer und tauchen Sie über Nacht unter,
damit Sie unter keinen Umständen in die Arme Ihrer
Schwiegermutter laufen. Verbringen Sie den Tag lieber in
einem Café oder im Schuhgeschäft, bis sich die Lage wieder
beruhigt hat. Das ist für Sie und Ihr Nervenkostüm die
beste Strategie.

7.7   Tipp 7: Schützen Sie sich selbst

Die Beschwerden werden auch mit Behandlung nicht innerhalb weniger Stunden besser werden. Das müssen Sie
dem verschnupfen Mann und sich selbst leider immer wieder vor Augen führen. Eine klassische Erkältung kann nun
einmal bis zu zwei Wochen dauern, bevor der letzte Huster
getan und der letzte Schniefer gemacht ist. Und auch, wenn
Ihre Nerven schon nach wenigen Minuten nach Erkäl-
tungsbeginn blank liegen: Bleiben Sie stark! Denn neben
der Krankenpflege ist Selbstschutz jetzt für Sie besonders
wichtig.

Da Männer in diesen schweren Stunden oft keinen Gedanken mehr an Sie verschwenden, müssen Sie eine Dop-
pelbelastung ertragen – Sie müssen nicht nur auf ihn, sondern immer auch auf sich selbst aufpassen! Es ist ja schön
und gut, dass Sie ihm Tee kochen und Suppe machen. Aber
denken Sie auch daran, dass auch Sie sich mit Schnupfen
bei ihm anstecken können?

Daher empfiehlt es sich auch für Sie, präventive Maßnahmen zu ergreifen und Ihr Immunsystem auf Vorder-
mann zu bringen.

Nehmen Sie sich jeden Tag etwas Zeit, um auch für sich
selbst Erkältungsbäder, Tees und Inhalationen vorzubereiten. Bewegen Sie sich täglich an der frischen Luft und er-

nähren Sie sich vitaminreich. Wenn Ihr Patient nichts davon hält, sich beim Husten und Niesen wenigstens die Hand vors Gesicht zu halten, können Sie sich mit einem Mundschutz vor der Schleim- und Virenattacke abschirmen. Sorgen Sie dafür, dass er seine benutzten Taschentücher selbst entsorgt, damit Sie nicht in Kontakt mit dem infektiösen Rotz kommen.

Denken Sie immer daran, dass Ihr Mann Sie gerade braucht. Sie dürfen es sich nicht erlauben, gerade jetzt in Zeiten der allergrößten Not als seine einzige Hoffnung auszufallen, weil Sie selbst verschnupft sind. Also bleiben Sie gesund, für Ihren Mann!

7.8   Tipp 8: Sie wählen die Kleidung Ihres Mannes

Viele Frauen fragen sich, wie sie die stressige Männerschnupfen-Zeit denn vielleicht einmal umgehen können. Denn so intensive Pflege und Fürsorge kann eine Frau schließlich nicht jedes Jahr aufbringen, ohne dass dieser Knochenjob Spuren bei ihr hinterlässt. Wenn der Kelch in diesem Jahr an Ihnen vorübergehen soll, können Sie Folgendes ausprobieren:

Konditionieren Sie Ihren Mann dazu, in der kalten Jahreszeit entsprechende Kleidung anzuziehen, um einer Erkältung vorzubeugen. Eine Mütze und ein Schal können nämlich nur vor Erkältungskrankheiten schützen, wenn sie auch tatsächlich getragen werden und nicht zuhause liegen bleiben. Mit einem dicken Mantel und festem Schuhwerk können Sie Ihren Mann dann mit gutem Gewissen aus dem Haus lassen – und sich selbst in der Schnupfenzeit viel Ärger sparen.

Damit das gelingt, müssen Sie schon wesentlich früher mit der Konditionierung beginnen. Gaukeln Sie dem Mann vor, wie unglaublich gut er mit langen Unterhosen aussieht. Und dass Sie Ihre Blicke gar nicht von ihm nehmen können, wenn er dicke Fäustlinge trägt. Sorgen Sie dafür, dass er sich immer dann besonders männlich und attraktiv fühlt, wenn er dicke Wollsocken trägt.

Ein einfacher Trick kann auch darin bestehen, der winterlichen Kleidung Ihres Mannes einen explizit „männlichen" Touch zu verleihen. Der türkisblaue Schal wird sicherlich mehr Anklang finden, wenn er das Logo des Werkzeugherstellers „Makita" trägt. Die dicke Winterhose wird im „Engelbert-Strauß-Look" sicherlich öfters aus dem Schrank geholt. Die Wollmütze mit dem Logo seines Lieblings-Fußballclubs wird stolz präsentiert werden und auch die Winterschuhe im „Caterpillar-Design" bleiben sicher nicht unbenutzt.

Nutzen Sie Ihren weiblichen Charme, um ihm das Gefühl zu geben, dass er in Winterklamotten Ihr absoluter Held ist. Dann können Sie getrost die Füße hochlegen und die Erkältungszeit ganz gelassen auf sich zukommen lassen. Denn ein warm eingepackter Mann ist auch ein schnupfenfreier Mann!

7.9   Tipp 9: Sichern Sie sich seine Kreditkarte

Die Betreuung eines erwachsenen Mannes mit Männerschnupfen ist, wie wir schon öfters festgestellt haben, ein Vollzeitjob. Und wie bei jedem Vollzeitjob, gehören Überstunden häufig mit dazu. Man sehnt sich nach dem ruhigen Feierabend, nach Zeit für sich selbst und Zeit für die schönen Dinge des Lebens.

Dementsprechend sollten Sie für so viel Ausgleich wie möglich sorgen und Ihre aufopferungsvolle Arbeit jeden Tag belohnen. Schließlich ist ein Männerschnupfen auch für Sie eine enorme Belastung, das dürfen Sie nicht auf die leichte Schulter nehmen! Sie haben heute wieder viel geschafft – Ihr Mann hat vielleicht zum ersten Mal daran gedacht, seine Medikamente zu nehmen. Oder er hat heute dreimal zu jammern vergessen, als Sie ihn nach seinem Befinden gefragt haben. Oder vielleicht haben Sie ihn dazu überreden können, dass sich mal wieder zu duschen, obwohl er dazu das Bett verlassen musste.

Irgendein positives Erlebnis wird es auch heute wieder gegeben haben, das Sie weitermachen und nicht aufgeben lässt. Sie sollten solche kleinen Teilziele immer gebührend feiern! Sie sollten zu diesem Zweck schon zu Beginn der Krankheit Ihres Mannes seine Kreditkarte sicherstellen. Gönnen Sie sich auf seine Kosten ruhig eine neue Handtasche oder stellen Sie sich selbst einen Wellness-Tag in Aussicht, sobald die Invasion der Erkältungsviren zurückgeschlagen worden ist. Auf diese Weise wird jeder überstandene Tag des Männerschnupfens zu einem kleinen Fest für Sie. Vergessen Sie dabei aber auf keinen Fall, sich auch die PIN-Nummer zu sichern.

7.10 Tipp 10: Führen Sie ein Männerschnupfentagebuch

Männerschnupfen ist leider ein immer wiederkehrendes Phänomen. Zwar kann man bis zu einem gewissen Punkt Vorkehrungen treffen (vgl. Abschn. 7.8), aber gleichzeitig kann man die Strolche auch nicht rund um die Uhr im Auge behalten. Also werden Sie, mal mehr und mal weniger häufig, trotzdem Ihr Leben lang mit verschnupften Männern konfrontiert sein.

Damit Sie nicht den Eindruck bekommen, bei jedem Männerschnupfen wieder auf sich gestellt zu sein und eine schier endlose Schlacht austragen müssen, sollten Sie für sich ein Schnupfentagebuch anlegen. Erstellen Sie es gemeinsam mit Ihrem Mann und schreiben Sie jeden Tag auf, welche Symptome im Verlauf der Erkältung schlimmer oder besser geworden sind. Nutzen Sie dieses Buch bei wiederkehrenden Schnupfenperioden, um die Dauer der Krankheit abschätzen zu können und Vorhersagen zu treffen, bis wann welche Beschwerden mit welcher Behandlung besser werden können. Notieren Sie auch bei jedem Schnupfen, durch welche Beschwerden er sich bei Ihrem Mann in der Regel ankündigt.

Mit diesem Tagebuch können Sie Ihre Therapiemaßnahmen und die Wirksamkeit diverser Hausmittelchen und Medikamente dokumentieren. Am besten nutzen Sie es auch, um sich entsprechend Urlaub zu nehmen bzw. auch Pflegepersonal einzustellen, wenn der Schnupfen bekanntermaßen einen nervenaufreibenden Verlauf nimmt.

8

Rezepte und Hausmittel bei Männerschnupfen, die Man(n) auch selber kochen oder zubereiten kann

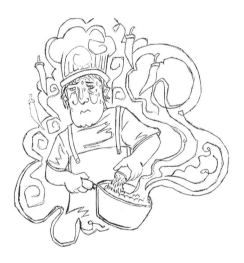

Elektronisches Zusatzmaterial Die elektronische Version dieses Kapitels enthält Zusatzmaterial, das berechtigten Benutzern zur Verfügung steht https://doi.org/10.1007/978-3-658-28638-5_8. Die Videos lassen sich mit Hilfe der SN More Media App abspielen, wenn Sie die gekennzeichneten Abbildungen mit der App scannen.

© Springer Fachmedien Wiesbaden GmbH, ein Teil von Springer Nature 2020
P. Buchenau et al., *Männerschnupfen*,
https://doi.org/10.1007/978-3-658-28638-5_8

Nun ein paar altbewährte und auch ein paar vielleicht etwas neuartige Rezepte, die bei Männerschnupfen Erleichterung verschaffen können. Um Ihnen das bestmögliche Ergebnis präsentieren zu können, wurden Kochbücher aus unterschiedlichsten Epochen gewälzt und die Zusammensetzung der Zutaten so zur Perfektion gebracht. In zahllosen Feldversuchen wurden die Rezepte zusätzlich auf ihre Männertauglichkeit hin getestet und an die Bedürfnisse eines küchenunerfahrenen Mannes angepasst.

8.1 Die Anti-Männerschnupfen-Suppe

Eine Hühnersuppe ist das klassische Erkältungsgericht. Zu Recht, denn die einfache Brühe hat es wirklich in sich! Das Eiweiß aus dem Hühnerfleisch, genauer gesagt die Aminosäure Cystein, hat eine entzündungshemmende Wirkung und verstärkt gleichzeitig die Reaktion unseres Immunsystems. Außerdem wirkt dieser Eiweißbaustein abschwellend auf unsere gereizten Schleimhäute, genauso wie der heiße Dampf der Hühnersuppe. Der Dampf sorgt dafür, dass die Innenauskleidung von Nase, Hals und Rachen befeuchtet wird und sich weniger kratzig anfühlt. Die Hühnersuppe ist also eine ideale Verpflegung für den verschnupften Mann. Und ganz ehrlich, liebe Männer – das bekommt ihr auch mit Triefnase ganz leicht selber hin!

Was braucht man(n)?

* 1 Maishähnchen (ca. 1 kg)
* 1 Zwiebel
* 2 mittelgroße Karotten
* 1 Stange Lauch
* ¼ Knollensellerie

* 1 Knoblauchzehe
* 2 EL getrocknete Steinpilze
* 3 Wacholderbeeren
* 20 g Ingwer
* 1 Lorbeerblatt
* 2 l Wasser
* 50 ml trockenen Sherry
* 40 g Butter
* 2 Zweige glatte Petersilie
* Salz

Und wie geht das?

Diese Hühnersuppe schmeckt nicht nur beim Männer-schnupfen, sondern sie ist auch für Feinschmecker bestens geeignet!

1. Zunächst das Maishähnchen unter kaltem Wasser ab-spülen und gut abtrocknen. Die Hähnchenbrüste mit einem Filetiermesser vorsichtig vom Knochen lösen, ebenso die Schenkel. Das restliche Fleisch und die Knochen in kleine Stücke schneiden. Die Hähnchenbrüste mit einem Blatt Petersilie und einem Stück kalter Butter einzeln in einem Beutel vakuumieren und bei 60 °C im Sous-Vide-Bad für zwei Stunden garen.

2. Gemüse schälen (Schalen aufbewahren) und in feine Streifen schneiden (ca. 5 bis 7 cm Länge und 2 mm Dicke) und mit Salz und Öl einvakuumieren und für eine Stunde bei 60 °C im Sous-Vide-Bad mitgaren.

3. Die Zwiebel mit der Schale halbieren und mit der Schnittseite nach unten in einem Topf ohne Öl anrösten. Die Hähnchenknochen hinzugeben, sobald die Zwiebel ordentlich Farbe hat, und ca. zwei Minuten mitrösten.

4. Die Gemüseschalen mitrösten und Knoblauchzehe (mit Schale), getrocknete Steinpilze, Wacholderbeeren, Ing-

wer (mit Schale), Lorbeerblatt, restliche Petersilie und Salz hinzugeben und mit 2 Liter Wasser aufgießen und 30 Minuten zu einer kräftigen Brühe einkochen lassen (den entstehenden Schaum zwischendurch abschöpfen).

5. Danach Brühe absieben und die klare Essenz erneut ansetzen und bei mittlerer Temperatur mit den Hähnchenschenkeln für ca. eine Stunde kochen lassen.

6. Brühe mit Salz abschmecken und vor dem Servieren mit dem Sherry verfeinern.

7. Die fertig gegarten Gemüsestreifen als Einlage mittig platzieren, mit Brühe übergießen und Hähnchenbrüste in Tranchen schneiden, mit Fleur de Sel salzen und auf das Gemüse legen (Abb. 8.1).

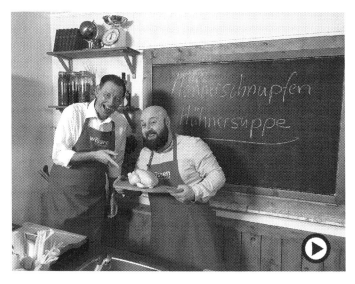

Abb. 8.1   Hühnersuppe, aufgenommen am 21.10.2018 in der Kochshow „Wissen schmeckt" von Argang Ghadiri (https://doi.org/10.1007/000-0d0)

8.2 Zwiebelsirup gegen Halsschmerzen

Die Zwiebel ist nicht umsonst die Heilpflanze des Jahres 2015. Durch ihre Schärfe ist sie in der Lage, auch bei hartnäckigen Erkältungen den Viren auf die Pelle zu rücken – der Inhaltsstoff Alliin macht es möglich. Dieses ätherische Öl brennt uns beim Zwiebelschneiden in den Augen, denn aus ihm entstehen kleine Mengen Schwefelsäure. So bringt die Zwiebel selbst die verstopfteste Nase zum Laufen! Bei Halsschmerzen kommt uns ihre antibakterielle Wirkung zu Gute. Kombiniert man Zwiebeln mit Hustenreiz-linderndem Honig, erhält man ein ganz einfach zuzubereitendes Hausmittel, das besser schmeckt, als es sich anhört.

Was braucht man(n)?
* 6 Zwiebeln
* 4 Knoblauchzehen
* außerdem: Öl, Honig

Und wie geht das?
1. Zwiebeln und Knoblauch fein hacken. Achtung, Zwiebeln hacken brennt in den Augen! Es empfiehlt sich, den Mund während der Verarbeitung voller Wasser zu haben – das hilft, die entstehende Säure gleich zu verdünnen. Man kann seine Augen aber auch mit einer Schwimmbrille schützen. Im Übrigen sollten Sie es unbedingt unterlassen, mit den Zwiebel-Fingern Ihre Augen zu reiben.
2. Öl in einer Pfanne erhitzen. Wenn Sie ein unerfahrener Koch sind, lassen Sie sich die folgenden Schritte von einer Frau vormachen: Die Zwiebeln- und Knoblauchstücke in das heiße Öl geben – wenn es richtig heiß ist, dann zischt es dabei. Wenn das Öl zu heiß ist, dann spritzt es. Vermeiden Sie letzteres, das kann unschöne Verbrennun-

gen geben! Den Pfanneninhalt permanent mit einem hitzebeständigen Pfannenwender wenden – dafür ist das Ding nämlich da. Dadurch wird verhindert, dass die Zwiebel- und Knoblauchstücke anbrennen und verkohlen. Es soll also gerade *nicht* aussehen, wie Ihr letztes Schweinenackensteak vom Holzkohlegrill. Im Idealfall sind sie nach dem sogenannten „Andünsten" leicht glasig und riechen noch nicht verbrannt.

3. Geben Sie ca. 1/4 Liter dunkles Bier dazu. Den Rest des Biers können Sie gerne selber trinken. Schalten Sie den Herd aus und lassen Sie den Pfanneninhalt in der warmen Pfanne ca. 15 min im Bier schwimmen.

4. Das Gebräu sollte nun gut eingedickt sein. Füllen Sie alles in eine ausreichend groß gewählte Schüssel um. Wenn Sie etwas verschütten, nehmen Sie einen feuchten Lappen und wischen die Schweinerei bitte eigenständig weg. Geben Sie nun einige Esslöffel Honig zu dem Zwiebelbier und rühren Sie kräftig um, bis alles in etwa die Konsistenz von Hustensaft hat.

5. Sobald der Sirup auf eine angenehme Temperatur heruntergekühlt ist, können Sie ihn verwenden. Nehmen Sie dreimal täglich je zwei Esslöffel davon zu sich, um die Halsschmerzen und Hustenreiz den Kampf anzusagen. Aber Achtung: Es ist nicht förderlich, anschließend mit noch mehr Bier nachzuspülen!

8.3   Scharf gegen verstopfte Nasen – Chili con Carne

Wenn bei der Nase gar nichts mehr geht, weder ein- noch ausatmen, dann ist guter Rat teuer. Wer nicht auf Nasensprays zurückgreifen oder inhalieren will, kann alternativ dem Nasenschleim mit etwas Chili Feuer unterm Hintern machen. Der Inhaltsstoff Capsaicin kann bestimmte Nozizeptoren reizen und somit Schmerzen auslösen – man kennt das vielleicht, wenn man sich nach dem Chilischneiden die Augen reibt. Abgesehen davon wurde die Chili, die zu den Paprikapflanzen gehört, schon von den Ureinwohnern Amerikas als Heilpflanze eingesetzt. Auch heute wird der durchblutungsfördernde Effekt beispielsweise genutzt, um Muskelverspannungen zu lindern. Gleichzeitig lässt die eine oder andere Prise Chili im Essen auch verstopfte Nasen schnell wieder laufen.

Was braucht man(n)?
* 600 g Rinderhackfleisch
* 350 g gehackte Tomaten (aus der Dose)
* 400 g Kidneybohnen
* 250 g Mais (aus der Dose)
* 1 Zwiebel
* 2 Knoblauchzehen
* 2 Paprikaschoten (rot und gelb)
* 2 Chilischoten (je nach Verstopfungsgrad der Nase auch mehr)
* zum Würzen: Salz, Pfeffer, Paprikapulver, Oregano, Koriander, Olivenöl

Und wie geht das?
Hacken Sie die Zwiebel und den Knoblauch und atmen Sie dabei tief ein. Wenn die Nase dann schon frei wird, müssen Sie auch gar nicht mehr weiterkochen. Aber Sie wollen doch das lecker Fleisch, oder? Also weitermachen!

1. Etwas Butter in einer Pfanne erhitzen. Wenn Sie ein unerfahrener Koch sind, lassen Sie sich die folgenden Schritte von einer Frau vormachen: Die Zwiebeln- und Knoblauchstücke in die zerlassene Butter geben – wenn es richtig heiß ist, dann zischt es dabei. Wenn es zu heiß

ist, dann spritzt es. Vermeiden Sie letzteres, das kann ungut ausgehen! Den Pfanneninhalt permanent mit einem hitzebeständigen Pfannenwender wenden – daher der Name. Dadurch wird verhindert, dass die Zwiebel- und Knoblauchstücke anbrennen und verkohlen. Im Idealfall sind sie nach dem sogenannten „Andünsten" leicht glasig und riechen noch nicht verbrannt. Sie kennen die Prozedur ja von oben. Wenn Sie lernfähig sind, sollten Sie den Vorgang inzwischen zur Genüge beherrschen.

2. Das Hackfleisch portionsweise dazugeben. Die Temperatur erhöhen und so lange anbraten, bis das Fleisch nicht mehr rosa ist. Anschließend die gehackten Tomaten mit dem Saft aus der Dose dazugeben. Die Chilischoten kleinschneiden und mit den Kernen in die Pfanne geben. Einen Pfannendeckel auf die Pfanne setzen und den Inhalt ca. 25 min bei niedriger Temperatur köcheln lassen. Das heißt, dass der Inhalt nur noch leicht blubbern soll. Sie merken schnell, wenn die Temperatur zu hoch ist. Spätestens, wenn der komplette Fliesenspiegel und die den Herd umgebenden Arbeitsplatten mit roten Sprenkeln übersät sind, stimmt etwas nicht. Achten Sie auch darauf, dass der Glas-Topfdeckel nicht vor lauter Blubbern sich in Suizid-Absicht auf den Küchenboden stürzt. Achtung! Wenn Sie Chili geschnitten haben, sollten Sie sich schnellstmöglich die Hände waschen (mit Seife), bevor Sie sich die Schärfe versehentlich in die Augen reiben.

3. Nach dem Händewaschen die Paprika putzen, also alles von der Schote entfernen, was nicht zum Verzehr geeignet ist – Beispielsweise der Strunk, die Kerne und das weiße, weichere Gewebe (Lassen Sie sich am besten von einer Fachfrau assistieren). Die geputzten Paprikaschoten in kleine Würfel schneiden und in das Chili geben. Das Chili weitere 10 min köcheln lassen (also einfach nicht an den Reglern vom Herd drehen).

4. Die Bohnen und den Mais zum Chili dazugeben, außerdem nach Belieben mit Salz, Pfeffer, Paprikapulver, Oregano etc. würzen. Das Chili nochmals 10 min köcheln lassen, bis alles Gemüse weichgekocht ist. Legen Sie vor dem Verzehr sicherheitshalber ein Päckchen Taschentücher bereit. Und jetzt ran an den nasenöffnenden Fleischgenuss!

8.4   Scharf gegen verstopfte Nasen – Meerrettich auf Lachs

Wer es nicht ganz so scharf mag, kann auch auf ein beliebtes Wurzelgemüse zurückgreifen: Den Meerrettich. Die frische Wurzel ist relativ geruchsneutral, doch genau wie bei der Zwiebel setzt die Meerrettichwurzel bestimmte, scharfe Inhaltsstoffe frei, sobald sie geschnitten wird. Der Inhaltsstoff Allicin, der uns zu Tränen reizen kann, besitzt eine antibiotische Wirkung und räumt die Nase frei. Außerdem enthält Meerrettich wertvolle Vitamine und Spurenelemente, die gerade in der Erkältungshochphase das Immunsystem unterstützen.

Was braucht man(n)?
* 2 Lachsfilets
* 150 g Magerquark
* 100 g Sahnejoghurt
* 50 g Meerrettich
* außerdem: Saft einer Bio-Limette, Salz, Pfeffer, Zucker, Dill

Und wie geht das?
1. Den Dill fein schneiden und die Zwiebel hacken. Beides mit dem Quark, dem Joghurt und dem Limettensaft in einer Schüssel verrühren. Den Quark mit Salz, Pfeffer und Zucker abschmecken

2. Den Lachs in einer Grillpfanne von beiden Seiten in etwas Öl 4 min anbraten. Den Meerrettich schälen und fein reiben. Die Hälfte des Meerrettichs zum Quark geben.

3. Den Lachs mit dem restlichen Meerrettich garnieren und zusammen mit dem Quark genießen. Frohes Schnäuzen!

8.5   Bei Erkältungsschmerzen – Wokgemüse mit Ingwer

Bei schmerzhaften Entzündungsreaktionen kann Ingwer gut Abhilfe schaffen. In der asiatischen Medizin wird die Knolle schon seit langem bei der Behandlung von Erkältungsbeschwerden eingesetzt. Die knollige Wurzel wird gerne prophylaktisch in der Erkältungszeit für die Herstellung von Tees verwendet, um das Immunsystem anzukurbeln – aber sie kann auch dann zum Einsatz kommen, wenn die Erkältung schon zugeschlagen hat. Der Inhaltsstoff Gingerol kann beispielsweise Kopf- und Gliederschmerzen lindern und hilft dazu auch noch bei der Bekämpfung von Erkältungsviren.

Was braucht man(n)?

* 200 g Basmatireis
* 80 g Ingwerwurzel
* 2 Paprikaschoten
* 2 Karotten
* 1 Zucchino
* 2 EL Honig
* 1 Bio-Zitrone
* außerdem: helle Soja-Sauce, Salz, Pfeffer. Nach Belieben Bambussprossen, Mungobohnensprossen, Sojasprossen

Und wie geht das?

1. Bereiten Sie den Reis nach den Angaben auf der Packung zu. In der Regel wird das so oder so ähnlich gemacht: Das Doppelte an Volumen Wasser (also 400 ml) in einem Topf zum Kochen bringen, salzen und der Reis hinzufügen. Deckel drauf und den Reis so lange ziehen lassen, bis das Wasser vollständig aufgesogen ist. Anschließend den Reis von der Herdplatte nehmen und in eine Schüssel umfüllen.

2. In der Zwischenzeit die Karotten schälen und in feine Streifen schneiden. Den Zucchino und die Paprika waschen, putzen und ebenfalls in feine Streifen schneiden (Lassen Sie sich beim Putzen der Paprika u. U. helfen, siehe auch: Chili con Carne).

3. Die Zitrone pressen. Den Saft mit der Sojasauce und dem Honig verrühren, mit Salz und Pfeffer abschmecken. Das geschnittene Gemüse (und nach Belieben die Sprossen) in eine Pfanne geben und mit etwas Öl kurz anbraten. Die Sauce über das Gemüse geben und kurz erhitzen. Den Reis hinzufügen und alles gut durchmischen.

4. Die Ingwerwurzel schälen, hobeln und zum Reis dazugeben. Die Reispfanne noch kurz erwärmen und dann genießen. Und wenn wir gerade bei Ingwer sind: Die freundliche Wurzel ist auch in diversen Getränken enthalten. So z. B. im Moscow Mule (s. u.).

8.6 Bevor der Schnupfen losgeht – Rote Bete Immunsalat

Im Idealfall ist unser Immunsystem in der kalten Jahreszeit aber so fit, dass es die Erkältungsviren gleich wieder nach Hause schickt. Damit das beim nächsten Mal auch gelingt, benötigt unser Körper u. a. Vitamine. Da bietet sich doch ein großer Teller Salat an, eine Wohlfühlmahlzeit für unsere Immunabwehr. Achten Sie beim Einkauf auf regionale und Bio-Produkte – Sie werden es an der Qualität merken!

Und was braucht man(n)?

* viel grünen Salat (z. B. Eisbergsalat, Feldsalat, Lollo rosso, …)
* 1 Rote Bete (vakuumiert)
* 1 Karotte
* 2 Eier
* 1 Gemüsezwiebel
* 1 Salatgurke
* 2 Tomaten
* 1 Bund Schnittlauch
* 1 Beet Kresse
* außerdem: gutes Öl und guten Essig, weiteres Gemüse nach Belieben, verschiedene Kerne (Kürbis-, Sonnenblu-men-, Pinienkerne, …), Käse (Emmentaler, Feta, …), Fleisch (Schinken, Filetstreifen, …), etc.

Und wie geht das?

1. Bringen Sie etwas Wasser in einem Topf zum Kochen. Nehmen Sie den Topf von der Herdplatte, geben Sie die Eier in das Wasser und setzen Sie einen Topfdeckel auf den Topf. Die Eier werden im heißen Wasser hartge-kocht, während Sie mit Schritt 2 fortfahren.
2. Nehmen Sie die Rote Bete aus der Verpackung. Waschen Sie den Salat und sämtliches Gemüse gründlich ab. Schälen Sie nach Belieben Karotten und Gurke und schneiden Sie alles in mundgerechte Scheiben.
3. Schneiden Sie den Schnittlauch und die Kresse über den Salat, pellen Sie die hartgekochten Eier und schneiden Sie sie in Viertel. Vermengen Sie alle Salatzutaten in ei-ner großen Schüssel.

4. Mischen Sie Essig und Öl vorab in einem Glas, um das Dressing abschmecken zu können. Sie können das Dressing auch mit Senf, Joghurt, Salz und Pfeffer und anderen, beliebigen Zutaten variieren – Ihrer Phantasie sind hier keine Grenzen gesetzt! Sobald das Dressing Ihren Geschmack trifft, kommt es über den Salat. Und glauben Sie mir: auch ein Salat kann eine vollwertige Mahlzeit sein. Sie werden schon sehen!

8.7 Warme Immunmahlzeit – Rosenkohlauflauf

Wintergemüse stärkt das Immunsystem. Alternativ zu dem von Männern wenig geschätzten Rohkost-Salatteller, kann man das Immunsystem also auch mit einem warmen Kohlgericht winterfest machen. Kohlsorten, beispielsweise Rosenkohl oder Blumenkohl, enthalten größere Mengen an Vitamin C, das unsere Immunzellen dringend für die Arbeit benötigen. Ein Kohl-Auflauf ist deshalb gerade zu Beginn der Wintersaison eine gute Idee.

Was braucht man(n)?
* 400 g Kartoffeln
* 300 g Hackfleisch
* 400 g Rosenkohl
* 1 Blumenkohl
* 1 Zwiebel
* 300 g Käse (z. B. Gouda, Emmentaler, …)
* 250 g Sahne
* außerdem: Salz, Pfeffer, Muskatnuss, Paprikapulver, Kreuzkümmel

Und wie geht das?

5. Lassen Sie sich von einer Frau eine kurze Einweisung in die Bedienung des Backofens geben und heizen Sie diesen dann auf 200 °C vor.

6. Die Kartoffeln waschen, schälen (verwenden Sie einen Gemüseschäler, lassen Sie sich den Gebrauch vorher zeigen) und in ca. 2 cm dicke Scheiben schneiden. Die Kartoffelscheiben in einem Topf mit kochendem Salzwasser für ca. 10 min vorgaren.

7. Währenddessen den Rosen- und Blumenkohl waschen, den Blumenkohl in kleine Teile (Röschen) zerlegen. Beide Kohlsorten anschließend zu den Kartoffelscheiben geben und weitere 10 min garen. Danach das Gemüse in ein Sieb abgießen.

8. Die Zwiebel hacken und in einer Pfanne mit etwas Butter glasig dünsten (vgl. Vorgehensweise bei Zwiebelsirup bzw. Chili con Carne). Das Hackfleisch portionsweise hinzugeben und garen, bis es nicht mehr rosa ist. Das Fleisch mit Salz und Pfeffer, Muskatnuss und Paprikapulver würzen.

9. Den Käse reiben. Sahne und Käse vermengen und ebenfalls würzen. Die Kartoffel-Kohl-Mischung in eine Auflaufform füllen, das Hackfleisch darüber geben. Zum Schluss die Sauce über den Auflauf geben und für ca. 20 min im vorgeheizten Ofen überbacken lassen.

8.8   Der Quarkwickel

Ist der Rachenraum bei einer hartnäckigen Erkältung entzündet, treten gerne Schluckbeschwerden auf. Dagegen hilft oft schon ein einfacher Quarkwickel, berichtet die Landesvereinigung der Bayerischen Milchwirtschaft (LVBM): Der Quark habe eine „abschwellende, entzün-

dungshemmende, schmerzlindernde und angenehm küh-
lende Wirkung". Auch bei Brustschmerzen nach heftigen
Hustenattacken kann eine Quarkauflage Linderung verschaffen. Die entzündungshemmende Wirkung geht dabei
auf bestimmte Inhaltsstoffe wie das Casein im Quark zurück. Für die Anwendung sollte der Quark allerdings nicht
direkt aus dem Kühlschrank verwendet werden – er sollte
in etwa Zimmertemperatur haben.

Was braucht man(n)?
* Ein Baumwolltuch, bspw. ein Geschirrtuch (bitte ein
  frisch gewaschenes!)
* Einen Schal bzw. einen Pullover
* Quark

Und wie geht das?
Den Quark auf Zimmertemperatur erwärmen und auf das
Baumwolltuch streichen. Die Quarkschicht sollte einige
Millimeter dick sein. Bei Beschwerden im Hals das Baumwolltuch mit der Quarkseite an den Hals anlegen und nicht
zu locker herumwickeln. Die Halswirbelsäule sollte un-
bequarkt bleiben. Anschließend das Quarktuch mit dem
Schal zusätzlich fixieren. Den Wickel 20 min oder so lange
tragen, bis der Quark austrocknet und zu bröseln anfängt.
Den Hals abtrocknen und den Schal wieder umlegen, damit der Hals warm bleibt. Mehrmals täglich wiederholen.
    Bei Beschwerden in der Brust den Quark vorab auf Kör-
pertemperatur erwärmen und mit der Quarkseite auf die
Brust legen. Einen Pullover aus Baumwolle über die Quarkauflage anziehen, damit der Körper nicht auskühlt. Den
Quark so lange auf der Brust lassen, bis er austrocknet und
zu bröseln anfängt. Anschließend abtrocknen und weitere
15 min nachruhen. Täglich wiederholen.

8.9 Die Inhalation mit ätherischen Ölen

Bei einer verstopften Nase sollte man in der Erkältungszeit nicht zu lange zögern. Sobald die Nasenatmung schwerfälliger wird, kann schon eine einfache Inhalation von Salzwasser oder ätherischen Ölen das Schlimmste verhindern. Die Nasen- und Rachenschleimhaut wird durch den Wasserdampf angewärmt und von unliebsamen Viren befreit. Eine Inhalation fördert zudem die Durchblutung der Atemwege und stärkt so die Präsenz unserer Abwehrzellen.

Was braucht man(n)?

* Einen Topf mit kochendem Wasser
* Ein Handtuch
* Nach Belieben: eine große Menge Salz oder ätherische Öle (in Reinform oder als Salbe)

Und wie geht das?

Das Wasser in einem Kochtopf aufkochen. Anschließend entweder eine große Menge Salz oder die Öle/Salbe in das Wasser geben und mit einem Kochlöffel gut verrühren. Den Topf auf eine hitzebeständige Oberfläche stellen. Den Kopf so über das Wasser halten, dass die aufsteigende Hitze nicht unangenehm ist, aber die heißen Dämpfe trotzdem wahrgenommen werden können. Das Handtuch wie ein Kopftuch über den Kopf stülpen, sodass die heißen Dämpfe sich nicht verflüchtigen können. Den Wasserdampf so, vornübergebeugt, tief durch die Nase einatmen – auch, wenn die ersten Atemzüge schwer fallen. Der Dampf befreit Nase und Nebenhöhlen nach kürzester Zeit. Wenn das Wasser abkühlt mit einem Kochlöffel umrühren, bis wieder neue Dämpfe entstehen. Nach Beendigung der Inhalation das Gesicht abtrocknen und das Nasensekret in ein Taschentuch entsorgen.

8.10 Der Kartoffel-Petersilien-Mix

Wenn sich der Schnupfen in unseren Nebenhöhlen fest-beißt, kann das mitunter recht schmerzhaft sein. Vor allem bei Kindern kommt es auch häufig zu Ohrenschmerzen, wenn die Erkältung länger anhält. Dagegen kann eine Mischung aus Kartoffeln und Petersilienwurzel helfen, die auf die betroffene Stelle aufgelegt wird. Auch hier wirken die ätherischen Öle der Petersilie entzündungshemmend und schmerzlindernd, die Kartoffel gibt zudem kontinuierlich wohltuende Wärme ab.

Was braucht man(n)?
* Eine Kartoffel
* Eine Petersilienwurzel
* Ein Baumwolltuch, bspw. ein Geschirrtuch (bitte ein frisch gewaschenes!)

Und wie geht das?
Kochen Sie die Kartoffel in einem kleinen Topf richtig weich. Dann die Kartoffel pellen, mit einer Gabel auf dem Baumwolltuch zerdrücken und etwas auskühlen lassen. Jetzt die Petersilienwurzel in kleine Würfelchen schneiden und mit den Händen in den Kartoffelbrei eindrücken. Das Baumwolltuch zu einem kleinen Säckchen formen und auf die betroffene, entzündete Region auflegen. Das Säckchen sollte eine angenehm warme Temperatur haben und keinesfalls zu heiß sein! Das Säckchen mindestens 30 min lang auflegen, damit die Petersilienwurzel ihre Wirkung entfalten kann.

9

Getränke bei Männerschnupfen

Auf Grund eigener Erfahrungen habe ich folgende Hausmittel und Getränke bei Männerschnupfen getestet und als sinnvoll beurteilt. Die Rezepte würden von mir nach meinen Geschmacksnerven verfeinert und angepasst.

Auf Grund eigener Erfahrungen habe ich folgende Hausmittel und Getränke bei Männerschnupfen getestet und als sinnvoll beurteilt. Die Rezepte würden von mir nach meinen Geschmacksnerven verfeinert und angepasst.

9.1 Bio-Ingwer-Chili-Vanille-Safran-Sirup

Was braucht man(n)?

* 2 Kilo frischen BIO Ingwer
* 4 Vanilleschoten
* 8 kleine frische oder getrocknete scharfe Chilischoten
* 1 Dose Safran Fäden

© Springer Fachmedien Wiesbaden GmbH, ein Teil von
Springer Nature 2020
P. Buchenau et al., *Männerschnupfen*,
https://doi.org/10.1007/978-3-658-28638-5_9

* 1,5 Kilo Roh Rohr Zucker
* 2 l Naturtrüben Apfelsaft
* 3 × Einmachglas mit Gummi (500 ml)

Den Ingwer, schälen und in hauchfeine feine Scheiben oder Würfel schneiden, Vanilleschote halbieren, die Chili fein hacken.

Den Apfelsaft mit dem Zucker und der Vanille in einen hohen Topf geben und ca. 20 Minuten zum Kochen bringen, bis das ganze langsam dicker und sirupartig wird, dann von der Flamme nehmen und abkühlen lassen. Die anderen Zutaten dazu geben, gut verrühren und in die mit kochendem Wasser ausgespülten und mit einem frischen Haushaltstuch abgetrockneten Einmachgläser abfüllen und mindestens 24 Stunden stehen lassen.

Dann regelmäßig mal einen Esslöffel vom Sirup pur oder auch in Kräutertee, der Sirup brennt, schmeckt gleichzeitig wie Ambrosia und hilft bei mir immer super gegen alle Herbst/Winter Wehwehchen.!

9.2 Großmutters Honig-Zwiebel-Saft

Honig und Zwiebeln sind sehr starke natürliche Antibiotika aus der Natur und stärken das Immunsystem. In Kombination wirken sie besonders in der kalten Jahreszeit gegen Infekte, Erkältung und Grippe.

Was braucht man(n)?

Nehmen Sie zwei große Bio-Zwiebel und schneiden Sie sie in kleine Stücke. Anschließend in ein Einmachglas geben.

Anschließend die Zwiebelstücke mit Hong soweit übergießen bis die Zwiebelstücke vollständig bedeckt sind und das Glas verschließen.

Den Saft nun eine Nacht ziehen lassen. Fertig ist der Saft. Bei ersten Anzeichen von Erkältung oder während der Erkrankung morgens und abends je drei Esslöffel davon einnehmen.

9.3   Wehrataler-Melissen-Geist

Wer unter Husten leidet, sollte Folgendes versuchen:

Was braucht man(n)?
* 400 Milliliter heiße Milch
* 4 Esslöffel Honig
* 4 Teelöffel Melissengeist
* 2 Esslöffel Rohzucker

Zubereitung
Heiße Milch mit vier Esslöffeln Honig und 4 Teelöffeln Melissengeist mischen und trinken. Mit dem Rohzucker den Süßegrad bestimmen. Löst den Husten und befreit die Bronchien auf natürliche Weise.

9.4   Selbstgemachter Bodensee-Apfeltee

Was braucht man(n)?
* 9 große Bodensee-Äpfel mit Schale
* 3 Zitrone(n), den Saft davon
* 3–2 EL Honig
* 1,5 Liter Wasser
* Etwas Zimt, Anis, Fenchel, Kümmel

Zubereitung
Die Äpfel waschen, die Kerngehäuse und Blütenansätze entfernen. In Stücke schneiden. Mit dem Saft von drei Zi-

tronen begießen. Das Wasser aufkochen, die Apfelstücke aufgießen. Mit Honig süßen und ca. 1 Stunde ziehen lassen.

Durch ein Sieb abgießen. Man kann auch mit Zimt, Anis, Fenchel oder Kümmel etc. den Geschmack verändern. Warm oder kalt trinken.

9.5 Griechischer Zitrone-Ingwer-Honig Erkältungstrunk

Was braucht man(n)?

* Den Saft einer Zitrone(n)
* 1 Stück(e) Ingwer
* 2 EL griechischer Akazienhonig
* 1 Tasse Wasser, heißes nach Bedarf
* 1 EL Ouzo

Zubereitung

Aus der Zitrone presst man den Saft und nimmt ca. 1/2 l Wasser für eine große Tasse und schneidet 2–3 cm Ingwerwurzel in Scheiben. Das Wasser lässt man kochen und übergießt den Ingwer und den Zitronensaft mit heißem Wasser. Die Tasse sollte mit einem Deckel oder einer Untertasse abgedeckt werden, damit die ätherischen Öle nicht entweichen. Man lässt den Aufguss ca. 10 min. ziehen und gibt dann den griechischen Honig dazu. Anschließend mit dem Ouzo abschmecken.

Dieser Power-Trunk hilft sehr gut wenn man erkältet ist, da der Ingwer und der Ouzo den Kreislauf anregt und der Körper somit zum Schwitzen kommt. Die Zitrone hat, wie auch der Honig, viele Vitamine, u. a. Vitamin C und viele mehr.

9.6   Ostfriesen-Tee (Grog)

Was braucht man(n)?
* 6 Teelöffel frischen schwarzen Friesentee
* 2 großen Löffel Rapshonig
* 4 Finger breit Rum
* Kochendes Wasser
* 1 frische Zitrone

Den Tee frisch aufkochen und in eine große Tasse gießen. Dann den Rum und den frischen Zitronensaft dazugeben und mit Honig süßen.

9.7   Kräutergewürzaufguss

Was braucht man(n)?
* 1 Teil/e Thymian
* 1 Teil/e Salbei
* 1 Teil/e Kamille
* 1 Teil/e Kümmel
* 1 Tasse Wasser
* 1 EL Honig

Die getrockneten Kräuter zu gleichen Anteile in ein Teeei geben und dieses in die Tasse geben. Dann mit dem kochend heißen Wasser übergießen und mit einem Deckel, eine Untertasse tut es auch, abdecken und ca. 10 Minuten ziehen lassen. Mit Honig süßen.

Diesen Aufguss mindestens 6 × am Tag trinken.

9.8   Englischer Pfefferminzlikör

Was braucht man(n)?

* 10 Stängel Minze, kräftige
* 3 Stängel Zitronenmelisse
* 5 Körner Koriander, zerstoßen
* 3 Gewürznelke(n), gemahlen
* 12 Stück(e) Kandiszucker
* 1 1/2 Liter Schnaps, Doppelkorn, Obstschnaps, Wodka oder Gin

Die Minze und die frische Zitronenmelisse unter fließendem Wasser abspülen. Die Blätter von den Stängeln abzupfen und nebeneinander auf eine Lage Haushaltspapier geben. Eine zweite Lage darüber legen und die Blätter fein trocken tupfen.

Koriander und Nelken in einem Mörser grob zerstoßen.

Die Kräuterblätter und Gewürze abwechselnd in eine große, weite Flasche füllen. Mit dem Schnaps übergießen und an einen trockenen, hellen, jedoch nicht zu sonnigen Ort stellen.

Mindestens 6 Wochen durchziehen lassen und gelegentlich gut schütteln.

Dann durch ein, mit einem sauberen Mulltuch ausgelegtes, Sieb gießen und erneut in Flaschen oder Karaffen abfüllen. Nach einer weiteren Lagerzeit von ca. 3 Wochen ist der Schnaps vollaromatisch und lecker. Je nach Geschmack Doppelkorn, Wodka, Gin oder Obstbrand verwenden.

9.9   Hot Irish Whiskey

Irish Whiskey ist schon ein tolles Getränk. Für Fans hat es einen absolut unverwechselbar guten Geschmack. Wer sich ausgiebig mit seinem Whiskey beschäftigt, kann immer neues an ihm entdecken. Aromen, Öligkeit, Optik und Farbe lassen sich aufs feinste bestimmen und faszinieren jeden Whiskeytrinker. Aber Whiskey ist noch vielseitiger! Wer von einer fiesen Erkältung mit verstopften Atemwegen geplagt wird, kann sich mit einem alten Irischen Whiskey-Rezept behelfen. Die Rede ist von einem „Hot Irish Whiskey".

Was braucht man(n)?
Für das „Hot-Irisch-Whiskey"-Rezept benötigt man:

* 8 cl (wichtig) Irischen Whiskey (Ist torfiger, da meist über Torffeuer destilliert)
* 2 gehäufte Teelöffel braunen Zucker darin lösen
* 2 halbe Zitronen scheibe mit je 6 Nelken spicken
* 6 Nelken
* 2 EL Raps-Honig
* Heißes Wasser

Zubereitung
Den Irischen Whiskey in ein stabiles festes Glas schütten danach den gehäuften Teelöffel braunen Zucker darin lösen. Die halben Zitronenscheiben mit je 3 Nelken spicken und in das Getränk geben. Mit heißem Wasser aufgießen.

Den Hot Irish Whiskey kann man in einem Tumbler oder auch einfach in einer Tasse trinken. Hauptsache das Gefäß ist hitzebeständig! Oft wird auch Raps-Honig hinzugegeben, was allerdings, wie ich finde, Geschmackssache ist.

9.10 Finnischer Moosbeerensaft

Moosbeersaft ist ein effektives Mittel gegen Erkältungen. Er senkt Fieber, stillt Durst und schwemmt Giftstoffe aus, die sich bei einer Erkältung im Körper ansammeln. Mit Honig gemischt, wirkt Moosbeersaft schleimlösend und stärkt Abwehrkräfte.

Was braucht man(n)?

* 600 g Moosbeeren
* 3 l Wasser
* 300 g Raps-Honig

Zubereitung

Die Moosbeeren waschen, blanchieren und zerkleinern. Danach den Moosbeersaft abseihen, abseihen, auffangen und beiseite stellen.

Die Schalen der Moosbeeren mit Wasser übergießen und ca. 5 Minuten kochen. Den Honig zum Moosbeersaft hinzufügen, gut vermischen und den Saft abkühlen lassen. Den am Anfang beiseite gestellten Saft hinzufügen und alles gut verrühren. Den Moosbeersaft kalt servieren.

9.11 Graubündner Gemsenmilch

Was braucht man(n)?

* 300 ml Milch
* 4 EL Schokoladenpulver
* 80 ml Rum

Zubereitung

Aus der Milch und dem Schokoladenpulver einen heißen Kakao zubereiten (etwas mehr Kakaopulver nehmen als üblich). Zum Schluss den Rum hinzugeben und heiß trinken.

9.12 Ostpreußischer Grzaniec (Warmes Bier)

Was braucht man(n)?

* 1/2 Liter helles Bier
* 2 Eigelb

* 1 EL Raps-Honig
* 4 Gewürznelke(n)
* 1 Prise Ingwerpulver
* 1 Prise Zimtpulver
* 1 EL Rohzucker

In einer Tasse die beiden Eidotter mit einer Gabel verrühren. Zucker, Zimt, Ingwer und Gewürznelken hinzufügen und verrühren.

Das Bier langsam in einem Topf erwärmen, aber nicht kochen lassen. Wenn das Bier eine Temperatur von geschätzten 40 °C erreicht hat, wird die Tasse damit zu 3/4 aufgefüllt, dabei schnell rühren!

Sobald das Bier und die Gewürzmasse zu einer vereinten Konsistenz wird, diese in den Topf mit dem warmen Bier zufügen (dabei immer weiter rühren!). Zum Schluss den EL Raps-Honig beimengen und das Getränk auf 60–80 °C erhitzen.

In ein hohes stabiles Glas oder Bierkrug einschenken.

9.13 Alkoholfreier Kinder-Punsch

Was braucht man(n)?
* 1 Liter Wasser
* 1 frische Ingwerwurzel
* 2 Sternanis
* 2 unbehandelte Orangen
* Schalen von 2 Äpfel
* 2 EL Honig

Das Wasser im Wasserkocher oder Topf aufkochen. Die Ingwerwurzel in dünne Scheiben schneiden und zusammen mit dem Sternanis in eine Kanne geben. Mit dem Wasser übergießen und 15 Minuten ziehen lassen.

Die Ziehzeit hängt davon ab, wie intensiv der Geschmack werden soll und wie scharf der Ingwer ist.

Inzwischen die Äpfel schälen. 1 Orange auspressen, die andere Orange in Scheiben schneiden. Apfelschalen, Orangensaft und Orangenscheiben in eine Teekanne legen.

Das Ingwerwasser abseihen und in die Teekanne gießen. Nach Geschmack mit 2 EL Honig süßen. Möglichst heiß trinken.

9.14 Heißer Hessischer Apfelwein

Was braucht man(n)?

* 1 Liter Bio-Apfelwein
* 125 ml Wasser
* 100 g Zucker
* 3 Gewürznelke(n)
* 2 Zitrone(n), Scheiben, unbehandelt

Den Zucker und die Gewürze mit dem Wasser aufkochen und 30 Minuten ziehen lassen. Flüssigkeit durch ein Sieb in den Apfelwein gießen und alles zusammen vorsichtig bis kurz vor dem Siedepunkt erhitzen.

9.15 Schwarzwälder Honig-Holunder Tee

Was braucht man(n)?

* 1 Liter Wasser
* 2 EL Schwarzwälder Tannenhonig
* 1 EL Schwarzwälder Holunderblüten
* Saft einer Zitrone

Das Wasser kochen, Tannenhonig dazugeben, Holunderblüten mit dem kochenden Wasser übergießen und den Saft von einer Zitrone dazugeben. Ziehen lassen.

Ein Tee für gesunde und kranke Tage!

Weitere leckere und gesunde Tees nachfolgend in der kleinen Teekunde.

9.16 Moscow Mule mit frischen Ingwer

Was braucht man(n)?

* 4–5 Limetten
* 8 cl Wodka
* Eiswürfel
* ½ Liter gut gekühltes Ingwer-Bier
* Frischen Ingwer

Die Limetten in einem Gefäß auspressen und ca. 100 ml Saft abmessen. In das Gefäß mit Limettensaft 8 cl Wodka (oder Gin oder Whisky) mischen. 3–4 dünn geschnittene Scheibchen frischen Ingwer dazu geben.

Je 2 Eiswürfel in 4 Kupferbecher geben, Wodkamix/Ginmix/Whiskymix zu geben. den Mule mit Limettenscheibe oder – sehr sportlich – mit Ingwerscheibe servieren. Prost!

Übrigens: Wenn Sie schon wieder so weit sind, sich an einen Cocktail zu machen, ist Licht am Ende des Tunnels Ihres Männerschnupfens sichtbar!

10

Kleine Teekunde

Unser ausschließlicher Dank geht für dieses Kapitel an www.das-tee-magazin.de, welches uns die Erlaubnis erteilte, nachfolgende Teerezepte für den Männerschnupfen zu verwenden.

Unser ausschließlicher Dank geht für dieses Kapitel an www.das-tee-magazin.de, welches uns die Erlaubnis erteilte, nachfolgende Teerezepte für den Männerschnupfen zu verwenden.

10.1 Salbeitee bei Entzündungen im Mund und Rachenraum

Wird Salbei als Tee angewendet, dann wirkt entzündungshemmend und schweißhemmend. Salbeitee wirkt beruhigend auf den Magen und den Darm. Die dafür unterstützenden Eigenschaften findet man in den Bitterstoffen vom Salbeitee.

© Springer Fachmedien Wiesbaden GmbH, ein Teil von Springer Nature 2020
P. Buchenau et al., *Männerschnupfen*,
https://doi.org/10.1007/978-3-658-28638-5_10

Bei Entzündungen im Mund und Rachenraum, oder bei entzündetem Zahnfleisch, aufgrund von Erkältungen, sind Spülungen mit Salbei sehr wirksam. Dazu kann man Salbeitee verwenden. Für die Zubereitung nimmt man:

* Zwei Teelöffel getrocknete Salbeiblätter
* Eine Tasse mit kochendem Wasser

Die Salbeiblätter mit dem kochenden Wasser übergießen. Danach lässt man den Tee für zehn Minuten ziehen. Anschließend wir der Salbeitee abgegossen. Es wird empfohlen zweimal am Tag mit dem Salbeitee zu gurgeln. Wer es eilig hat, kann auch Salbeiteebeutel aus der Apotheke, dem Reformhaus oder der Drogerie nehmen.

10.2 Ingwer-Tee hemmt Entzündungen

Die Ingwer-Wurzel enthält ätherische Öle und Gingerol, das dem Ingwer einen scharfen Geschmack verleiht. Aus der Ingwer Wurzel zubereiteter Ingwer Tee werden entzündungshemmende und anregende Effekte auf den Magensaft, die Speichelbildung und Gallenbildung zugesprochen. Ingwer-Tee wirkt auch gegen Übelkeit und Erbrechen. In der Traditionellen Chinesischen Medizin wird Ingwer zur Behandlung von Rheuma, Muskelschmerzen und Erkältungen verordnet.

Äußerlich angewandt hat Ingwer eine reizlindernde Wirkung insbesondere im Bereich von Schleimhäuten und Hautwunden.

Der Ingwer-Tee wird aus der Ingwer-Knolle hergestellt. Für die Zubereitung von Ingwer-Tee geht man wie folgt vor:

* Man schneidet ein 2 bis 5 cm langes Stück Ingwer ab und zerkleinert den Ingwer

* Die dünnen Ingwerscheiben werden mit einem Liter heißem Wasser aufgegossen
* Dann lässt man den Ingwer-Tee für 5 bis 10 Minuten ziehen
* Anschließend wird der Tee gefiltert

Den Ingwer-Tee können Sie warm oder kalt genießen. Je mehr Ingwer Sie verwenden, umso stärker wird der Ingwer-Tee. Sie können den Ingwer-Tee auch mit Honig, Ahornsirup oder Zucker genießen. Probieren Sie einfach aus, was Ihnen am besten schmeckt.

10.3 Kamillentee

Die Kamille ist eine einjährige Pflanze, die auf Äckern, an Wegrändern und in Gärten wächst. Sie hat einen bis zu dreißig Zentimeter hohen Stängel, der sich in viele Äste verteilt. Trägt doppelt gefiederte Blätter mit zarten, dünnen Spitzen. Auf einem hohlen Blütenstiel sitzen weiße Scheiben und gelbe Strahlenblüten. Die Hauptblütezeit ist von Mai bis September. In dieser Zeit wird auch geerntet. Bei der Kamille werden nur die Blüten für den Naturtee verwendet.

Die Wirkungen von Kamillentee sind vielfältig. Er wirkt krampfstillend, entzündungshemmend, beruhigend, austrocknend und wundheilend. Er wir von Kindern und Erwachsenen gleich gut vertragen. Er wird sehr oft bei Problemen im Magen und Darmbereich angewendet. Aber auch bei Bauchschmerzen und bei Blähungen ist der Kamillentee sehr wirksam.

Eine Tasse Kamillentee hat eine beruhigende Wirkung. Durch die harntreibende Wirkung werden Schadstoffe aus dem Körper ausgeschieden und das Blut gereinigt. Er wirkt auch beruhigend auf die Nerven.

Die Kamille ist ein ätherisches Öl, dessen Hauptbestandteil zum Gegensatz zu anderen (meist farblosen Pflanzenölen) blau ist. Das Öl der Kamille enthält Terpene und Flavonoide, die für ihre heilsame Wirkung entscheidend sind. Das ätherische Öl der Kamille wirkt krampflösend und entzündungshemmend und stärkt nebenbei noch die Abwehrkräfte des Organismus.

Bei Erkältungskrankheiten wird das Immunsystem durch Kamillentee aktiviert und lindert dadurch die Entzündungen der Atemwege. Der Tee wirkt antibakteriell, entzündungshemmend und beruhigt.

Kamillentee sollten Sie bei Schnupfen, Husten, Halsschmerzen und Entzündungen der Nebenhöhle. Bei Erkältungskrankheiten sollten Sie den Kamillentee mit Honig zu sich nehmen. Das ist besonders bei Erkrankungen der Bronchien und bei Husten sehr wirksam. Die Zubereitung:

- 2 Teelöffel getrocknete Kamillenblüten
- 1 Tasse kochendes Wasser
- Die Kamillenblüten mit dem kochenden Wasser übergießen
- 5–10 Minuten ziehen lassen und danach abseihen

Es wird empfohlen, täglich mehrere Tassen des Tees zu trinken.

10.4 Der Apfel-Tee

Die Rinde des Apfel Baumes ist anregend und senkt das Fieber. Sie ist ein vollwertiger Ersatz für Chinin. Die Blüten, Blätter und die Knospen des Apfelbaumes wirken stark harntreibend. Im Frühling kann man auch die Blüten, die Blätter und die Knospen pflücken und trocknen. Pflücken Sie nur gut gereifte Äpfel.

Der Apfel ist nicht nur wegen seines guten Geschmacks beliebt, es gibt ihn von sauer bis süß und noch viele andere erdenkliche Varianten, sondern auch wegen seiner sehr geschätzten gesundheitlichen Wirkung.

Ein englisches Sprichwort sagt: „An apple a day keeps the doctor away" (Ein Apfel pro Tag hält den Arzt fern). Abends vor dem Schlafengehen einen guten Apfel essen und der Schlaf kommt schneller. Der Apfel ist reich an Vitaminen und Mineralien. Der Apfel enthält sowohl die Vitamine A, B, und C, als auch die Mineralstoffe Kalzium und vor allem Kalium. Zudem findet man im Apfel und auch in seiner Schale Pektin und Fruchtsäure.

Für den Apfeltee verwendet man hauptsächlich getrocknete Fruchtstückchen und die Apfel Schalen, wobei ein säuerlicher Apfel bevorzugt werden sollte. So hilft der Apfel Tee auch bei Erkältungen sowie Hals und Bronchialkatarrh. Für die Zubereitung nehmen Sie bitte:

* Einen kleinen säuerlichen Apfel
* 250 ml kochendes Wasser
* Scheiden Sie den Apfel in dünne Scheiben
* Übergießen Sie dann die Apfelscheiben mit dem kochenden Wasser

Den Tee sollten Sie etwa 20 Minuten ziehen lassen, danach abgießen und mit etwas Honig süßen. Trinken sie zwei bis drei Tassen täglich.

10.5 Anis-Tee – bei Erkrankung der Atemwege

In der chinesischen und indischen Medizin ist der Anis eine alte wohlvertraute Pflanze. Die Anisfrüchte werden von Juli bis September geerntet. Die Körner werden getrocknet und anschließend gedroschen. Daraus ergibt sich ein Pulver, der Anis Tee. In dem Hauptbestandteil der Anisfrüchte wurde ein ätherisches Öl gefunden, das nachweislich das Trans-Anethol, Estragol und Anisaldehyd enthält.

Anis gehört zu der Familie der Doldengewächse und hat weiße oder rosa Blüten. Beheimatet ist er vermutlich im Mittelmeerraum und in Westasien. Der Anis hat einen gerillten Stängel und trägt verschiedene Blattarten. Die unteren Blätter sind gerundet und zeigen drei herzförmige Teilungen, deren wiederum drei bis fünf Teilungen folgen. Die zu lockeren Dolden angeordneten Blüten bilden kleine, eiförmige Früchte, in denen zwei haarige Körner liegen. Diese zwei Körner sind sehr wichtig, denn an dem typischen Duft den die Pflanze ausströmt, erkennt man den Anis.

Dieses ätherische Öl wirkt schleimlösend und entkrampfend. Die Früchte des Anis regen eigentlich alle Körperfunktionen an. Sie unterstützen die Herztätigkeit und verstärken die Abwehrkräfte des Organismus gegen Infektionskrankheiten. Anis wird besonders zur Anregung der Verdauung und gegen Verdauungsstörungen, wie Migräne, bei Schwindel und blähenden Koliken empfohlen. Auch wirkt der Anis ausgezeichnet bei Husten und Asthma, bei Bronchitis und schlechtem Blutkreislauf. Erkrankungen der Atemwege bereite man Anis-Tee wie folgt zu.

* Man nehme einen halben Esslöffel zerstoßenen Anis-Früchte (das sind ca. 1,5 Gramm)
* Eine Tasse kochendes Wasser
* Die Früchte werden erst kurz vor dem Gebrauch zerstoßen
* Übergießt die zerstoßenen Früchte mit dem kochenden Wasser
* Den Tee lässt man anschließend für zehn bis fünfzehn Minuten zugedeckt ziehen
* Den Anis-Tee dann abseihen

Bei akuten Beschwerden der Atemwege sollten Sie täglich zwei Tassen von dem Anistee trinken (so die allgemeine Empfehlung)

10.6   Cistus Tee – Heilkraft für Körper und Seele

Die Cistus Incanus ist eine Pflanze, die vor allem in Süd-Europa zu finden ist. Im gesamten Mittelmeerraum ist sie zu Hause und wächst vor allem auf den Böden, wo ein starker Magnesiumgehalt zu finden ist sie ist eine wild wachsende Pflanze, die im Jahre 1999 zur Pflanze des Jahres ernannt wurde und gerade besonders gut auf der Halbinsel Chalkidiki von Griechenland wächst. Dies ist kein Wunder, denn dort ist die sonnenreichste Region vorzufinden. Die Griechen haben schon in der Antike auf diese Pflanze gesetzt! Cistus-Tee hat mehr Polyphenolgehalt als grüner Tee und hat somit auch viel zu bieten.

Die Cistrose bringt den wunderbaren Tee zustande. Sie ist eine sehr alte Heilpflanze, ein immergrüner Strauch. Er blüht im Sommer und zeigt dann rosafarbene Blüten, die etwas knittrig aussehen. Die Cistus Incanus gehört zu der Familie der Malvengewächse. Da die Pflanze recht langsam wächst, kann sich der Wirkstoff besser aufbauen. Der Tee ist auch leicht herzustellen, denn da alle Pflanzenteile, Stiele, Blüten und Blätter gesammelt und getrocknet werden, ist die Arbeit sehr leicht.

Der hohe Polyphenolgehalt des Tees hat eine gute Wirkung auf den Körper. Das Immunsystem wird gestärkt und so manche Infektion von vornherein abgeblockt. Gerade im Winter kann man sich so vor Erkältungen und Grippe schützen. Freie Radikale werden neutralisiert, die für viele Krankheiten und ihre Entstehung verantwortlich sind. Natürlich wirkt dies auch gegen vorzeitiges Altern.

Mit Cistus Incanus wurde geforscht und das sogar an der Charité in Berlin. Die Ergebnisse sprechen für sich und den Tee, denn die Inhaltsstoffe können das Wachstum von Viren aller Art verhindern. Der Tee schützt nicht nur das Immunsystem, sondern auch die Haut und das Herz. Er soll sogar die Knochendichte erhöhen und wird auch bei Darmkrebs eingesetzt. Weiterhin hilft er Frauen bei Menstruationsbeschwerden und kann auch bei Mundgeruch genutzt werden. Der Tee hilft weiterhin bei Ekzemen, Geschwüren und Allergien! Die Zubereitung von Cistus-Tee ist wie folgt:

* 2 Teelöffel von dem Kraut in eine Tasse geben
* Mit kochendem Wasser übergießen
* 5 Minuten ziehen lassen

Schon kann man einen perfekten Tee genießen, der so viel für die Gesundheit tut.

10.7 Hopfentee

Hopfen gehört zur Familie der Hanfgewächse und ist eine uralte Kulturpflanze. Die rechtswindenden, durch Klimmhaare rauen Stängel treiben jedes Jahr aus einem Wurzelstock neu aus. Sie erreichen eine Höhe von bis zu zwölf Metern. An ihnen wachsen drei- bis fünflappige Blätter, die sich jeweils zu zweit gegenüberstehen und durch viele kleine Borsten sehr rau sind.

Der Hopfen ist zweihäusig, das heißt es gibt männliche und weibliche Exemplare der Pflanze. Sowohl für die Brauindustrie als auch für den arzneilichen Gebrauch sind jedoch nur die Blüten der weiblichen Pflanzen von Nutzen. Die großen überlappenden Tragblätter der Blüten sind überzogen mit orangegelben Drüsen in denen die arznei-lich genutzten Inhaltsstoffe enthalten sind.

In den Hopfenzapfen sind 15 bis 30 % Harz enthalten, darunter die instabilen Bitterstoffe wie Humulon und Lupulon. Diese sind vermutlich für die beruhigende Wirkung der Pflanze verantwortlich. Weitere wirksamkeitsmitbe-stimmende Inhaltsstoffe sind Proanthocyanidine, Phenol-säuren, Flavonoide und geringe Mengen ätherisches Öl. Die Hopfen-Wirkung ist nachweislich beruhigend und schlaffördernd. Damit wurde die Pflanze arzneilich zur Behandlung von Schlafstörungen, Angstzuständen und Unruhe anerkannt. Und bekanntlich weiß die Wissenschaft auch, dass Schlaf zur Genesung eines Körpers massiv beiträgt.

Andere Studien konnten antibakterielle, appetitanregende, magensaftanregende, krebshemmende und östrogenähnliche Wirkungen für Hopfen belegen. Diese Ergebnisse und langjährige Erfahrungen lassen die Vermutung zu, dass die Heilpflanze in der Behandlung von Appetit-losigkeit, Magenbeschwerden, Reizblase und nächtlichem Einnässen positiv wirkt.

Wer an nervöser Unruhe oder Schlafstörungen leidet, kann Hopfen in Form von Tee oder Fertigarzneimitteln (wie Hopfentabletten) einnehmen. Den Tee setzen Sie mit einem Teelöffel zerkleinerten, getrockneten Hopfenzapfen und einer Tasse kochendem Wasser an. Zehn Minuten später werden die Pflanzenteile abgeseiht. Trinken Sie mittags und abends jeweils eine Tasse – das beruhigt. Kombinationen mit weiteren beruhigend wirkenden Pflanzen wie Baldrianwurzel, Melissenblättern oder Passionsblume sind sinn-voll.

Durch Männerschnupfen hervorgerufene nervöse Unruhezustände oder Schlafstörungen, bessern sich auch durch Vollbäder. Dazu werden 20 Gramm Hopfen mit etwa

400 Milliliter heißem Wasser übergossen. Nach zehnminü-tigem Ziehen seihen Sie die Pflanzenteile ab und geben den Sud dem Vollbad zu. Die Kombination mit weiteren beru-higend wirkenden Pflanzen ist auch hier zu empfehlen. Wer eine halbe Stunde vor dem Schlafengehen für 20 Minuten darin badet, kann die Nacht gut durchschlafen. Diese Er-kenntnis ist ein Durchbruch in der Wissenschaft, denn wer gut schläft, schnarcht weniger. Dieses kommt dann den leidgeplagten Partnern, von Männerschnupfen befallenen Patienten, in der Nacht zu Gute.

Bei Schlafstörungen helfen auch Hopfenkissen: Geben Sie dazu 500 Gramm getrocknete Hopfenzapfen in eine Kissenhülle und legen Sie den Männerschnupfen geplagten Patienten ins Bett. Nach etwa einer Woche muss die Fül-lung erneuert werden.

Ein weiterer Vorteil: es sind keine Nebenwirkungen für die Einnahme von Hopfen bekannt. Was Sie bei der An-wendung von Hopfen aber dennoch beachten sollten. Möglicherweise beeinträchtigt Hopfen die Fahrtüchtigkeit. Lassen Sie daher bevorzugt das Auto nach der Einnahme stehen. Hopfentee ist unter anderem umgangssprachlich auch als Bier bekannt.

11

Nachwort – Männerschnupfen versus Frauenleiden

> **Tipp**
>
> Er kam plötzlich, unerwartet, natürlich völlig unerklärlich, aus heiterem Himmel und immer mitten in der Nacht. Er weckte mich aus meinem tiefen Schlaf. Anfangs war es ein sehr starker Schmerz, mehr als ein Mann, also ein Kerl wie du und ich, eigentlich aushalten kann. Dieser Schmerz kam aus der Tiefe der Brust: ein Husten, trocken, kratzend. Dazu der Hals: rot, entzündet, Schmerz pur. Sie wissen, was ich meine …
>
> Und was macht meine Lebensgefährtin? – Sie schläft ruhig und selig weiter! Sie rührt sich nicht mal. Neben Ihr liegen die Katzen und schnurren leise oder ist es das zarte Schnarchen meiner Lebensgefährtin? Auf Grund der Ohrenschmerzen und des verstopften Gehörgangs nehme ich das Geräusch nur undeutlich wahr. Aber wie im Buch bis jetzt beschrieben, stehe ich am Rand einer schwerwiegenden Erkrankung und mache mir erste Gedanken über mein Testament. Und meine Lebensgefährtin? Sie schläft, das ist unglaublich und egoistisch! Die Welt ist einfach ungerecht. Bei Männerschnupfen lächeln die Frauen nur, werden sogar sarkastisch und machen derbe Witze. Aber beim weiblichen

Synonym Frauenleiden, da müssen wir Männer absolutes Verständnis zeigen.

„Frauenleiden" kennt eigentlich jeder Mann. Diese sind allgegenwärtig, kommen in der Regel alle 4 Wochen, sind aber immer etwas unspezifisch und vor allem auch nicht kalkulierbar. Aber wir Männer, so die Frauen, müssen selbstverständlich eine ungefähre Vorstellung davon haben, was sich hinter Frauenleiden verbergen könnte. Ich habe sogar gehört, dass es schon Volkshochschulkurse zum Thema Frauenleiden für Männer gibt.

Frauen verlangen bei Frauenleiden von uns Männern absolutes Verständnis, so die erste Lektion in der Volkshochschule. Aber warum nicht gleiches Recht für allen? Warum dürfen wir Männer bei Männerschnupfen kein Verständnis und Mitgefühl fordern?

Pflicht des Mannes ist, gemäß der Kursunterlagen der Volkshochschule, darauf einzugehen, ein bekümmertes Gesicht zu zeigen, Mitgefühl versprühen und sich liebevoll zu erkundigen, was man als Mann alles tun könne. Alles natürlich in der Hoffnung, dass sich das Problem Frauenleiden möglichst schnell, möglichst von alleine lösen wird.

Aber für mich als Mann immer wieder die große Frage: Wozu sind eigentlich ihre beste Freundinnen? Mit ihnen bespricht sie doch sonst auch am Telefon stundenlang, und das beinahe täglich, alles. Angefangen von Liebschaften, Affären, Klatsch und Tratsch aber auch deren neueste Diagnosen, und diese so im Details, das es mir als Mann jeden Appetit verdirbt. Daher flüchte ich bei diesen Telefonaten immer in mein Büro. Wo sind in solchen Fällen diese Freundinnen?

Aber vor allem: Es ist nun 4 Uhr nachts, wen könnte ich eigentlich anrufen? Niemand, denn meine Freunde würden mir um diese Uhrzeit im wahrsten Sinne des Wortes etwas Husten. Auch meine Lebensgefährtin kann ich nicht anrufen, Niemand, denn Sie schläft ja!

Warum gibt es eigentlich den Begriff „Männerleiden" nicht? Fragt man Dr. Google dann sind es meist sarkastische und humoristische Einträge, die man mit ganz wenigen Ausnahmen im Netz dazu entdeckt. Ich kann mir das deshalb nur so vorstellen weil wir nie an etwas Unspezifischem leiden! Und für dieses Unspezifische gibt es im Internet 134.000 Ergebnisse in 0,3 Sekunden. Sie erinnern sich, bei Männerschnupfen waren es nur 19.300 Ereignisse in der ungefähr gleichen Suchzeit.

Was Männer, Kerle wie du und ich haben, ist aber nichts Unspezifisches. Das sind echte schlimme Leiden: echte Kopfschmerzen, echte Muskelschmerzen, echten fürchterlichen Ischias, echte unerträgliche Halsschmerzen oder was am schlimmsten ist, eine echt starke Erkältung, und wenn es noch schlimmer als schlimm sein sollte, eine echt schlimme Männergrippe.

Eine echt schlimme Männergrippe, wie sie nur ein Mann, ein Kerl wie du und ich, haben kann. Auf jeden Fall eine Krankheit, die bei nicht rechtzeitiger Behandlung durchaus tödlich verlaufen kann, wie die schon mehrfach in diesem Buch erwähnte Studie der Universität Bonn bestätigt.

Aber im Gegensatz zu den Frauen würde kein Mann, also Kerle wie du und ich, seinen besten Freund anrufen. Auch hier haben wir im Gegensatz zu den Frauen nur einen besten Freund. Wir würden ihm nicht diesen bemitleidenswerten lebensbedrohlichen Zustand der Männergrippe schildern. Männer, also Kerle wie du und ich, leiden still und verschwiegen. Ab und an kommt von Männern, also Kerle wie du und ich, höchstens ein gehauchtes „… ist alles nicht so schlimm!" über die Lippen.

Auch wir Männer, also Kerle wie du und ich weinen mal und natürlich machen wir uns Sorgen. So zum Beispiel ob die letzte Grippeschutzimpfung von vorletztem Jahr eigentlich noch einen Schutz darstellt, ob überhaupt der um die Ecke wohnende Hausarzt die richtige Adresse ist? Oh, ich mag mich erinnern, der liegt ja auch mit Männerschnupfen im Bett und hat eine Ärztin als Vertretung. Ob es doch daher gleich besser wäre doch lieber den Chefarzt aus der Privatklinik „Männerglück" zu konsultieren?

Nein, das alles und noch viel mehr – hier fällt mir spontan das Lied von Rio Reiser ein – all das behalten wir Männer und ich wiederhole mich, Kerle wie du und ich, für uns. Wir wollen unseren Frauen und Lebensgefährtinnen eben nicht zur Last fallen. Männer leiden, wie gesagt, still! Und nur wenn die Frau empfindsam und emphatisch genug ist, kann sie unseren schlimmen Zustand von unserer betrübten eisernen Miene ablesen. Und die unempfindsamen, verständnislosen und die an Empathie Mangel leidenden Frauen fragen einfach mit hochgezogenen Augenbrauen: „Männerschupfen?"

Frauen reagieren in der Regel auf Männerschnupfen mit absolutem Unverständnis und mit einer Portion Robustheit und Abgeklärtheit, die wir Männer den weiblichen Geschöpfen nie zugetraut hätten. Aussagen wie:

„Es sei doch alles nicht so schlimm",

„Es sei nur eine Erkältung",

„Einen Arzt müsse man dafür nicht bemühen",

oder „Willst du deswegen im Bett bleiben?" gehören zu den Standardantworten der Frauen. So als ob, Sie dieses einstudiert hätten.

„Stell dich nicht so an. Daran stirbt man nicht! Ist doch nur ein Männerschnupfen und solange du kein Fieber hast, nicht einmal eine Männergrippe!" Möglich, daran stirbt ein Mann vielleicht nicht und ich betone das Wort vielleicht. Das obwohl doch die Universität Bonn festgestellt hat, dass ein Männerschnupfen durchaus tödlich verlaufen kann. Aber alleine diese Aussage der Frauen ist doch Ironie und Sarkasmus pur. Wir als Männer, würden uns nie getrauen, solche Aussagen zu tätigen, falls unserer Frauen wieder mal von Frauenleiden betroffen sind.

Nun aber, der Mann, also ein Kerl wie du und ich, verzweifelt bei den Aussagen der Frauen. Hier geht um mich! Um den Stammhalter der Familie. Um den Hausherren. Um das einzige Leben, das ich habe!

Die Hausapotheke befindet sich im unteren Stockwerk im Vorratsraum. Jeder Mann, der an Männerschnupfen litt und diesen überlebt hat, weiß wie mühevoll und beschwerlich das Treppensteigen mit Gliederschmerzen ist. Sollte ich diese Männerschnupfenattacke überleben, werde ich die Hausapotheke ins Obergeschoss in die Nähe des Schlafraumes verlegen.

Doch was hilft mir all das jetzt, morgens um halb fünf? Nichts, rein gar nichts. Es bleibt mir wohl nichts anderes übrig, als schwerfällig mich aus dem Bett zu bewegen, also selbst ohne fremde Hilfe aufzustehen und nach den richtigen Medikamenten zu suchen. Zum Glück ist ja meine Lebensgefährtin vom Fach und somit ist die Hausapotheke immer gut bestückt. Aber was machen eigentlich die anderen Männer? Männer, die nicht mit einer Ärztin, Apothekerin oder medizinischen Fachangestellten zusammen leben? Ich mag mir diese Qualen gar nicht vor vorstellen, dass ist Überlebenskampf pur, am Rande des Wahnsinns.

Zuerst 20 Tropfen Naturheilmittel (Marken, dürfen wir ja hier nicht nennen) zur Stärkung der Immunabwehr. Jetzt noch eine Tablette mit Acetylsalicylsäure (Aspirin, darf ich ja nicht schreiben) zur Fiebersenkung und Abrundung der Generalsanierung. Aber natürlich mit reichlich Vitamin C.

Danach 10 Tropfen gegen den Reizhusten, damit dieser nicht in eine Lungenentzündung oder gar Tuberkulose umschlägt. Anschließend dreimal Gurgeln mit einer eklig schmeckenden roten Flüssigkeit gegen die Halsschmerzen, die sich ansonsten zu einer bösartigen eitrigen Angina und Mandelentzündung entwickeln könnten. Dann verreibe ich noch Balsam, der penetrant nach Kamille und ätherische Öle stinkt, auf meiner Brust. Dieser lässt mir die Möglichkeit zum Atmen, abwechseln durch das linke oder rechte Nasenloch. Abschließend noch eine Pipette mit Nasentropfen, die mir von der Nase unangenehm direkt in den Rachen laufen. Eigentlich wollte ich noch inhalieren, doch nun verlassen mich meine Kräfte. Diese Tätigkeit werde ich nach dem Aufstehen an meine Lebensgefährtin delegieren. Dann schleiche ich mich krank, Schritt für Schritt, schwerfällig, matt und total außer Atem wieder die Treppe hinauf ins Schlafzimmer. Und was muss ich leise hören?

„Mach doch endlich das Licht aus und leg' dich wieder hin!"

Gesagt, getan. Ich huste, keuche, schniefe, friere, fiebere, kurzum ich leide! Es kommt in mir die Frage auf, ob je eine Frau sich je so krank fühlen kann? Nach harter Analyse lautet meine Diagnose: Nein! Das kann nur ein Mann, ein echter Kerl wie du und ich! Ein Männerschnupfen oder gar eine Männergrippe ist mehr als nur ein vorübergehender geringer kurzzeitiger Erkältungsinfekt, wie ihn vielleicht Frauen ab und zu bekommen. Ein Männerschnupfen in seiner schlimmsten Ausbreitung ist mehr! Das ist eine Nahtoderfahrung.

Doch warum leiden wir Männer so extrem bei Männerschupfen. Die Antwort liegt in unserer Evolution begründet. Wenn sich ein Mann vor 100.000 Jahren eine Erkältung zugezogen hatte, dann konnte er unmöglich an der bevorstehenden Jagd teilnehmen.

Auf der einen Seite wäre dieser Mann in seinem geschwächten Zustand leichte Beute für jeden Säbelzahntiger gewesen und auf der anderen Seite, bedingt durch einen Nieser in der falschen Situation, wären das Wild aufgeschreckt worden und flüchtete. Die Jagd schied unweigerlich aus. Somit war es höchste Priorität des Mannes, der ja für die Versorgung seiner Familie zuständig war, so schnell wie möglich wieder gesund zu werden. Medikamente gab es zu dieser Zeit noch nicht. Also blieb dem Mann nichts anderes übrig, als sich ausruhend und schlafend in der sicheren Höhle aufzuhalten. Seine Lebensgefährtin pflegte ihn über Tage und Wochen bis zur vollständigen Genesung. Diese Bild hat sich in den letzten Jahren erheblich verändert.

Der Wecker klingelt. Es ist kurz nach sechs. Ich fühle mich überraschend gut. Keine Halsschmerzen, keine Gliederschmerzen, alles scheint gut zu sein. Ich muss wohl geträumt haben. Neben mir ertönt eine wehleidig klagende, verschnupfte Stimme:

„Schatz, mach bitte das Licht aus und sei bitte leise, wenn du aufstehst. Mir dröhnt der Kopf, ich habe Gliederschmerzen. Rufst du bitte im Geschäft an, dass ich krank bin und heute nicht zur Arbeit komme. Wahrscheinlich habe ich mir eine fette Erkältung eingefahren."

Es gibt doch noch Gerechtigkeit auf dieser Welt.

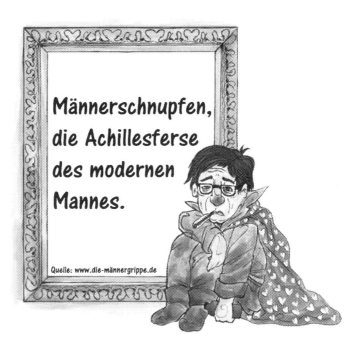

Männerschnupfen, die Achillesferse des modernen Mannes.

Quelle: www.die-männergrippe.de

12

Auszüge aus der Männerschnupfen-Comedy-Show

12.1 Szene „Männerschnupfen Wissenswertes!"

Vortrag Peter (Speaker, im Anzug)
Herzlich Willkommen zum Weltschnupfenforum!

Mein Name ist Peter Buchenau und ich darf Ihnen heute etwas über Schnupfen erzählen. Es gibt über 200 verschiedene Schnupfenarten. Aber heute geht es nur um einen Schnupfen, den gefährlichsten, *hinterhältigsten und schmerzhaftesten Schnupfen der Welt – den Männerschnupfen.*

Hier im Saal haben bestimmt schon einige Herren diesen Schnupfen erlebt. Manche bestimmt auch überlebt.

Und ja richtig; Männer, also echte Kerle wie Sie und ich wissen, die Geburtswehen einer Frau kommen nicht annähernd an die Schmerzen heran, die ein Mann bei einem Schnupfen durchlebt.

Die Erfahrung zeigt, Frauen lachen über Männerschnupfen und schütteln verständnislos den Kopf, aber das stimmt

© Springer Fachmedien Wiesbaden GmbH, ein Teil von
Springer Nature 2020
P. Buchenau et al., *Männerschnupfen*,
https://doi.org/10.1007/978-3-658-28638-5_12

wirklich. Männliche Forscher der US-amerikanischen Akademie der Wissenschaften haben in einer Studie im Jahr 2011 festgestellt, dass das Schmerzempfinden abhängig ist vom Hormon Testosteron.

Und wer hat mehr Testosteron? Natürlich der Mann. Ausgenommen russische Hochleistungssportlerinnen. Also je stärker der Mann, desto mehr Testosteron und umso größer das Aua.

Weiteres Wissenswertes: Die Nase produziert während eines Schnupfens bis zu 85 Gramm Schleim pro Tag. Das ist fast die Hälfte eines normalen Nutella-Glases.

Und wussten Sie, dass pro Nieser bis zu 1 Million Tröpfchen Sekret mit 300 Stundenkilometer die Nase verlassen und dass jedes dieser Tröpfchen bis zu 1000 Viren beinhalten kann?

Meine Damen, meine Herren, Sie sehen also. Ein einziger Nieser kann den ganzen Saal infizieren.

Haben Sie schon einmal etwas vom „Leisure-Sickness-Symptom" gehört? Unter der Woche haben wir keine Zeit zum Krankwerden. Aber wehe, wenn wir am Wochenende nach Hause kommen oder in den Urlaub fahren wollen. Dann sind wir zuerst einmal krank. Das haben Sie scher alle schon mal erlebt?

Und zuerst – trifft es immer – den Riechkolben. Hier hat alles seinen Anfang. Selbst die Weltliteratur hat sich bereits mit diesem Thema beschäftigt: man denke nur an Meisterwerke wie Hamlet – Niesen oder Nicht-Niesen oder den Weltbesteller Fifty Shades of Schleim …

Frauen nehmen Männerschnupfen ja nicht ernst. Aber Statistiken belegen es: es gibt ihn wirklich. Wir wollen das gleich mal live prüfen.

So habe ich im Internet recherchiert und gefunden, wie gefährlich Männerschnupfen ist und man kann tatsächlich daran sterben.

Eine Studie ergab, dass jedes Jahr rund 0,000015 % der deutschen Männer an Männerschnupfen sterben.

Tja, nun ist es offiziell, meine Damen und Herren: Die Zahlen sind erschreckend. Männerschnupfen kann tödlich sein!

12.2 Szene „Szenario der Leidenschaft"

Intermezzo Leber
Aber Hallo!

Sagt mal, das hat er mir gar nicht gesagt, dass heute Organversammlung ist. Und schau mal da, so schön …. – So viele schöönee Innereien und dort hinten, sogar ein Blinddarm. Und wer hockt denn hier? Du bist die schönste Schilddrüse, die mir je begegnet ist!

Entschuldigung, wie unhöflich von mir. Ich habe mich ja gar nicht vorgestellt.

Guten Tag erstmal. Ich bin's, die Leber vom Peter. Ja, der wo hier im Stück die Hauptrolle spielt. Das dürft ihr dem aber nicht erzählen, dass ich jetzt hier auf der Bühne war. Der Peter will nämlich nicht, dass ich mitspiele. Der hat gesagt, das Stück ist nix für beleidigte Lebern. Weil hier geht anscheinend um eine große, laufende Nase.

Alle sehen die Nase – klar – aber wer applaudiert bitteschön mir, der Leber?

Aber das prophezei ich euch: Das wird sich eines Tages ändern. Eines Tages, kommt die Zeit, in der ich als Leber im Rampenlicht steh!

Oh Schreck, ich glaub jetzt kommt er, der Peter. Ich muss fort! Bis später vielleicht oder auch nicht! Und pssssst, gell, verratet mich nicht! Nix sagen!

Peter: Wenn Gloria mich so sieht, dann wird sie mich sicher gleich verwöhnen wollen. Sie wird mir ein Hühnersüppchen kochen, ein Bettfläschchen machen, mich umsorgen, mir die kühle Hand auf die fiebrige Stirn legen, mich sanft anlächeln wie Klaus Kinski und wir sehen zusammen meinen Lieblingsfilm: „Der eingebildete Patient". Gloria ist ja nie krank. Sie ist ein weibliches Prachtexemplar mit einer so starken Abwehr, dass der lokale Fussballclub nur davon träumen kann …

Gloria: Hallooooooo! Jemand zu Hause? Oh, war das genial! Du, ich war ja mit der Susi verabredet, aber die kam ja wie immer zu spät. Normalerweise ärgert mich das ja. Aber dieses Mal nicht, denn ich hab ein neues Café entdeckt – und stell dir vor, die hatten Petit Four – ich liebe Petit Four!!

Peter: Der Hals kratzt wie Schmirgelpapier, die Lunge ist schier am Zerbersten, im Kopf fliegen Hubschrauber, ich rieche nichts mehr. Ich habe nasale Impotenz. Schau mal: Ich habe schlimmes Fieber ….

Gloria: 37,2 …….

Gloria : Oh nee … Musst Du denn ausgerechnet jetzt krank werden?! Das versaut uns ja das ganze Wochenende … Ich habe so viel mit dir vor! Und jetzt machst wegen so einem banalen Schnupfen schlapp!

Peter: Banal? Gloria! Hier geht's um mein Leben. Öffnest du bitte die Jalousien, ich möchte noch ein letztes Mal die Sonne sehen!

Gloria: Wenn es dir so schlecht geht, warum gehst du dann nicht schleunigst zum Arzt?

Peter: Zum Arzt gehen?! Dann könnte ich mich ja genauso gut nackt auf den Marktplatz stellen … Erinnerst du dich, das letzte Mal, als ich beim Arzt war, war die Nachbarin und Freundin von Susi auch im Wartezimmer, die Uschi und die hat's dann überall rumgetratscht.

Am nächsten Tag stand es in der Zeitung. Peter B. aus W. wieder an Männerschnupfen erkrankt. Wird er es auch dieses Mal überleben?

Darauf kamen meine Arbeitskollegen zu mir, in schwarzen Anzügen und schwarzer Krawatte. Mein Kumpel hatte diesen mitleidigen Blick drauf und sagte: „Hey Alter, du bist jetzt in der Hackordnung ganz unten. Mal sehen, ob du aus der Nummer wieder rauskommst."

Und Deine Mutter – MEINE Schwiegermutter …

Gloria: Schwiegermutter darf man heute nicht mehr sagen! Ist nicht ethisch korrekt. Putzfrau heißt heute auch Facility Management. Also lass dir was einfallen. Du weißt doch wie sensibel Mama ist.

Peter: Ok. Ich habe was. Das wird ihr gefallen. Enge Familienangehörige mit Konflikthintergrund. Mit Mords-Absichten. Die wollte mir nicht einmal mehr die Hand geben. Entwürdigend war das.

Der Gang zur Apotheke wurde zum Spießrutenlauf. Ein Alptraum! Erstklässler zeigten mit dem Finger auf mich und flüsterten „Weichei". (nüchtern, setzt sich) Also kurz: zum Arzt geh ich auf gar keinen Fall!

Gloria: Warum bleibst du eigentlich wegen so 'ner Lappalie wie einem Schnupfen überhaupt zuhause?

Peter: Das ist keine Lappalie. Schatz, das hat alles einen evolutionären Grund … Die Steinzeit. So vor knapp 400.000 Jahren. Da waren Männer die Jäger und Frauen die Sammlerinnen.

Gloria: Au ja, sammeln kann ich. (zeigt die Tüte)

Peter: Pass auf, der kranke Jäger musste damals immer in der Höhle bleiben. Weißt du warum?

Gloria: Das ist ja eeewig her! Kann mich nicht erinnern.

Peter: Schau mal: Die klassische Sammlerin geht los und will etwas – sagen wir mal …

Gloria: Au ja! –

Peter: – Jetzt komm mir nicht mit Schuhen!

…….

Peter: Äh, also keine Schuhe?

Gloria: Jetzt sei doch nicht so verbohrt. Schuhe war gestern! Jetzt gibt´s halt was anderes. Weißt du, Loslassen ist was total Wichtiges. Du solltest echt mal mit mir zum Air Yoga kommen.

Peter: Was?

Gloria: Ja, auf dem Kopf in der Luft herumhängen!

Peter: (zeigt ihr den Vogel)

…….

Peter: Komm hör mir auf mit der Susi. Die vergreift sich sowieso oft im Kleiderschrank. Das letzte Mal als die Susi vor mir stand, habe ich Lack-Hose-Intoleranz bekommen!

…….

Peter: Ich versteh grad überhaupt nichts mehr.

Also das Prinzip des Jägers ist Fokus. Wir Jäger wissen genau: heute ist der Tag. Wir brauchen neue Jeans. Wir Jäger gehen los und denken: „Jeans, Jeans, Jeans". Wir sichten, spähen und entdecken sie: die perfekt sitzende Jeans. Wir kaufen gleich acht Stück davon und damit hat sich das Thema für die nächsten fünf Jahre erledigt. Das ist Effizienz!

Gloria: 8 Jeans für die nächsten fünf Jahre kaufen?! Die sind doch in einem Monat schon wieder out!

Peter: Die sind nicht out. Das sind Klassiker!

Gloria: Männer haben vielleicht gelegentlich mal die Hosen an, aber wir Frauen sagen besser, welche Hosen.

Also, jetzt setz dich erst mal, Du bist ja schon ganz erschöpft vom vielen Reden. Weißt du, was unser Nachbar jeden Morgen macht? Er packt seine Frau leidenschaftlich an der Taille und dann küsst er sie so ganz wild. Warum machst du das eigentlich nie?

…..

Gloria: Übrigens: wenn ich Sammlerin letzte Woche nicht so fleißig Lebensmittel gesammelt hätte, dann könntest du dich jetzt nicht tagelang kränkelnd durch die ganze Speisekammer futtern, mein liebes Jägerlein! Also Du – Jäger, ich – Sammlerin. Soweit versteh ICH diese ganze Geschichte.

Peter: Ja die Geschichte, auch da wird uns ja immer nur von den Siegern erzählt … weil die Verlierer meistens nicht überlebt haben …

Ich frage mich sowieso immer. Wie kannst du beim Biathlon Zweiter werden? Du hast doch ein Gewehr!

…..

12.3 Szene „Der schwere Gang zum Arzt"

Sprechstundenhilfe: Hier Praxis Dr. Gesundheit. Gunn Abnd.

Peter: Hallo, ja, also … ich bin sehr sehr krank.

Sprechstundenhilfe: Na, was haben wir denn: Schnupfen, klassischer Kater oder einfach nur n Durchfall/Dünnschiss?/Diarrhöööö?

Sprechstundenhilfe: Hallo, sind sie noch dran?

Peter: Ja, ja, ich bin noch krank … Ich hab alles. Es ist ein Notfall! Kann ich gleich vorbeikommen?

Sprechstundenhilfe: Nu guut, Herr Buchenau, dann kommen Sie halt gleich vorbei.

Peter: Woher kennen Sie meinen Namen? Ich geh nie zum Arzt. Nur im allergrößten Notfall.

Sprechstundenhilfe: Eben. Die Notfälle merkt man sich am besten.

Peter: Ok. Ich bin gleich da.

Zum Glück ist keiner im Wartezimmer – auch nicht die Uschi, die Tratschtante.

Was ist das denn? (nimmt Buch) „Männerschnupfen"? Ach … aha … interessant … kann man ja mal mitnehmen (steckt Buch ein) … Steht ja auch Lesezirkel drauf. Zirkelt von einer Praxis zur nächsten Praxis. Dann lassen wir das Buch erstmal zu mir zirkulieren. Anschließend kann ich es immer noch in einer anderen Praxis dann wieder auslegen. Jetzt kommt gleich mein Doktor Keuchhustis, der wird mir sicher helfen. Er ist ja ein Mann und versteht mich …

Ärztin: Guten Abend, Dr. Drill mein Name. Was kann ich für Sie tun?

Peter: Sie sind ja eine Frau?!

Ärztin: Meine äußeren Merkmale deuten darauf hin. Das ist richtig. Sie haben offensichtlich Abitur?

Und was führt Sie zu mir um 5 nach 6? Haben Sie denn Schmerzen?

Peter: Ja, sieht man mir das denn nicht an?

Ärztin: Stehen Sie mal auf. Und jetzt machen Sie sich bitte mal zügig frei. DANKE. Bitte tief einatmen … Durch die Nase!

Peter: Geht nicht, die ist ja zu.

Ärztin: Das auch noch! Ich muss der Sache mal tiefer auf den Grund gehen.

So, jetzt bitte mal den Mund öffnen, ganz weit, wie beim Eisschlecken …

Peter: Sagen Sie, Frau Doktor, ich hab gelesen, dass Männer immer mehr leiden als Frauen?

Ärztin: Wir haben hier ganz neu einen Wehen-Simulator für Männer, die das auch mal erleben wollen. Möchten Sie den einmal ausprobieren?

Peter: Ach, äh, ich fühl mich heute nicht grade in meiner Topform.

Ärztin: Apropos Topform. Sie könnten auch mal wieder ins Fitness-Studio gehen.

Peter: War ich erst gestern.

Ärztin: Sie im Studio?

Peter: Doch, der Postbote hat ein Päckchen falsch abgegeben und da habe ich es rüber ins Studio gebracht.

Ärztin: Nein, das meinte ich nicht. Ich meine, die haben dort tolle Geräte.

Peter: Klar, habe ich gesehen. Und schon als ich durch die Tür kam, bin ich direkt auf das erste Gerät zu und habe mir eine Cola gezogen.

Ärztin: Nein, das meinte ich auch nicht. Wie wäre es mit dem Laufband?

Peter: Hören Sie mir auf mit dem Laufband. Das letzte Mal als ich auf dem Laufband stand, haben die mich aus dem ALDI geworfen.

Ärztin Haben Sie auch Husten?

Peter: Ja.

Ärztin: Dann verschreibe ich Ihnen ein Abführmittel

Peter: Abführmittel bei Husten?

Ärztin: Ja, den Husten haben Sie immer noch, aber Sie trauen sich nicht mehr.

12.4 Szene „Leber-Jammer"

Leber: Oh Schreck. Das darf doch nicht wahr sein. Voll in Deckung! Da kommt schon wieder so eine Ladung von dem bunten Pillenzeug.

Peter: Sag mal, ich hab dir doch gesagt, dass du in diesem Stück nichts zu suchen hast.

Leber: Aber Peter, ich bin's doch, deine Leberll!

Peter: Vielleicht kriegst du beim nächsten Mal eine Rolle. Aber du musst an deinem Dialekt arbeiten. So kannst du nicht auf die Bühne gehen.

Leber: Jo, nächstes Mal, nächstes Mal. Ich weiß gar nicht, ob ich beim nächsten Mal noch hier bin?

Peter: Äh … was meinst du denn damit?

Leber: Ich bin ja hier nur noch am Schuften! Erst der fette Wurstsalat gestern, dann der Hopfensaft und jetzt heut die volle Ladung von dem bunte Pillen-Zeugs. Weißt du was hier los ist? Wie ich arbeiten muss? Ich bin total fertig, kurz vorm Burnout! Ich komm gar nicht mehr nach mit der Saft- und Sekret-Produktion. Ich kann nicht mehr!!

Peter: Du übertreibst wieder maßlos.

Leber: Hättest du nicht auch mal die Leber in der Hauptrolle, hä? So eine richtig beleidigte Leberwurst? Guck, die Leute wollen das!

Peter: Schluss jetzt, du sprengst uns ja das ganze Stück!

Leber: (hält die Luft an)

Peter: Schon gut, schon gut. Also dann: du hast zwei Minuten. Los!

Leber: Danke, danke, gell, ihr liebt mich und ich euch auch! Ich könnt noch eine Strophe … Danke, Danke, Tschüsssi!!

12.5 Szene „It's about Love oder Die wahren Gründe des Männerschnupfens"

Gloria: Na, mein Liebling. Isser nich sexy? Und so harmlos sieht es aus, wenn er schläft. Und wenn er so schnurrt, dann erinnert er mich an einen wilden Berggorilla. Und wenn er so rasselt, dann weiß ich, dass er immer noch lebt …

Peter: Oh Schatz, Du glaubst nicht, was ich gerade geträumt habe …

Gloria: Von mir?

Peter: Ja natürlich ….

Gloria: Du mein Schatz, ich habe heute Nacht auch von dir geträumt. Und du hast mir gesagt, da du mich liebst! Weißt du, was du das bedeutet?

Peter: Ja, du hast geträumt.

…..

Gloria: Soooo, soooo … Und was ist das da?

Peter: Das ist das Buch „Männerschnupfen", hab' ich aus dem Wartezimmer mitgenommen. Da stehen ganz interessante Sachen drin für Betroffene und Angehörige, also auch für DICH. Es ist wis-sen-schaft-lich erwiesen: Männerschnupfen ist vor allem eines -

Gloria: Die eleganteste Art als Mann Schwäche zu zeigen und die ungeteilte Aufmerksamkeit der Partnerin zu bekommen. Was, wirklich? Ist das so?

Peter: Ja, klar, deshalb spielen wir doch das ganze Theater.

Gloria: Ja, aber warum sagst du das denn nicht einfach?

Peter: Weil meine Frau einfach nicht versteht!

…..

Gloria: Aha … Sag mal, warum macht ihr Jäger eigentlich immer so?

(Äfft Peter in der Gorilla-Pose übertrieben nach!)

Sag mal. Kein Wunder, dass du es immer im Kreuz hast. Aua …… ein Hexenschuss …… Aua

Peter: Unmöglich: Die schießen nie auf die eigenen Leute.

…..

12.6 Szene „Das Hühnersüppchen"

Gloria: So, jetzt hab' ich aber Hunger. Du auch?

Peter: Was ist das denn?

Gloria: Ein Hühnersüppchen.

Gloria: Und?

Peter: Hmm?

Gloria: Schmeckt's?

Peter: Hmm.

Gloria: Peter!

Peter: Ja?

Gloria: Warum sagst du denn nichts?

Peter: Was soll ich denn sagen?

Gloria: Na, dass es dir schmeckt!

Peter: Ja, sonst würd' ich es doch nicht essen. Wenn ich nichts sag', dann passt eh alles.

Gloria: Du meinst, du sagst nur was, wenn was nicht passt?

Peter: Genau.

Gloria: Warum?

Peter: Energie sparen.

Gloria; Ja, aber … wie soll denn dann jemand wissen, wenn er was gut gemacht hat?

Peter: Schweigen ist immer ein gutes Zeichen.

…..

Peter: WHO warnt …… Notstand ausgerufen …… Evakuierungspläne eingeleitet …….. Die Geschichte der Anatomie wird neu geschrieben …… Mediziner müssen umdenken …….

ENDE

Weitere Internettipps, die hilfreich bei der Recherche für dieses Buch waren

Im Internet finden sich unzählige Kommentare und Blogs zum Thema Männerschnupfen. Viele ähneln sich, teilweise gibt es auch identische Wortlaute, einfach unter anderen Titeln, Themen und Verfassern. Es ist daher unmöglich, jeden Post oder Kommentar mit Quelle zu versehen, da die Ursprungsquelle in vielen Wortlauten oder Berichten nicht zu identifizieren war. Wir haben uns deshalb auf nachfolgende Quellen verständigt. Wie gesagt, die Inhalte der Quellen findet man auch unter anderen Suchbegriffen.

Sollten Sie, liebe Leser, trotzdem das Gefühl haben, ja aber hier war doch ich der erste Verfasser und nicht XYZ, dann bitten wir Sie uns unter Nennung der Quelle, eine kurze Information zukommen zu lassen. Wir werden dann nach Prüfung Ihre Quelle in der 3. Auflage dieses Buches aufnehmen. Wir danken Ihnen schon einmal im Voraus und bitten um Ihr Verständnis. Es wäre schade gewesen, auf die Quellen komplett zu verzichten.

© Springer Fachmedien Wiesbaden GmbH, ein Teil von Springer Nature 2020
P. Buchenau et al., *Männerschnupfen*,
https://doi.org/10.1007/978-3-658-28638-5

http://www.gesundheit.de/wissen/haetten-sie-es-ge-wusst/ernaehrung/was-sind-flavonoide

http://www.das-tee-magazin.de

http://www.netdoktor.de/symptome/fieber/

http://www.netdoktor.de/heilpflanzen/hopfen/

https://www.seniorbook.de/themen/kategorie/stil-und-genuss/artikel/40539/huehnersuppe-nach-alfons-schuhbeck

http://www.notariat-amgaensemarkt.de/infosnotar/content_infosnotar_b.html

http://www.die-männergrippe.de/?gclid=COfkhL-gv8k CFcSVGwod0e4AwQ

https://www.elitepartner.de/forum/

http://www.paradisi.de/Health_und_Ernaehrung/Symptome/Wahnvorstellungen/

http://www.chefkoch.de/rezepte/

http://kurier.at/lebensart/gesundheit/oestrogen-warum-maenner-mehr-an-schnupfen-leiden-als-frauen/175.766.832

http://www.derwesten.de/kultur/maennerschnupfen-aimp-id10451984.html

http://oe3.orf.at/stories/2753611/

http://www.radioeins.de/programm/sendungen/die_profis/der_benecke/was-ist-dran-am-maennerschnupfen-.html

http://www.menshealth.de/health/krankheiten/grippe-erkaeltung.340918.html

http://www.freiepresse.de/RATGEBER/GESUNDHEIT/Wenn-Maenner-Schnupfen-haben-artikel9413718.php

http://miesepeters.de/warum-man-maennerschnupfen-ernst-nehmen-sollte/

http://maennerschnupfen.org/

http://redaktion42.com/tag/toedlicher-maennerschnupfen/

https://www.eine-zeitung.net/2015/02/26/erschreckende-studie-0000015-prozent-aller-maenner-sterben-jaehrlich-handelsueblicher-erkaeltung/

http://www.allgemeine-zeitung.de/lokales/blogs/famili-
enpackung/maennerschnupfen_14961375.htm

http://www.neon.de/artikel/wissen/koerper/maenner-
schnupfen/1140869

http://frau-sabienes.de/maennerschnupfen

Zu guter Letzt

Im Buch sind einige Marken namentlich benannt. Sie lie-
ßen sich einfach nicht anders umschreiben und sie haben
keinen werblichen Charakter. Wir haben sie ohne Hintergedanken verwendet. Außerdem haben wir einige wenige
Textzitate von der Website www.maennergrippe.de übernehmen dürfen. Auch diese Website hatte keinerlei Einfluss
auf die Erstellung der Inhalte.

© Springer Fachmedien Wiesbaden GmbH, ein Teil von
Springer Nature 2020
P. Buchenau et al., *Männerschnupfen*,
https://doi.org/10.1007/978-3-658-28638-5

Literatur

Adler, M. T. (2011). 10 der größten Internet-Pioniere. http://
www.online-marketing-blog.eu/2011/12/top-10-der-grosten-
internet-pioniere/. Zugegriffen am 15.12.2015.

Bendelow, G. (1993). Pain perceptions, emotions and gender.
Sociology of Health & Illness, 15, 273–294. http://onlinelib-
rary.wiley.com/doi/10.1111/1467-9566.ep10490526/epdf.
Zugegriffen am 22.01.2016.

Betcher, R. W., & Pollack, W. S. (1993). *In a time of fallen heroes:
The re-creation of masculinity*. New York: Simon & Schuster
Books For Young Readers.

Cremers, M., & Krabel, J. (2015). Männliche Fachkräfte in Kindertagesstätten – Eine Studie zur Situation von Männern in Kindertagesstätten und in der Ausbildung zum Erzieher. http://www.
bmfsfj.de/RedaktionBMFSFJ/Broschuerenstelle/Pdf-Anlagen/
maennliche-fachkraefte-kitas,property=pdf,bereich=bmfsfj,spra-
che=de,rwb=true.pdf. Zugegriffen am 22.01.2016.

Duden. (2015). Integer. http://www.duden.de/rechtschreibung/
integer. Zugegriffen am 15.10.2015.

© Springer Fachmedien Wiesbaden GmbH, ein Teil von
Springer Nature 2020
P. Buchenau et al., *Männerschnupfen*,
https://doi.org/10.1007/978-3-658-28638-5

Eine Zeitung. (2015). Erschreckende Studie: 0,000015 Prozent aller Männer sterben jährlich an handelsüblicher Erkältung. http://eine-zeitung.net/erschreckende-studie-0000015-prozent-aller-maenner-sterben-jaehrlich-handelsueblicher-erkaeltung/. Zugegriffen am 15.12.2015.

Franz, M. (2015). Gefangen im Rollenkäfig. *PSYCHOLOGIE HEUTE compact, 40*(4), 68–2015. Männer verstehen.

Furman, D., Hejblumb, B. P., Simonc, N., Jojicd, V., Dekkere, C. L., Thiébautb, R., Tibshiranic, R. J., & Davisa, M. M. (2013). Systems analysis of sex differences reveals an immunosuppressive role for testosterone in the response to influenza vaccination. http://www.pnas.org/content/111/2/869.short. Zugegriffen am 22.01.2016.

Giese, V. (2011). Männerschnupfen erstmals bei einer Frau festgestellt. http://fraunessy.vanessagiese.de/2011/11/15/mannerschnupfen-erstmals-bei-einer-frau-festgestellt/. Zugegriffen am 22.12.2015.

Hanne, C. (2015). Gespräche mit dem Tod (2): Die Männergrippe. http://www.familienbetrieb.info/gespraeche-mit-dem-tod-2-die-maennergrippe/. Zugegriffen am 22.12.2015.

Hollstein, W. (2015). Ganz nah am Abgrund. *PSYCHOLOGIE HEUTE Compact, 40*(4), 14–2015. Männer verstehen.

LEGO. (2009). More than child's play: Favorite toys can provide clues to future career choice. http://parents.lego.com/en-us/child-development/more-than-childs-play. Zugegriffen am 22.01.2016.

MacIntyre, S. (1993). Gender differences in the perceptions of common cold symptoms. *Social Science & Medicine, 36*(1), 15–20.

Manjoo, F. (2015). Woman disrupts how silicon valley does business. http://www.nytimes.com/2015/03/28/technology/ellen-pao-disrupts-how-silicon-valley-does-business.html. Zugegriffen am 22.01.2016.

Meinschäfer, V. (2014). *Elf Forderungen verabschiedet – Dritter wissenschaftlicher Männerkongress ging zu Ende.* Düsseldorf: Heinrich Heine Universität Düsseldorf. http://www.uni-duesseldorf.de/home/startseite/news-detailansicht/article/dritter-wissenschaftlicher-maennerkongress-ging-zu-ende.html. Zugegriffen am 22.01.2016.

Peretz, J., et al. (2016). Estrogenic compounds reduce influenza A virus replication in primary human nasal epithelial cells derived from female, but not male, donors. *American Journal of Physiology*. https://doi.org/10.1152/ajplung.00398.2015. Zugegriffen am 26.01.2016.

Seitensprung Fibel. (2015). Resümee aus dem Buch: Das Geheimnis der Treue. http://www.seitensprung-fibel.de/expertenrat/untreue/sind-frauen-untreuer-als-maenner.php#answer1. Zugegriffen am 17.12.2015.

Socko. (2015). Fieber: Winterzeit ist Erkältungszeit. http://www.socko.de/gesundheit/fieber/. Zugegriffen am 22.12.2015.

Statistisches Bundesamt. (2015). Rund 80 % der Väter in Elternzeit beziehen Elterngeld für 2 Monate. https://www.destatis.de/DE/PresseService/Presse/Pressemitteilungen/2015/03/PD15_109_22922pdf.pdf;jsessionid=EE-F6AFB6DD865BE0C005EE6F2A722651.cae4?__blob=publicationFile. Zugegriffen am 22.01.2016.

Väter gGmbH. (2015). Elternzeit für Väter wirkt sich positiv auf Beruf und Partnerschaft aus, Studie der Väter gGmbH und der Frankfurter Agentur für Innovation und Forschung, im Auftrag der Commerzbank AG. https://www.commerzbank.de/media/karriere/diversity_neu/Vaeterstudie_2015.pdf. Zugegriffen am 22.01.2016.

Waldecker Tagblatt. (2015). Studie: Männerschnupfen derzeit schlimmste Krankheit in Waldeck-Frankenberg. http://waldecker-tagblatt.de/waldecker-satire/item/447-die-wahrheit-maennerschnupfen-zur-schlimmsten-krankheit-ueberhaupt-gewaehlt/447-die-wahrheit-maennerschnupfen-zur-schlimmsten-krankheit-ueberhaupt-gewaehlt. Zugegriffen am 08.02.2016.

Warneken, B. J. (1999). *Studie zum Orientierungsvermögen von Frauen und Männern*. Tübingen: Universität Tübingen.

WAZ. (2015). Männerschnupfen. http://www.derwesten.de/kultur/maennerschnupfen-aimp-id10451984.html#plx818883246. Zugegriffen am 15.12.2015.

Yahoo Clever. (2015). Ist Männergrippe die häufigste Todesursache bei Männern, weil sie während dieser von ihren Frauen erschlagen werden? https://de.answers.yahoo.com/question/index?qid=20150816064826AAiW6MV. Zugegriffen am 22.12.2015.

Printed in the United States
By Bookmasters